必携
サプリメント・健康食品
HANDBOOK
科学的根拠から適正使用がわかる本

著　健康科学大学教授
蒲原聖可

（編集協力　DHC医薬食品相談部）

株式会社 新興医学出版社

序　文

　医療における最も重要な視点は，全人的かつ包括的医療の実践にある。特に，慢性疾患を対象とする高齢者医療では，単に臓器の疾患を診断し治療することではなく，患者のQOLを第一義的に考慮することが必須である。

　現在，患者本位の全人的医療を指向する個別化医療を実現するために，「統合医療」という理念が提唱されている。「統合医療」とは，身体・心・精神の全人を考慮した治癒を目指す個別化医療である。

　統合医療は，近代西洋医学と補完代替医療の中から，適切な予防法や治療法を提供する，という特徴を持つ。医療制度の改革が求められている今日，統合医療は，患者本位の全人的医療としての方向性を示すヴィジョンとなるであろう。

　統合医療では，疾患の予防や病態の改善において，セルフ・ケアやセルフ・メディケーションによる健康の自己管理という考えが導入される。セルフ・ケアに関して，認知度や利用度が高い補完代替医療は，サプリメント・健康食品であろう。近年，サプリメントに関する研究が盛んに行われるようになり，科学的根拠が構築されつつある。

　本書は，サプリメントの主要な成分について，最新の研究データを概説した事典である。科学的根拠のレベルを示し，効果や作用機序，用法用量に加えて，医薬品との相互作用といった情報も取り入れた点に，本書の意義があると考えている。統合医療に携わる医療従事者に，また，一般病院・医療機関で臨床にかかわる医療従事者に，本書が有効に用いられることを期待している。

2009年4月吉日
健康科学大学学長
折　茂　　肇

はじめに

　現在，サプリメント（栄養補助食品，"いわゆる健康食品"）を利用する消費者が増加し，医療従事者の間でも，サプリメントの適正使用への関心が高まりつつある。

　例えば，2002年に著者が行った代替医療の利用実態調査によると，42％以上の人がサプリメントを利用しており，十数％がハーブ（薬用植物）類を用いていることが明らかとなった。一方，医療機関を受診した際，サプリメント摂取についての自己申告率が低いという問題も示された。

　近年，セルフケア・セルフメディケーションの一環として，サプリメントが消費者に広く利用されるようになった。一方，臨床の現場では，サプリメントに関する判断に混乱が生じている。これには，サプリメントの科学的根拠，有効性と安全性，医薬品や食品とサプリメントとの相互作用について，医師・薬剤師・栄養士にとっての信頼できる情報源が多くないという背景がある。

　サプリメントあるいは健康食品は，本邦の法制度では一般食品として扱われる。その範囲には，通常の食品・食材に由来する機能性成分から，伝統医療で用いられてきたハーブ・薬用植物にいたるまで，さまざまな成分が含まれる。

　サプリメントの臨床応用には，科学的根拠に基づく診療ガイドラインの作成が必要である。現時点では，臨床現場におけるサプリメントの適正使用は容易ではない。その理由は，現在のサプリメント研究が「科学的根拠を構築する段階」にあるためである。

　今後，サプリメントの適正使用に向けて，科学的根拠が構築・収集・評価され，診療ガイドラインに組み込まれる形で情報が提供されるようになれば，予防医学や治療医学における個別化医療の実施に際して，食事療法等

と共にサプリメントを利用することは有益であると考えられる。

　本書は，サプリメントに関する情報提供を目的としたハンドブックである。本邦において比較的利用されることの多いサプリメントの成分を選び，科学的根拠の概説を試みた。

　一般に，有効性や安全性を示すための科学的根拠に関して，サプリメントは医療用医薬品よりも十分ではない。そのため，本書に示した概説は，十分とはいえない現時点までの研究報告を基にした一つの試みであり，今後の研究結果によって変更が生じうる。

　したがって，本書の網羅的な情報を臨床現場において適切に生かすには，各分野の専門家である読者の英知と経験に基づく判断が必須である。サプリメントを臨床に応用する上で，本書の情報が何らかの形でお役に立てば幸いである。

2009年4月

著　者

謝　　辞

　本書の執筆にあたり，次の方々にお世話になりました。

　日本統合医療学会理事長の渥美和彦先生には，統合医療におけるサプリメントの研究推進に関してご指導をいただいております。

　健康科学大学学長の折茂 肇先生には，抗加齢医学・老年医学におけるサプリメントの応用について専門家の立場からのご指導をいただいております。

　DHCの吉田嘉明会長には，サプリメントの研究推進の必要性についてご理解いただき，今日に至るまで激励とご助言を頂いています。DHC研究顧問で米国登録管理栄養士 (MS, RD, CD/N) のSomboon Noparatanawong氏には，米国における機能性食品およびサプリメントの現状についてご教示いただきました。

　DHC医薬食品相談部の田中真弓氏，堀越逸子氏，寺崎美子氏，吉本智子氏，宗像園子氏には，本書の草稿をご覧いただき，専門家の立場から，貴重なご意見・ご助言をいただきました。

　最後に，本書の作成に際して丁寧なご配慮をいただいた新興医学出版社の渡瀬保弘氏，著者のアシスタントとして調整を行ってくださった河原礼子氏に感謝申し上げます。

本書について

本書の情報源

　本書では，サプリメントの各成分に関する情報を網羅的に収集し，適正使用に必要なデータを紹介した。該当するサプリメントの成分やハーブ・薬用植物に関して，まず，Medline, Cochrane Library, Japana Centra Revuo Medicina 等のデータベースにおいて検索を行い，次に，原著論文の抽出・検証を行った上で各項目を構成した。つまり，原則として情報源は，1次資料である。また，総説やメタ分析，各種のデータベースやモノグラフ，事典および関連書籍も参考資料として利用した。さらに，欧米で開催されてきた主要な関連学会やカンファレンスにおける議論や配付資料も参照した。本書において1次資料を紹介する際には，原資料における記述を優先したため，本書の全体では同義語や類似語の統一をあえて行っていない。

　本書では，各エビデンスの質を検証した上で，それぞれのサプリメントの有効性と安全性に関して，**格付け**によるレーティングの提案を行った。なお，本書の**格付け**はサプリメントの適正使用が前提であり，品質の不適切な製品や適応外の病態への利用には考慮されない。

本書の構成

本書は，次の項目から構成される。

［名称］

学：学名，別：別名，和：和名，英：英名，化：化学名について，該当する項目を記載。

概　要　サプリメント成分としての有効性や安全性に関するデータを概説。

用途・適応　基礎研究や臨床研究から示唆される効能効果。伝統医療での適応。あるいは，"いわゆる健康食品"としての利用目的等。

格付け　各サプリメント成分の有効性および安全性に関する評価として，本書独自の格付け（レーティング Rating）を行った（主要成分についてのみ）。格付けでは次の分類を行った。

格付け（レーティング）

有効性

☆☆☆：比較的数多くのランダム化比較試験により有効性が検証されてきたサプリメント。臨床での利用経験も豊富である。

☆☆：ランダム化比較試験によって有効性が検証されてきたサプリメント。

☆☆：臨床研究によって有効性が示されたサプリメント。症例シリーズの報告はあるが，ランダム化比較試験やメタ分析等のデータはまだ十分ではない。

☆：伝承や逸話に基づき伝統医学で用いられてきたサプリメント。臨床研究はまだ十分ではない。

安全性

○○○：適正使用における安全性は高いと考えられる。通常の目安量にしたがって利用する場合，特に重篤な健康被害や副作用は報告されていない。ただし，有害事象の報告がないサプリメントであっても，安全性を示すための臨床試験のデータが十分でない場合には，レーティングは1段階下の「○○」とした。

○○：安全性は高い。ただし，サプリメントとの因果関係を否定できない健康被害や副作用の症例報告が認められる。あるいは，健康被害等の報告は知られていないが，安全性のための臨床試験のデータがまだ十分ではない。または，医薬品との相互作用に注意が必要である。ただし，通常の利用では，特に問題となる健康被害や副作用は考えにくい。

○：安全性は比較的高い。ただし，サプリメントとの因果関係を否定できない健康被害や副作用の症例報告が認められるので，利用の際には念のため注意する。

主要成分 サプリメント成分に含有される有効成分を中心に記載。

作用機序 基礎研究および臨床研究における科学的根拠を記載。

用法・用量 臨床試験での用法・用量を記載。なお，サプリメント・健康食品は，一般食品であるため，実際に市販されている製品には用法・用量は記載されていない。これは，薬事法等の関連法規の規制による。用法・用量の代わりに，「目安量」「召し上がり方」といった記載がある。

慎重・注意 サプリメントの適正使用に関する留意事項を記載。

有害事象 有害事象を網羅的に解説した。なお，因果関係が明確でないものも含む。

相互作用 相互作用を網羅的に解説した。なお，実際の症例報告だけではなく，理論上の可能性も含む。

メモ サプリメントの適正使用に関する留意事項を記載。

目　次

あ

アーティチョーク *Cynara cardunculus* ……………………… 1
RNA　☞ 核酸
アイヌネギ　☞ ギョウジャニンニク
IPA　☞ EPA
亜鉛 zinc ……………………………………………… 2
青ジソ　☞ シソ
青汁 vegetable concentrate ……………………………… 3
赤ジソ　☞ シソ
アカツメクサ　☞ レッドクローバー
アカメガシワ *Mallotus japonicus* ……………………… 3
赤芽柏　☞ アカメガシワ
アガリクス *Agaricus blazei* ……………………………… 4
アガリクス・ブラゼイ・ムリル　☞ アガリクス
赤ワイン抽出物 red wine extract ………………………… 5
赤ワインエキス　☞ 赤ワイン抽出物
アキウコン　☞ ウコン
アシュワガンダ　☞ インド人参
アスコルビン酸　☞ ビタミン C
アスタキサンチン astaxanthin …………………………… 6
アセロラ acerola ……………………………………… 7
アミノ酸 amino acid …………………………………… 8
アラビノキシラン arabinoxylane ………………………… 9
α-リポ酸 α-lipoic acid ………………………………… 10
アロエ *Aloe* species …………………………………… 11
アロエベラ *Aloe barbadensis* ………………………… 11
アンセリン anserine …………………………………… 12
アンデスポテト　☞ ヤーコン

い

EPA eicosapentaenoic acid ……………………………… 13
イエルバ・マテ　☞ マテ
イコサペンタエン酸　☞ EPA
イコサペント酸　☞ EPA
イザヨイバラ　☞ 刺梨
異性化リノール酸　☞ 共役リノール酸
イソマルトオリゴ糖 isomalto-oligosaccharide …………… 14
イソロイシン isoleucine ………………………………… 15
イタリアニンジンボク　☞ チェストツリー
イチョウ葉 *Ginkgo biloba* …………………………… 15
イワシペプチド sardine peptide ………………………… 17
鰯ペプチド　☞ イワシペプチド
イワベンケイ　☞ ロディオラ・ロゼア
インディアンデイト　☞ ガルシニア・カンボジア
インディアンマルベリー　☞ ノニ
インドナガコショウ　☞ ヒハツ
インド人参 *Withania somnifera* ……………………… 18

う	ウーロン（烏龍）茶 ☞ 茶	
	ウコン *Curcuma longa*	19
	鬱金 ☞ ウコン	
	ウバイ ☞ 梅	
	梅 *Prunus mume*	21
	ウメ ☞ 梅	
	烏霊菌 ☞ ザイラリア	
	烏霊参（うれいじん） ☞ ザイラリア	
	烏霊茸 ☞ ザイラリア	
え	エイコサペンタエン酸 ☞ EPA	
	エキナセア *Echinacea* species	22
	エキナケア ☞ エキナセア	
	エキナシア ☞ エキナセア	
	エゾウコギ *Eleutherococcus senticosus*	23
	MSM ☞ メチル・スルフォニル・メタン	
	n-3系必須脂肪酸 ☞ DHA	
	エラスチン elastin	24
	L-カルニチン L-carnitine	25
	エルゴカルシフェロール ☞ ビタミン D	
	L-シスチン ☞ シスチン	
	L-システイン ☞ システイン	
	L-シトルリン ☞ シトルリン	
お	オオアザミ ☞ マリアアザミ	
	オオバナサルスベリ ☞ バナバ	
	オオヒレアザミ ☞ マリアアザミ	
	オキアミ油 ☞ クリルオイル	
	オキシカイン oxykine	26
	オクタコサノール octacosanol	26
	御種人参（オタネニンジン） ☞ 高麗人参	
	オビルピーハ ☞ サージ	
	オメガ3系必須脂肪酸 ☞ DHA	
	オリーブ葉 *Olea europaea*	27
	オリーブリーフ ☞ オリーブ葉	
	オリゴ糖 oligosaccharide	28
	オルニチン ornithine	29
か	ガーリック ☞ ニンニク	
	ガウクルア ☞ プエラリア・ミリフィカ	
	カカオ *Theobroma cacao*	29
	核酸 nucleic acid	31
	カシアシナモン ☞ シナモン	
	カシス *Ribes nigrum*	32
	ガジュツ ☞ ムラサキウコン	
	カゼインホスホペプチド casein phosphopeptide	33
	かつお節オリゴペプチド dried bonito oligo peptide	34
	門出茸 ☞ 霊芝	
	カテキン catechin	34
	カノコソウ ☞ バレリアン	

カバノアナタケ　☞ チャーガ
カボチャ種子 pumpkin seed ……………………………… 35
ガラクトオリゴ糖 galacto-oligosaccharide ……………… 36
カルシウム calcium …………………………………………… 37
ガルシニア・カンボジア *Garcinia cambogia* ……………… 38
カルシフェロール　☞ ビタミン D
カルノシン carnosine ………………………………………… 39
カワリハラタケ　☞ アガリクス
カンカ *Cistanche tubulosa* ………………………………… 41
カンカチセイ　☞ カンカ
カンカニクジュヨウ　☞ カンカ
ガンマ(γ)-アミノ酪酸(GABA)　γ-amino butyric acid …… 41
ガンマ(γ)-トコフェロール gamma-tocopherol …………… 42
ガンマ(γ)-リノレン酸 γ-linolenic acid …………………… 43
肝油エキス　☞ サメ肝油エキス

き

菊花 chrysanthemum flower ……………………………… 44
キクカ　☞ 菊花
キッカ　☞ 菊花
キコク　☞ シトラス・アランチウム
キジツ　☞ シトラス・アランチウム
キシリトール Xylitol ………………………………………… 45
キシロオリゴ糖 Xylo-oligosaccharide …………………… 45
キダチアロエ *Aloe arborescens* …………………………… 46
木立アロエ　☞ キダチアロエ
吉祥茸　☞ 霊芝
キッソウコン　☞ バレリアン
キトグルカン chitoglucan …………………………………… 47
キトサン chitosan …………………………………………… 48
キノコキトサン　☞ キトグルカン
黍（キビ）　☞ ミレット
ギムネマ *Gymnema sylvestre* ……………………………… 49
キャッツクロー *Uncaria tomentosa* ……………………… 50
GABA　☞ ガンマ(γ)-アミノ酪酸（GABA）
ギャバ　☞ ガンマ(γ)-アミノ酪酸（GABA）
キュラソーアロエ　☞ アロエ
姜黄　☞ ハルウコン
キョウオウ　☞ ハルウコン
共役リノール酸 conjugated linoleic acid ………………… 51
魚油　☞ フィッシュオイル
キンセンカ　☞ マリーゴールド

く

グーグル *Commiphora wightii* ……………………………… 52
グァーガム　☞ グアガム
グァーフラワー　☞ グアガム
グァウクルア　☞ プエラリア・ミリフィカ
グアガム *Cyamopsis tetragonoloba* ……………………… 53
グァガム　☞ グアガム
グアバ *Psidium guajava* …………………………………… 54

xii

グアバ ☞ グァバ
グァルガム ☞ グアガム
クエン酸 citric acid ……………………………………………55
クランベリー *Vaccinium macrocarpon* ……………………56
クリルオイル krill oil ……………………………………………57
クルクミン curcumin ……………………………………………58
グルコサミン glucosamine ……………………………………58
クレアチン creatine ……………………………………………59
黒胡椒 ☞ コショウ
クロサイワイタケ（黒幸茸） ☞ ザイラリア
黒酢 black vinegar ……………………………………………60
クロスグリ（黒酸塊） ☞ カシス
黒大豆種皮抽出物 black soybean extract ………………61
クロフサスグリ（黒房酸塊） ☞ カシス
クロミウム ☞ クロム
クロミウムピコリネート ☞ クロム
クロム chromium ………………………………………………62
クロレラ *Chlorella* species……………………………………62
桑 *Morus* species………………………………………………63

け

ケープアロエ ☞ アロエ
ケフィア kefir……………………………………………………64
ケルセチン quercetin …………………………………………65
ゲルマニウム germanium ……………………………………66

こ

コーキュー・テン ☞ コエンザイム Q10
コーヒー coffee …………………………………………………66
紅景天 ☞ ロディオラ・ロゼア
コウシャジクソウ ☞ レッドクローバー
香酢 Chinese black rice vinegar ……………………………67
香醋 ☞ 香酢
コウスイハッカ ☞ メリッサ
紅茶 ☞ 茶
紅麻 ☞ 羅布麻
紅麻葉 ☞ 羅布麻
高麗人参 *Panax ginseng* ……………………………………68
コウライニンジン ☞ 高麗人参
コエンザイム Q10 coenzyme Q10 …………………………69
ココア ☞ カカオ
コショウ *Piperaceae nigrum* …………………………………70
コバラミン ☞ ビタミン B_{12}
ゴマ *Sesamum indicum* ………………………………………71
胡麻 ☞ ゴマ
ゴマペプチド sesame peptide ………………………………71
米糠アラビノキシラン誘導体 ☞ アラビノキシラン
米糠ヘミセルロース誘導体 ☞ アラビノキシラン
コラーゲン collagen ……………………………………………72
ゴラカ ☞ ガルシニア・カンボジア
コレウス・フォルスコリ *Coleus forskohlii* …………………72

xiii

コレカルシフェロール ☞ ビタミン D
コロハ *Trigonella foenum-graecum* ……………………………… 73
胡蘆巴 ☞ コロハ
コンドロイチン chondroitin ……………………………………… 74
コンフリー *Symphytum officinale* ……………………………… 75

さ

サージ *Hippophae rhamnoides* …………………………………… 76
沙棘 ☞ サージ
サーディンペプチド ☞ イワシペプチド
サーデンペプチド ☞ イワシペプチド
ザイラリア *Xylaria* species ………………………………………… 76
酢酸 ☞ 食酢
ザクロ *Punica granatum* …………………………………………… 76
サジ ☞ サージ
サジー ☞ サージ
サトウキビ粕 ☞ 発酵バガス
サム・イー（SAMe）S-adenosyl-L-methionine ……………… 78
サメ肝油エキス shark liver oil …………………………………… 79
サメ軟骨 shark cartilage …………………………………………… 80
三七人参（さんしちにんじん） ☞ 田七人参
サンセキリュウ ☞ ザクロ

し

シアノコバラミン ☞ ビタミン B$_{12}$
シゴカ ☞ エゾウコギ
シスチン cystine ……………………………………………………… 81
システイン cysteine ………………………………………………… 81
シソ *Perilla frutescens* var. *crispa* ……………………………… 82
紫蘇 ☞ シソ
シドキ ☞ モミジガサ
シドケ ☞ モミジガサ
シトラス・アランチウム *Citrus aurantium* …………………… 83
シトルリン citrulline ………………………………………………… 85
シナモン cinnamon …………………………………………………… 86
シベリア人参 ☞ エゾウコギ
シベリアニンジン ☞ エゾウコギ
シャンピニオン *Agaricus bisporus* ……………………………… 87
ジャンボリーキ *Allium ampeloprasum* ………………………… 88
脂溶性ビタミン lipid-soluble vitamins ………………………… 88
食酢 vinegar ………………………………………………………… 89
植物ステロール phytosterol ……………………………………… 89
白樺茸 ☞ チャーガ
刺梨 *Rose roxburghii* ……………………………………………… 91
シリ ☞ 刺梨
白インゲン豆 *Phaseolus vulgaris* ………………………………… 91
白隠元豆 ☞ 白インゲン豆
白ガウクルア ☞ プエラリア・ミリフィカ
白胡椒 ☞ コショウ
深海鮫肝油エキス ☞ サメ肝油エキス

す
- 酢　☞ 食酢
- 水溶性ビタミン water-soluble vitamins ……… 92
- スクワラン　☞ サメ肝油エキス
- スクワレン　☞ サメ肝油エキス
- スナヂグミ　☞ サージ
- スピルリナ *Spirulina* species ……… 93

せ
- セイヨウエビラハギ　☞ メリロート
- セイヨウオトギリソウ　☞ セントジョーンズワート
- セイヨウカノコソウ　☞ バレリアン
- 西洋シロヤナギ *Salix alba* ……… 94
- セイヨウシロヤナギ　☞ 西洋シロヤナギ
- セイヨウスモモ（西洋すもも）　☞ プルーン
- 西洋タンポポ *Taraxacum officinale* ……… 95
- セイヨウタンポポ　☞ 西洋タンポポ
- セイヨウニンジンボク　☞ チェストツリー
- セイヨウニンニク　☞ ニンニク
- セイヨウマツタケ　☞ シャンピニオン
- セイヨウヤマハッカ　☞ メリッサ
- セイロンシナモン　☞ シナモン
- セキリョウ　☞ ザクロ
- セサミン sesamin ……… 96
- セラミド ceramide ……… 97
- セレニウム　☞ セレン
- セレン selenium ……… 97
- 仙草　☞ 霊芝
- セントジョーンズワート *Hypericum perforatum* ……… 98

そ
- ソー・パルメット　☞ ノコギリヤシ
- ソヨウ（蘇葉）　☞ シソ

た
- ターメリック　☞ ウコン
- 大豆イソフラボン soy isoflavones ……… 100
- 大豆オリゴ糖 soya-oligosaccharide ……… 101
- ダイダイ（橙）　☞ シトラス・アランチウム
- 胎盤　☞ プラセンタ
- タイワンツナソ　☞ モロヘイヤ
- 多価フェノール　☞ ポリフェノール
- タモギタケ *Pleurotus cornucopiae* ……… 101
- 炭酸カルシウムマグネシウム　☞ ドロマイト
- タンパク質分解酵素 proteolytic enzyme ……… 103
- たんぽぽ　☞ 西洋タンポポ

ち
- チアミン　☞ ビタミン B_1
- チェストツリー *Vitex agnus-castus* ……… 104
- チオクト酸　☞ α-リポ酸
- 茶 *Camellia sinensis* ……… 105
- チャーガ *Inonotus obliquus* ……… 105
- チョウセンアザミ　☞ アーティチョーク
- 朝鮮人参（チョウセンニンジン）　☞ 高麗人参
- チョコレート　☞ カカオ

	縮緬紫蘇　☞ シソ	
	チロソール tyrosol	106
つ	月見草 *Oenothera biennis*	107
	ツキミソウ　☞ 月見草	
	ツクリタケ　☞ シャンピニオン	
	ツルコケモモ　☞ クランベリー	
	ツルレイシ　☞ 苦瓜	
て	テアニン theanine	107
	DHA docosahexaenoic acid	108
	DNA　☞ 核酸	
	デキストリン　☞ 難消化性デキストリン	
	鉄 iron	109
	デュナリエラ Dunaliella	111
	デュナリエラカロテン　☞ デュナリエラ	
	田七人参 *Panax notoginseng*	111
	でんしちにんじん　☞ 田七人参	
	甜茶 *Rubus suavissimus*	112
と	銅 copper	113
	トウキンセンカ　☞ マリーゴールド	
	冬虫夏草 *Cordyceps sinensis*	113
	トウチュウカソウ　☞ 冬虫夏草	
	トウヒ　☞ シトラス・アランチウム	
	特定保健用食品（トクホ）Food for Specified Health Uses	114
	特別用途食品 Food for Special Dietary Uses	115
	とげなし　☞ 刺梨（シリ）	
	ドコサヘキサエン酸　☞ DHA	
	トコトリエノール tocotrienol	116
	トコフェロール　☞ ビタミン E	
	杜仲 *Eucommia ulmoides*	117
	ドナリエラ　☞ デュナリエラ	
	ドロマイト dolomite	117
	トンカットアリ *Eurycoma longifolia*	118
な	ナイアシン niacin	119
	ナガエカサ　☞ トンカットアリ	
	ナガコショウ　☞ ヒハツ	
	夏白菊　☞ フィーバーフュー	
	ナツシロギク　☞ フィーバーフュー	
	ナットウキナーゼ nattokinase	120
	ナンカニン（南瓜仁）　☞ カボチャ種子	
	ナンガニン（南瓜仁）　☞ カボチャ種子	
	難消化性デキストリン indigestible dextrin	121
に	苦瓜 *Momordica charantia*	121
	ニガウリ　☞ 苦瓜	
	ニコエン NICO-N	122
	ニコチン酸　☞ ナイアシン	
	ニコチン酸アミド　☞ ナイアシン	
	乳果オリゴ糖 lactosucrose	123

	乳酸菌 *Lactobacillus* species	124
	乳酸桿菌　☞ 乳酸菌	
	乳酸球菌　☞ 乳酸菌	
	ニレタケ　☞ タモギタケ	
	ニンニク *Allium sativum*	124
	ニンニク＋卵黄 egg yolk-enriched garlic extract	126
	ニンニク・卵黄複合食品　☞ ニンニク＋卵黄	
の	ノコギリヤシ *Serenoa repens*	126
	ノコギリ椰子　☞ ノコギリヤシ	
	ノコギリパルメット　☞ ノコギリヤシ	
	ノニ *Morinda citrifolia*	127
は	パープルコーンフラワー　☞ エキナセア	
	バイオフラボノイド複合体　☞ ビタミンP	
	バイオブラン　☞ アラビノキシラン	
	梅肉エキス　☞ 梅	
	バガス　☞ 発酵バガス	
	白雲石　☞ ドロマイト	
	ハクカ　☞ イチョウ葉	
	パセリ *Petroselinum crispum*	128
	発芽玄米 germinated brown rice	129
	白金ナノコロイド colloidal platinum	130
	白金ナノ粒子　☞ 白金ナノコロイド	
	発酵バガス sugar cane bagasse	130
	はとむぎ *Coix lacryma-jobi*	131
	鳩麦　☞ はとむぎ	
	バナバ *Lagerstroemia speciosa*	132
	パパイア *Carica papaya*	132
	バラ花弁 *Rosa centifolia*	133
	バラ（薔薇）　☞ バラ花弁	
	バラの花エキス　☞ バラ花弁	
	バリルチロシン　☞ イワシペプチド	
	バリン valine	134
	ハルウコン *Curcuma aromatica*	134
	春ウコン　☞ ハルウコン	
	バルバドスサクラ　☞ アセロラ	
	バレリアン *Valeriana officinalis*	135
	バンカ（番果）　☞ グァバ	
	バンザクロ　☞ グァバ	
	バンジロウ　☞ グァバ	
	番石榴　☞ グァバ	
	バンセキリュウ　☞ グァバ	
	バンヨウ（番葉）　☞ グァバ	
	パントテン酸 pantothenic acid	136
ひ	ビール酵母 brewer's yeast	137
	ヒアルロン酸 hyaluronic acid	138
	ビオチン biotin	139
	ピクノジェノール pycnogenol	139

xvii

ピコリン酸クロム	☞ クロム	
ビタミン A vitamin A		140
ビタミン B 群 vitamin B complex		141
ビタミン B₁ vitamin B₁		142
ビタミン B₂ vitamin B₂		143
ビタミン B₆ vitamin B₆		144
ビタミン B₁₂ vitamin B₁₂		145
ビタミン C vitamin C		146
ビタミン D vitamin D		147
ビタミン E vitamin E		148
ビタミン H	☞ ビオチン	
ビタミン K vitamin K		150
ビタミン P vitamin P		151
ビタミン Q	☞ コエンザイム Q10	
ヒハツ *Piperaceae longum*		152
ビフィズス菌	☞ 乳酸菌	
ヒペリクムソウ	☞ セントジョーンズワート	
ヒメマツタケ	☞ アガリクス	
ピリドキシン	☞ ビタミン B₆	
ビルベリー *Vaccinium myrtillus*		153
ヒレハリソウ	☞ コンフリー	
ビワ（枇杷）*Eriobotrya japonica*		154
フィーバーフュー *Tanacetum parthenium*		155
フィッシュオイル（魚油）fish oil		155
フィロキノン	☞ ビタミン K	
プエラリア・ミリフィカ *Pueraria mirifica*		157
フコイダン fucoidan		158
プテロイルモノグルタミン酸	☞ 葉酸	
ブドウ種子エキス grape seed extract		159
ブドウ	☞ ブドウ種子エキス	
フラクトオリゴ糖 fructooligosaccharide		159
プラセンタ placenta		160
プラチナナノコロイド	☞ 白金ナノコロイド	
ブラック・コホシュ *Cimicifuga racemosa*		162
ブラックカラント	☞ カシス	
フラバンジェノール	☞ ピクノジェノール	
フランス海岸松樹皮抽出物	☞ ピクノジェノール	
ブルーベリー	☞ ビルベリー	
プルーン prune		163
プルプレア	☞ エキナセア	
プロポリス propolis		164
分岐鎖アミノ酸 branched chain amino acid		165
β カロテン β-carotene		166
ヘスペリジン hesperidin		167
紅麹 *Monascus purpureus*		168
ベニコウジ	☞ 紅麹	
ヘマトコッカス藻	☞ アスタキサンチン	

	ペルー人参　☞ マカ	
	ホクチュウソウ　☞ 冬虫夏草	
ほ	保健機能食品 Food with health claims	169
	補酵素 Q10　☞ コエンザイム Q10	
	ホスファチジルセリン phosphatidylserine	170
	ボラージ *Borago officinalis*	171
	ボラゴソウ　☞ ボラージ	
	ポリグルタミン酸 polyglutamic acid	172
	ボリジ　☞ ボラージ	
	ポリフェノール polyphenol	173
	ボレイジ　☞ ボラージ	
	ホワイトウイロー　☞ 西洋シロヤナギ	
ま	マイタケ *Grifola frondosa*	174
	舞茸　☞ マイタケ	
	マカ *Lepidium meyenii*	175
	マカマカ　☞ マカ	
	マグネシウム magnesium	176
	マテ *Ilex paraguariensis*	177
	マメザヤタケ　☞ ザイラリア	
	マリアアザミ *Silybum marianum*	178
	マリーゴールド marigold	179
	マンネンタケ　☞ 霊芝	
み	ミルク・シスル　☞ マリアアザミ	
	ミレット *Panicum miliaceum*	179
む	無臭ニンニク　☞ ジャンボリーキ	
	紫ウコン　☞ ムラサキウコン	
	ムラサキウコン *Curcuma zedoaria*	180
	ムラサキツメクサ　☞ レッドクローバー	
	ムラサキバレンギク　☞ エキナセア	
め	メグスリノキ *Acer nikoense*	181
	メシマコブ *Phellinus linteus*	182
	メチル・スルフォニル・メタン（MSM）	183
	メチルサリフォニルメタン　☞ メチル・スルフォニル・メタン	
	メナキノン　☞ ビタミン K	
	メラトニン melatonin	183
	メリッサ *Melissa officinalis*	185
	メリロート *Melilotus officinalis*	186
も	モリブデン molybdenum	187
	モロヘイヤ *Corchorus olitorius*	188
	もろみ酢 moromi vinegar	188
や	ヤーコン *Smallanthus sonchifolius*	189
	ヤエヤマアオキ　☞ ノニ	
ゆ	ユビキノン　☞ コエンザイム Q10	
	ユビデカレノン　☞ コエンザイム Q10	
よ	ヨード　☞ ヨウ素	
	葉酸 folic acid	190
	ヨウ素 iodine	192

xix

	ヨクイニン（薏苡仁）　☞ はとむぎ	
ら	ラクチュロース lactulose ………………………………	192
	ラクツロース　☞ ラクチュロース	
	ラクトスクロース　☞ 乳果オリゴ糖	
	ラクトトリペプチド Lactotripeptide …………………	193
	ラクトフェリン lactoferrin ………………………………	194
	ラケモサ　☞ ブラック・コホシュ	
	羅布麻 *Apocynum venetum*（紅麻）…………………	195
り	リコピン lycopene …………………………………………	196
	リコペン　☞ リコピン	
	リボフラビン　☞ ビタミン B_2	
	緑茶　☞ 茶	
	リン phosphorus …………………………………………	197
	りんご酢 apple vinegar …………………………………	198
	リンゴポリフェノール apple polyphenol ………………	199
	リンゴ抽出物　☞ リンゴポリフェノール	
る	ルチン rutin ………………………………………………	199
	ルテイン lutein ……………………………………………	200
	ルリジシャ　☞ ボラージ	
	瑠璃苣（ルリヂシャ，ルリジサ）　☞ ボラージ	
れ	霊芝 *Ganoderma lucidum* ………………………………	201
	レシチン lecithin …………………………………………	203
	レチノール　☞ ビタミン A	
	レッドクローバー *Trifolium pratense* ………………	204
	レモンバーム　☞ メリッサ	
ろ	ローヤルゼリー royal jelly ………………………………	205
	ロイシン leucine …………………………………………	206
	ロディオラ・ロゼア *Rhodiola rosea* …………………	206
	ロングペッパー　☞ ヒハツ	
わ	ワレリア　☞ バレリアン	

疾患別　サプリメント・健康食品の適応一覧 ……………… 208
チトクローム P450 に関連する医薬品一覧 ……………… 213

アーティチョーク *Cynara cardunculus*

和 チョウセンアザミ　医 artichoke　学 *Cynara cardunculus, Cynara scolymus*

概　要　アーティチョーク（和名チョウセンアザミ）は地中海沿岸を原産とするキク科チョウセンアザミ属の多年草であり，蕾が食用に利用される。薬用部分は葉，花托，総苞片である。多くの臨床研究では，葉の抽出物が投与されている。有効成分のシナリン cynarin やルテオリン luteolin がコレステロール低下作用を有すると考えられる。
基礎研究では，肝細胞保護作用，抗酸化作用等が示されてきた。複数の臨床試験により，消化不全や機能性胃腸症，過敏性腸症候群，脂質異常症に対する改善作用が報告されている。利胆作用を有することから，二日酔いに対する民間薬として用いられることがある。

用途・適応　消化不全／機能性胃腸症／過敏性腸症候群／脂質異常症（高コレステロール血症）

格付け　有効性 ☆☆☆　安全性 ○○○

主要成分　シナリン cynarin, カフェ酸（caffeic acid），クロロゲン酸（chlorogenic acid），フラボノイド類（ルテオリン luteolin，シナロサイド cynaroside, スコリモサイド scolymoside），セスキテルペンラクトン（sesquiterpene lactones）類。

作用機序　【基礎研究】利胆作用／抗酸化作用／肝臓保護作用。【臨床研究】消化不全／機能性胃腸症／過敏性腸症候群／脂質異常症（高コレステロール血症）。

用法・用量　●消化不全や過敏性腸症候群に対しては，1日あたり 320 mg（単回），640 mg（単回），1,920 mg（分 3）のアーティチョーク葉抽出物が投与された。●高脂血症（脂質異常症）に対しては，1日あたり 1,800 mg あるいは 1,920 mg のアーティチョーク抽出物が投与された。有効成分の一つであるシナリン cynarin を 1日あたり 250 mg あるいは 750 mg 投与した臨床研究も報告されている。

慎重・注意　有効成分には利胆作用があり，胆汁分泌促進作用を示すことから，活動性の胆道系疾患を有する患者に対して利用する際には，慎重に。

有害事象　適正使用における許容性は高い。米国では GRAS（generally recognized as safe）とされている。鼓腸，アレルギー・過敏症を生じうる。

相互作用　現時点では，医薬品やサプリメント，食品との相互作用による有害事象は報告されていない。

メ　モ　ダイエット（減量）目的のサプリメントの成分として，アーティ

チョーク抽出物が配合されていることがある。ただし，減量効果を示した質の高い臨床研究は知られていない。

亜鉛　zinc

英 zinc　化 Zn

概要　亜鉛は，必須微量元素（ミネラル）の一種であり，味覚や嗅覚，免疫機能，性腺機能，アルコールの代謝といった機能維持に関与する。亜鉛不足では，味覚障害や免疫機能低下，抑うつ状態，皮膚疾患等を生じうる。亜鉛摂取により，風邪罹病期間の短縮効果がある。亜鉛は，体内で作用する多くの酵素の働きに必要であり，さまざまな代謝過程に必須のミネラルである。特に代謝の盛んな組織ほど，亜鉛不足の影響が生じやすい。免疫機能や神経系を正常に保つためにも必要とされる。亜鉛は，精液中に高濃度に含まれるほか，亜鉛不足により男女の第二次性徴の遅れが生じることから，性腺機能の維持にも重要と考えられる。亜鉛不足による症状の一つに味覚障害がある。亜鉛は，味蕾の細胞分裂を促し，味覚を正常に保つ作用をもつ。その他，胎児の成長，下痢や関節炎，頭部外傷に関して，亜鉛サプリメントによる効果が報告されている。

用法・用量　『日本人の食事摂取基準（2005年版）』による1日あたりの推奨量（RDA）は，30～49歳の成人男性で9 mg，同世代の女性で7 mg，上限量は30 mgである。なお，上限量については，通常の食品による食事で一時的にこの量を超えたからといって健康障害がもたらされるものではない。「栄養素等表示基準値」は，7.0 mgと設定されている。「栄養機能食品」の規格基準において，1日の摂取目安量に含まれる栄養成分量として亜鉛は，上限値15 mg，下限値2.10 mgとされている。

慎重・注意　共通する作用機序を有する成分との併用に注意。

有害事象　適正使用における許容性は高い。1日あたり100～300 mg以上を長期間摂り続けると，過剰症により頭痛，吐き気・嘔吐，発熱，倦怠感等を生じうる。

相互作用　亜鉛と一部の医薬品との相互作用が知られており，併用に注意する（医薬品の添付文書を確認する）。

メモ　「栄養機能食品」としての亜鉛の栄養機能表示は，次の通りである。「亜鉛は，味覚を正常に保つのに必要な栄養素です。」「亜鉛は，皮膚や粘膜の健康維持を助ける栄養素です。」「亜鉛は，たんぱく質・核酸の代謝に関与して，健康の維持に役立つ栄養素です。」

青汁　vegetable concentrate

英 mixed green vegetable beverage, vegetable concentrate

概　要　青汁とは，緑黄色野菜や野草を主体とした葉野菜の搾り汁を主成分とするサプリメント（飲料）の総称である。原材料としては，キャベツやブロッコリーの原種であるケールが知られている。その他，明日葉，イグサ，大麦，大麦若葉，小麦，小麦若葉，苦瓜，モロヘイヤ，ブロッコリー，ヨモギ等を利用した青汁製品がある。豆乳や野菜ジュースと組み合わせた製品もある。有効成分として，抗酸化作用を有するファイトケミカル類が存在する。各種のファイトケミカルに関しては，基礎研究を中心として有効性が示唆されてきた。しかし，個別の青汁製品として投与する場合の効果については，臨床試験によるデータは多くはない。

用途・適応　脂質代謝改善作用／免疫調節作用／便通改善作用／生活習慣病改善作用

格付け　有効性　☆☆　安全性　○○○

主要成分　β-カロテンといったカロテノイド，ビタミンC等のビタミン類，クロロフィル（葉緑素），カルシウムやカリウム等のミネラル類，食物繊維。

作用機序　ビタミン類・ミネラル類・ファイトケミカル類による抗酸化作用。

用法・用量　確立されていない。必要に応じて専門医に相談。

慎重・注意　共通する作用機序を有する成分との併用に注意。

有害事象　一般の食材に由来する成分であり，通常の摂取目安量にしたがって利用する場合，安全性は高いと考えられる。

相互作用　ワルファリンとの併用は慎重に。

メモ　クロロフィル（葉緑素）には，ビタミンKが豊富に含まれるため，理論的にはワルファリンとの相互作用を生じる可能性がある。

アカメガシワ　*Mallotus japonicus*

和 あかめがしわ，赤芽柏　英 Mallotus　学 *Mallotus japonicus*

概　要　アカメガシワは，トウダイグサ科の落葉高木で，本邦を含む東アジアから熱帯アジアに広く分布する。アカメガシワの樹皮は，生薬名を赤芽柏といい，苦味健胃薬として用いられてきた。また，アカメガシワエキス（乾燥樹皮抽出エキス）が，胃腸機能調整薬（医薬品）やストレス胃腸病治療薬（医薬品）として認可されており，「過敏結腸症における便通異常の改善」や「過敏大腸症（イリタブルコロン）」に利用される。サプリメント・健康食品では，アカメガシワ樹皮抽出物による過敏性腸症候群で

の整腸作用が訴求されている。

基礎研究では、アカメガシワ乾燥樹皮エキスによる瀉下作用，止瀉作用，幽門結紮潰瘍抑制作用が報告されている。アカメガシワ樹皮に含まれるベルゲニンは，絶食・レセルピン投与・セロトニン投与および拘束による潰瘍を改善すると共に幽門結紮下での胃液分泌を抑制する。また，ベルゲニンによる肝臓保護作用が示されている。アカメガシワの葉は，抗酸化作用・LDLコレステロール酸化抑制作用を示す。アカメガシワ果皮成分のフロログルシノール誘導体を用いた実験では，がん細胞に対する細胞障害作用や抗腫瘍活性，抗発がんプロモーター活性，抗ウイルス作用（単純ヘルペスウイルス1型），HIV逆転写酵素阻害作用，マクロファージ活性化抑制作用が示されている。

用途・適応	整腸作用／過敏性腸症候群における便通異常改善作用
格付け	有効性 ☆☆☆　安全性 ○○○
主要成分	アカメガシワ樹皮：ポリフェノールの一種であるベルゲニン bergenin およびその誘導体。mallojaponin, mallonin, mallotusinin, mallotinic acid, mallotusinic acid 等のタンニン類。
作用機序	【基礎研究】樹皮エキス：消化性潰瘍改善作用／肝臓保護作用／抗酸化作用。【臨床研究】樹皮エキス：過敏性腸症候群における整腸作用。
用法・用量	医薬品の例ではアカメガシワエキス135 mg/錠を1回2錠（270 mg），1日3回経口投与。
慎重・注意	共通する作用機序を有する成分との併用に注意。
有害事象	適正使用における許容性は高い。腹痛や腹部膨満感等の消化器系症状。
相互作用	特記事項なし。
メモ	本邦では、医薬品の中にアカメガシワ乾燥樹皮エキスを含有する製品が存在する。

アガリクス　*Agaricus blazei*

学 *Agaricus blazei, Agaricus blazei* Murrill　英 Agaricus
和 カワリハラタケ，ヒメマツタケ，アガリクス・ブラゼイ・ムリル

概要　アガリクスは，ブラジル原産の食用キノコであり，本邦でも栽培されている。アガリクスは，アガリクス属（ハラタケ属）のキノコの総称であり，数百種類が存在する。抗がん作用を期待して利用されるアガリクスサプリメントは，*Agaricus blazei* Murrill という種類である。

基礎研究では、アガリクスによる抗腫瘍作用および免疫賦活作用が報告されてきた。

また，臨床分野では，抗腫瘍作用を示唆する症例報告やがん患者におけるQOLの改善作用が知られている。2型糖尿病患者を対象にした臨床研究による改善効果も認められる。ただし，ヒトを対象にした質の高い臨床試験は報告されていない。

用途・適応 化学療法に伴う副作用軽減／抗がん治療との併用／糖尿病・脂質異常症・高血圧の予防および改善／抗がん作用

格付け 有効性 ☆☆　安全性 ○○○

主要成分 多糖類（βグルカン），脂質（リノール酸，パルミチン酸，エルゴステロール）。

作用機序 抗腫瘍作用，免疫賦活作用

用法・用量 確立されていない。2型糖尿病患者を対象にしたRCTでは1,500 mg/日の用量で12週間投与。

慎重・注意 共通する作用機序を有する成分との併用に注意。

有害事象 適正使用における許容性は高い。

相互作用 現時点では，医薬品との相互作用による有害事象は報告されていない。ただし，アガリクスは，生活習慣病の改善作用を有するため，類似した効果を示す医薬品と併用した場合，相加作用・相乗作用を生じうる。また，アガリクスの有する働きからの推測により，理論的な相互作用の可能性が考えられている。

メモ 現時点では，がん治療とアガリクスとの相互作用による有害事象は報告されていない。したがって，「適切な品質管理のもとに製造された製品」を「アレルギー・過敏症を有しない」対象者に，医師の監視下で併用する条件下で，アガリクス製品をがん治療の補完療法として利用することが考えられる。ただし，有効性や安全性についての評価は，今後の科学的根拠しだいで変更となりうる。

赤ワイン抽出物　red wine extract

英 red wine extract　別 赤ワインエキス

概要 赤ワインには，ブドウに由来するファイトケミカルが豊富に含まれ，抗酸化作用による生活習慣病予防効果が期待されている。有効成分は，各種のポリフェノール類であり，リスベラトロール resveratrol（レスベラトロール）やケルセチン quercetin，カテキン類，アントシアニン類が知られている。アントシアニン類は，ブドウの皮や種子に含まれる青紫色の色素成分である。赤ワインの心臓病予防効果は，これらのファイトケミカルが，活性酸素によるLDLコレステロールの酸化を防ぎ，動脈硬化を抑制する結果と考えられる。

一方，適度なアルコール摂取が，HDLコレステロールを増加さ

せ，心臓病予防効果を示すことも知られている。赤ワインのポリフェノールを抽出したノンアルコールの成分が，サプリメントとして利用されている。サプリメントには，赤ワインエキスにブドウ種子の抽出物を加えて主成分とする製品や，赤ワイン以外のポリフェノールを合わせた成分を製品化したものがある。

用途・適応 動脈硬化の予防／虚血性心疾患の予防

格付け 有効性 ☆☆　安全性 ○○○

主要成分 赤ワインポリフェノール類。アントシアニン類。リスベラトロール resveratrol（レスベラトロール），ケルセチン quercetin，カテキン類。

作用機序 【基礎研究】抗酸化作用／抗炎症作用（Cox-1 および Cox-2 阻害作用，5-リポキシゲナーゼ阻害作用）／抗がん作用／免疫調節作用／心筋保護作用／血管拡張作用／インスリン感受性改善作用／抗菌・抗ウイルス作用。【臨床研究】抗酸化作用。

疫学 虚血性心疾患予防／動脈硬化予防作用／HDL コレステロール上昇作用／認知機能低下予防／糖尿病予防／ピロリ菌感染リスク低下

用法・用量 アルコール飲料としての適量に相当する赤ワイン由来抽出物を摂取。

慎重・注意 共通する作用機序を有する成分との併用に注意。

有害事象 アルコール飲料としての過剰摂取は，急性および慢性に多くの有害事象を生じうる。

相互作用 現時点では，医薬品やサプリメントとの相互作用による有害事象は報告されていない。ただし，赤ワイン抽出物の有する働きからの推測により，次の医薬品に関して，理論的な相互作用の可能性が考えられている。■チトクローム P450 の分子種のうち，CYP1A1/1A2，2E1，3A4 に関連する薬剤（CYP と医療用医薬品との関連については巻末の別表参照）。■抗凝固薬・血小板機能抑制薬。

アスタキサンチン　astaxanthin

英 astaxanthin　別 ヘマトコッカス藻（*Haematococcus pluvialis*）

概要 アスタキサンチンとは，カロテノイド系ファイトケミカルの一種であり，ヘマトコッカスという藻類に見出される。また，アスタキサンチンは，サケやエビといった魚介類に存在する赤い色素である。これは，藻類を摂取する魚類への食物連鎖による。化学構造上，アスタキサンチンは，同じカロテノイド類の β-カロテンと類似している。アスタキサンチンは，その抗酸化作用による効能が期待されている。

これまでの研究では，胃粘膜保護作用や四塩化炭素による肝障害抑制作用が示されている。これらは，アスタキサンチンの抗酸化作用・抗炎症作用によると考えられる。動物実験では，脂肪蓄積抑制やインスリン抵抗性改善，高脂血症（脂質異常症）改善，高血圧改善等が認められた。その他，免疫賦活作用や抗がん作用を示唆するデータも報告されている。予備的な臨床研究では，眼精疲労改善作用を認めたという報告もある。

用途・適応 抗酸化作用／抗炎症作用／脂肪蓄積抑制作用／インスリン抵抗性改善作用／メタボリック症候群改善／眼精疲労改善作用／免疫調節作用／抗がん作用

格付け 有効性 ☆☆　安全性 ○○○

主要成分 アスタキサンチン

作用機序 【基礎研究】抗酸化作用／抗炎症作用／脂肪蓄積抑制作用／インスリン抵抗性改善作用／高脂血症（脂質異常症）改善作用／高血圧改善作用／5α-還元酵素（5α-reductase）阻害作用／抗がん作用（肝がん／膀胱がん／前立腺がん／乳がん）／ピロリ菌減少作用／免疫調節作用。【臨床研究】眼精疲労改善作用／抗酸化作用（男性不妊症）。

用法・用量 確立されていない。なお，通常の食材（アスタキサンチンの豊富な食材）から摂取する量は，一般に，数 mg 程度である。

慎重・注意 共通する作用機序を有する成分との併用に注意。

有害事象 適正使用における許容性は高い。

相互作用 特記事項なし。

メモ アスタキサンチンは，米国では GRAS（generally recognized as safe）とされている。

アセロラ acerola

[和] アセロラ，バルバドスサクラ　[英] acerola, barbados cherry
[学] *Malpighia glabra* L., *M. punicifolia* L., *M. emarginata* D.C

概要 アセロラはキントラノオ科の常緑樹で，中央アメリカ地域に自生する。アセロラ果実には，ビタミンCが多く含まれており，天然型ビタミンCのサプリメント素材として利用されている。アセロラ果実には，ビタミンCのほか，カロテノイド類やフラボノイド類等各種のポリフェノールが存在し，抗酸化作用等によって健康保持・疾病予防効果を示す。
基礎研究では，アセロラ果実抽出物による抗酸化作用，抗がん作用，NO 産生抑制作用，糖尿病改善（α-グルコシダーゼ阻害および AGE 産生抑制，血糖降下）作用が報告されてきた。ただし，臨床研究では，これらの効能効果に関する検証は十分では

用途・適応	抗酸化作用
格付け	有効性 ☆☆　安全性 ○○○
主要成分	ビタミンC, カロテノイド類, フラボノイド類。
作用機序	抗酸化作用
用法・用量	確立されていない。
慎重・注意	共通する作用機序を有する成分との併用に注意。
有害事象	適正使用における許容性は高い。
相互作用	特記事項なし。
メモ	ビタミンCの含有量が多いため, 理論的にはビタミンC摂取時と同様の有害事象や相互作用は想定される。『ビタミンC』『刺梨』の項も参照のこと。

アミノ酸　amino acid

英 amino acid

概要　アミノ酸は, 体タンパク質を構成する栄養成分であり, 基本アミノ酸の20種類が必須アミノ酸と非必須アミノ酸に分類される。これら以外にも, 数百種類の遊離アミノ酸が知られており, 生体内においてさまざまな機能を示す。必須アミノ酸および非必須アミノ酸は次の通りである。

必須アミノ酸:
バリン (Val), ロイシン (Leu), イソロイシン (Ile),
リジン (Lys), スレオニン (Thr), メチオニン (Met),
ヒスチジン (His), フェニルアラニン (Phe),
トリプトファン (Trp)

非必須アミノ酸:
アラニン (Ala), アルギニン (Arg), グルタミン (Gln),
アスパラギン酸 (Asp), グルタミン酸 (Glu),
プロリン (Pro), システイン (Cys), チロシン (Tyr),
アスパラギン (Asn), グリシン (Gly), セリン (Ser)

アミノ酸の機能性として次の例が知られている。
アミノ酸は食材に含まれる旨み成分であり, グルタミン酸ナトリウム等が食品 (調味料) として利用されてきた。アスパラギン酸も旨みがあり, アラニンやグリシンには甘味がある。
アミノ酸の機能性に注目した健康食品や化粧品も開発されている。たとえば, 分岐鎖アミノ酸 (BCAA ; branched chain amino acid) と総称されるバリン, ロイシン, イソロイシンは, タンパク質同化作用を示すことから栄養学的エルゴジェニックとして広く利用されている。グルタミンもタンパク質同化作用

があり，アルギニンは成長ホルモンの産生に関与することから，BCAAとともにアスリート用サプリメントの成分である。

アミノ酸の機能性として，アルギニンやグルタミンによる免疫賦活作用，システインによる肝臓保護作用や黒色メラニン産生抑制作用，タウリンの抗酸化作用や疲労回復作用等が知られている。

さらに，特定のアミノ酸の薬理作用が解明されており，医療用医薬品の成分として用いられるアミノ酸が多く存在する。

なお，『分岐鎖アミノ酸』『オルニチン』『システイン』等の項も参照のこと。

アラビノキシラン　arabinoxylane

別 米糠ヘミセルロース誘導体，米糠アラビノキシラン誘導体，米糠水解物

英 arabinoxylane, hemicellulose complex with arabino-xylane

概　要 アラビノキシランとは，米糠（こめぬか）に由来するヘミセルロース hemicellulose という糖質の一種である。米糠ヘミセルロースに，シイタケ（*Lentinus edodes*）やスエヒロタケ（*Schizophyllum commune*）等の菌糸体に含まれる酵素を作用させることで，アラビノキシランが得られる。

アラビノキシランの効果として，免疫賦活作用による抗がん作用，抗酸化作用，高脂血症（脂質異常症）や耐糖能の改善作用，抗ウイルス作用が示されている。ただし，質の高い臨床試験は報告されていない。いくつかの症例研究において，B型およびC型肝炎，肝がん，大腸がん，乳がんといった疾患に対する効果が示唆されている。

用途・適応 免疫賦活作用／抗酸化作用

格付け 有効性 ☆☆　安全性 ○○

主要成分 米糠水解物，米糠ヘミセルロース誘導体，米糠アラビノキシラン誘導体。

作用機序 【基礎研究】免疫調節作用／抗がん作用／抗酸化作用／糖尿病改善作用／抗ウイルス作用。【症例】抗がん作用／肝障害改善作用。

用法・用量 確立されていない。

慎重・注意 共通する作用機序を有する成分との併用に注意。

有害事象 特記事項なし。

相互作用 現時点では，相互作用による有害事象は報告されていない。

メ　モ がん治療（化学療法・放射線療法）との併用は可能と考えられるが，念のため慎重に。医師の監視下に関連指標をモニターすること。

α-リポ酸　α-lipoic acid

英 alpha lipoic acid　別 thioctic acid，チオクト酸

概　要　α-リポ酸は，ヒトおよび動物の体内で合成される補酵素の一種である。内在性のα-リポ酸は，ピロホスファターゼとともに炭水化物代謝やATP産生に関連する補酵素として作用する。α-リポ酸は，細胞内のミトコンドリアにおいてピルビン酸脱水素酵素によりアセチル-CoAが生成される過程で補酵素として働く。サプリメントとしてのα-リポ酸は，2型糖尿病や糖尿病性神経障害，肥満，その他の生活習慣病に対して利用されている。
基礎研究ではα-リポ酸による抗酸化作用が示されてきた。臨床試験では，2型糖尿病における血糖コントロール改善作用や末梢神経障害改善作用が報告されている。なお，基礎研究においてα-リポ酸の抗肥満作用が報告されており，減量目的での利用もあるが，臨床試験のデータは十分ではない。

用途・適応　2型糖尿病／糖尿病性神経障害

格付け　有効性 ☆☆☆　安全性 ○○○

主要成分　α-リポ酸

作用機序　【基礎研究】抗肥満作用［AMPK(AMP-activated protein kinase)活性の抑制を介した食欲抑制およびエネルギー消費増大作用］／脂肪細胞分化抑制作用／抗酸化作用。【臨床研究】2型糖尿病改善作用／2型糖尿病の末梢神経障害に伴う症状改善／アルコール性肝障害改善／LDLコレステロール酸化抑制／心臓自律神経障害改善／多発性硬化症における指標改善／認知症の改善。

用法・用量　糖尿病性末梢神経障害の治療を目的とした臨床試験では1日600〜1,800 mgを経口投与。なお，本邦での医薬品としてのα-リポ酸は，経口投与されるチオクト酸アミド（細粒，1日10〜60 mg）と注射用のチオクト酸（10〜25 mg）がある。

慎重・注意　共通する作用機序を有する成分との併用に注意。

有害事象　適正使用における許容性は高い。臨床試験では，特に重篤な有害事象は知られていない。悪心・嘔吐等の胃腸障害や頭痛を認めることがある。

相互作用　現時点では，医薬品との相互作用による有害事象は報告されていない。

メ　モ　α-リポ酸の服用とインスリン自己免疫症候群（IAS）の発症との関連を示唆する症例が複数報告されている。IASの発症機序として，特定のHLAをもつ患者がSH基を有する薬剤を服用した際，インスリン分子内のS-S結合が還元され，α鎖とβ鎖が分離することによって，通常は露出しないエピトープが現れ，

インスリン抗体の産生が惹起されると考えられている。α-リポ酸は体内でSH基を有するジヒドロリポ酸に転換されることが知られており，α-リポ酸の摂取とIAS発症との関連が否定できない。なお，IASの治療としては，原因薬剤の中止と分食が推奨され，α-グルコシダーゼ阻害薬の併用による効果も示されている。本邦におけるIAS患者のうち，80％以上は自然緩解した。α-リポ酸含有健康食品の摂取に関連するとされたIASの症例でも，自然緩解の経過が報告されている。

アロエ　*Aloe* species

和 アロエ類，キュラソーアロエ，ケープアロエ　英 aloe
学 *Aloe* species（*Aloe barbadensis*, *Aloe ferox*, *Aloe arborescens*）

概　要　アロエはアフリカ原産のユリ科アロエ属の多肉植物である。アロエ類には，アロエベラ（*Aloe barbadensis*，アロエバルバデンシス，キュラソーアロエ），キダチアロエ（*Aloe arborescens*，木立アロエ），アロエフェロックス（*Aloe ferox*）等多くの種類が知られている。薬用だけでなく，観賞用にも数多くの交雑種が存在する。アロエ類の中で，主にアロエベラとキダチアロエの2種類が，サプリメントや健康食品の成分として利用される。アロエフェロックスは，日本薬局方に起源植物として収載されている。なお，ケープアロエ（Cape Aloe）とは，アロエフェロックスの葉の乾燥抽出物を指す。日本では，キダチアロエが薬用や観賞用に広く栽培されている。葉には強い苦味がある。民間療法では，熱傷や切傷に葉の液汁を塗布したり，健胃薬や下剤として生食したりして利用されてきた。
　有効成分として，さまざまな多糖類（ペクチン，ヘミセルロース，グルコマンナン等），植物ステロール，タンニン類等がある。アロエの緩下作用は，アロインによる。その他，アロエエモディン（アロエエモジン）等各種のアントラキノン類が存在する。
　民間療法で広く利用されてきた薬用植物であり，適正使用における許容性は高い。アロエ摂取に伴い，下痢や腹痛，肝障害といった消化器症状，発疹等の皮膚症状，アレルギーや過敏症を生じることがある。また，アロエエモディンが子宮収縮作用を示すため，妊娠中には利用しない。その他，授乳中，炎症性腸疾患，急性腹症，腎障害や肝障害の際には摂取しない。
　『アロエベラ』『キダチアロエ』の項も参照のこと。

格付け　有効性 ☆☆☆　安全性 ○○○

アロエベラ　*Aloe barbadensis*

和 アロエ，アロエベラ，アロエバルバデンシス，キュラソーアロエ

英 Aloe, Aloe vera　学 *Aloe barbadensis*

概要　アロエベラは，アフリカ原産のユリ科アロエ属の多肉植物である。アロエ含有サプリメント・健康食品として，アロエベラの他にキダチアロエ（*Aloe arborescens*）も用いられている。これらのアロエ類には，アントラキノン配糖体である苦味成分のアロイン（aloin，あるいはバルバロイン barbaloin），アントラキノン類のアロエエモディン（aloe-emodin，アロエエモジン），乳酸マグネシウム，各種多糖類，サリチル酸化合物等が存在する。基礎研究では，抗酸化作用，抗糖尿病作用，抗がん作用，抗潰瘍作用，抗炎症作用，免疫調節作用，抗真菌作用，肝臓保護作用等多彩な働きが示されている。アロインは，腸管粘膜刺激作用，緩下作用を有する。

予備的な臨床研究では，糖尿病改善作用や胃粘膜保護作用等が示唆されている。ただし，質の高い臨床研究は十分ではない。

民間療法で広く利用されてきた薬用植物であり，適正使用における許容性は高い。

アロエ摂取に伴い，下痢や腹痛，肝障害といった消化器症状，発疹等の皮膚症状，アレルギーや過敏症を生じることがある。また，アロエエモディンが子宮収縮作用を示すため，妊娠中には利用しない。その他，授乳中，炎症性腸疾患，急性腹症，腎障害や肝障害の際には摂取しない。

アロエベラ（キュラソーアロエ）の葉肉と根は非医薬品，葉の液汁は医薬品，アロエベラ抽出物は既存添加物とされる。

『アロエ』『キダチアロエ』の項も参照のこと。

格付け　有効性 ☆☆☆　安全性 ○○○

アンセリン　anserine

英 anserine　化 β-alanyl-1-methyl-L-histidine

概要　アンセリンは，カツオやマグロといった遊泳能力の高い魚類の筋肉組織に多く存在する L-ヒスチジン含有化合物である。化学構造上，2つのアミノ酸（β-アラニンと 1-メチル-ヒスチジン）が結合したイミダゾールジペプチドの一種であり，嫌気的運動に伴って生成するプロトンの緩衝作用を有し，筋肉 pH の低下を抑制すると考えられる。生理機能として，抗疲労作用，抗酸化作用，尿酸値低下作用，組織修復促進作用などが示唆されてきた。

基礎研究および予備的な臨床研究では，アンセリンによる血清尿酸値の低下が報告されている。作用機序として，アンセリンがプリン体代謝酵素である HGPRT 遺伝子の発現量を増加させることによりヒポキサンチンやグアニンから尿酸への転換を低下させることが示唆されている。また，アンセリンは，乳酸の

分解を促進し，血清中の有機酸濃度を低下させることで尿酸の排泄を促進している可能性も考えられる。

その他，アンセリンとカルノシン（carnosine, β-alanyl-L-histidine）を含むトリ胸肉抽出物による抗疲労効果および運動耐用能向上効果が示されている。

豊富な食経験を有する食用の成分であり，適正使用における許容性は高いと考えられる。

『カルノシン』の項も参照のこと。

用途・適応 高尿酸血症の改善／抗疲労作用

格付け 有効性 ☆☆　安全性 ○○○

主要成分 アンセリン（β-alanyl-1-methyl-L-histidine）

作用機序 【基礎研究】抗疲労作用／抗酸化作用／組織修復促進作用。【臨床研究】尿酸値低下作用。

用法・用量 予備的な臨床研究では1日あたり60 mgのアンセリンを投与した例がある。

慎重・注意 共通する作用機序を有する成分との併用による相加作用・相乗作用に注意。

有害事象 一般の食材に由来する成分であり，適正使用における許容性は高い。現時点では特に問題は知られていない。

相互作用 現時点では，医薬品・サプリメント・食品との相互作用による有害事象は報告されていない。

EPA　eicosapentaenoic acid

和 EPA, IPA, エイコサペンタエン酸，イコサペンタエン酸，イコサペント酸
英 EPA（eicosapentaenoic acid），IPA（icosapentaenoic acid）
別 魚油，フィッシュオイル

概要 EPA（エイコサペンタエン酸，eicosapentaenoic acid）は，DHA（ドコサヘキサエン酸，docosahexaenoic acid）とともに魚油に多く含まれる多価不飽和脂肪酸の一つである。中性脂肪値を低下させ，動脈硬化性疾患を予防する。EPAの機能として，血小板凝集抑制作用，抗炎症作用，抗アレルギー作用，赤血球変形能の亢進と血液粘度の改善といった働きが知られている。EPAやDHA等のオメガ3系（n-3系）脂肪酸は，オメガ6系（n-6系）脂肪酸と共に，細胞膜を構成するリン脂質に存在する。EPAは，代謝されてエイコサノイドと総称される生理活性物質に転換され，さまざまな作用を示す。

基礎研究では，EPA投与による総コレステロール，LDL，VLDLの有意な低下，HDLの有意な増加が報告された。疫学研究では，魚油の摂取と，心血管疾患の減少，加齢黄斑変性症

(AMD) の減少，認知症の進展抑制との関連が示されている。臨床研究では，高中性脂肪血症の改善，うつ病の改善が示されている。

『DHA（ドコサヘキサエン酸）』『クリルオイル（オキアミ油）』の項も参照のこと。

用途・適応	高中性脂肪血症改善／認知症予防／心血管疾患予防／動脈硬化性疾患予防
格付け	有効性 ☆☆☆　安全性 ○○○
主要成分	エイコサペンタエン酸
作用機序	血小板凝集抑制作用／抗炎症作用／抗アレルギー作用等。
用法・用量	臨床研究では，1日あたり数百 mg から 1 g あるいは 2 g 程度の投与が多い。一次予防目的の場合，魚油からのオメガ 3 系脂肪酸摂取量は，DHA と EPA の合計にて 1 日あたり 250 mg で十分とする報告がある。『日本人の食事摂取基準（2005 年版）』では，「n-3 系脂肪酸」としての基準が設定されており，1 日あたりの目標量は，30〜49 歳の成人男性で 2.6 g 以上，同世代の女性で 2.2 g 以上である。
慎重・注意	共通する作用機序を有する成分との併用に注意。
有害事象	適正使用における許容性は高い。
相互作用	現時点では，医薬品との相互作用による有害事象は報告されていない。
メモ	本邦では，高純度 EPA 製剤（イコサペント酸エチル製剤「エパデール」）が医療用医薬品［高脂血症（脂質異常症），閉塞性動脈硬化症治療剤］として認可・処方されている。

イソマルトオリゴ糖　isomalto-oligosaccharide

英 isomalto-oligosaccharide

概要　イソマルトオリゴ糖 isomalto-oligosaccharide とは，グルコース（ブドウ糖）を構成単糖とするオリゴ糖の一種である（オリゴ糖は，2〜10 個程度の単糖がグリコシド結合で連なった炭水化物の総称）。イソマルトオリゴ糖は，みりんや味噌，醤油といった伝統的な食材に存在する他，甘味料としての工業的な生産が可能である。イソマルトオリゴ糖は，プレバイオティクス prebiotics としての機能性が注目されており，消化酵素の影響を受けず（難消化性）に大腸まで到達し，有用菌であるビフィズス菌を増加させ，悪玉菌を抑制するという特徴をもつ。ヒト臨床研究において，イソマルトオリゴ糖による整腸作用が示されている。本邦では，イソマルトオリゴ糖を関与成分とする特定保健用食品（トクホ）が認可されており，「腸内のビフィズス

菌を適正に増やし，お腹の調子を良好に保つ」といった表示例がある。適正使用における許容性は高い。

臨床試験では，1日あたり30gのイソマルトオリゴ糖を4週間投与，あるいは10gを30日間投与といった例がある。

なお，『オリゴ糖』の項も参照のこと。

用途・適応 整腸作用／ビフィズス菌の増加

格付け 有効性 ☆☆☆☆　安全性 ○○○

イソロイシン　isoleucine

英 isoleucine

概要 イソロイシンは，必須アミノ酸の一つである。イソロイシンは，その分子構造上の特徴から，バリン，ロイシンとともに分岐鎖アミノ酸（BCAA；branched chain amino acid）と総称される。BCAA は，安静時のヒト筋肉組織において，タンパク質合成速度の亢進およびタンパク質崩壊速度の抑制により，タンパク質同化作用を示す。また，持久運動からの回復期においても，BCAA は，ヒト筋肉組織においてタンパク質同化作用を示す。これらの働きは，タンパク質合成調節において，情報伝達機構に関与する各種の分子への作用を介して発現する。

近年，BCAA の機能性を検証した研究において，糖代謝や脂質代謝における調節作用が示唆されている。たとえば，イソロイシン投与による骨格筋での糖取り込み促進と肝臓での糖新生抑制を介した血糖降下作用等の報告がある。今後，BCAA の代謝調節因子としての臨床的意義の解明が期待される。詳細は，『分岐鎖アミノ酸』の項を参照。

格付け 有効性 ☆☆☆　安全性 ○○○

イチョウ葉　*Ginkgo biloba*

和 イチョウ葉抽出物，イチョウ葉エキス，ギンナン，ハクカ
英 Ginkgo biloba extract　学 *Ginkgo biloba*（イチョウ）

概要 中国伝統医学や日本漢方において，イチョウの「種子」が生薬として利用されてきた。近年，欧州において，数多くの臨床試験によりイチョウ「葉」エキス（抽出物）製剤（GBE：Ginkgo biloba extract）の有効性に関する検証が行われ，一定の効能・効果が示されている。現在，イチョウ葉エキス（GBE）は，米国等においてもっともよく利用されるハーブサプリメントの一つである。

イチョウ葉エキスは，脳血管性およびアルツハイマー病の認知症に伴う症状の改善作用を示す。また，閉塞性動脈硬化症に伴

う間欠性跛行を改善する。さらに，眩暈や耳鳴りの改善，健常高齢者での認知機能改善を示唆するデータがある。適正使用における許容性は高い。しかし，抗凝固作用を有し，出血傾向について少数の症例報告があるため，抗凝固薬等との併用には注意が必要とされる。

用途・適応 認知症の予防と治療／末梢血管障害による間欠性跛行の改善

格付け 有効性 ☆☆☆☆　安全性 ○○○

主要成分 フラボノイド類（ケルセチン quercetin，ケンフェロール kaempferol，イソラムネチン isorhamnetin 等）。テルペン類（ギンコライド ginkgolides A/B/C/M/J，ビロバライド bilobalide 等）。

作用機序 【基礎研究】抗酸化作用／血管平滑筋弛緩作用／肝臓保護作用／血糖コントロール作用／抗不安作用／シスプラチン毒性軽減作用。【臨床研究】認知症・アルツハイマー病の症状改善／脳機能不全（記憶障害，うつ病，耳鳴り等）症状改善／記憶力改善作用・高次機能賦活作用／閉塞性動脈硬化症等下肢の血管障害に伴う間欠性跛行の改善／脳梗塞後遺症の改善／高血圧，耳鳴り，高山病，眩暈，糖尿病性網膜症，黄斑変性症，月経前症候群，SSRI 服用に伴う性機能障害の改善。

用法・用量 ●成人では，標準化された乾燥抽出製剤（GBE）を1日80〜240 mg 内服。一般に，40〜60 mg の錠剤またはカプセルを1日2〜3回内服。●間欠性跛行に対しては1日120 mg よりも240 mg が有効。●認知症に対しては，1日120〜240 mg を3回に分けて投与した臨床試験が多い。●健常者に対して記憶力改善を目的として投与した臨床試験では，1日120〜360 mg を3回に分けて投与。●耳鳴りや眩暈に対しては1日120〜160 mg を2〜3回に分けて投与。効果の判定は，4〜8週間程度，継続した後に行う。なお，臨床試験では，22〜27%のフラボノイド類と5〜7%のテルペン類を含むように標準化された GBE が用いられてきた。

慎重・注意 共通する作用機序を有する成分との併用に注意。

有害事象 適正使用における許容性は高い。米国において，GBE 投与中に出血性疾患を発症したケースが数例報告されている。一般に，GBE 投与に伴う出血性疾患発症は，仮に因果関係があるとしても，きわめて稀な副作用と考えられる。

相互作用 現時点では，医薬品との相互作用による有害事象は報告されていない。ただし，イチョウ葉エキスの有する働きからの推測により，次の医薬品に関して，理論的な相互作用の可能性が考えられている。■チトクローム P450 の分子種のうち，CYP1A2, 2B, 2C9, 2C19, 2D6, 2E1, 3A4 に関連する薬剤（CYP と

医療用医薬品との関連については巻末の別表参照)。■アセチルコリンエステラーゼ阻害薬（塩酸ドネペジル等）。■抗てんかん薬。■抗凝固薬・血小板機能抑制薬。■降圧薬。■ジルチアゼム Diltiazem ■モノアミンオキシダーゼ（MAO）阻害薬。■インスリン製剤。■選択的セロトニン再取り込み阻害薬（SSRI）。■チアジド系利尿薬。■トリアゾロピリジン系抗うつ薬（塩酸トラゾドン）。■クエン酸シルデナフィル。■5-フルオロウラシル。

メ　モ　理論的には，抗凝固薬・抗血小板薬との併用により出血傾向の増強が推察されるので，注意が必要である。手術の際の出血傾向（術後出血等）にも注意する。外科的処置の2週間前には服用を中止する。なお，健常者にイチョウ葉エキスを投与した試験では，血液凝固能に変化は認めなかった。

イワシペプチド　sardine peptide

和　イワシ(鰯)ペプチド　英　sardine peptide, valyl-tyrosine
別　サーデンペプチド，サーディンペプチド，バリルチロシン

概　要　イワシ（鰯）ペプチド（別名サーデンペプチド sardine peptide）は，イワシから得られたタンパク質分解物である。イワシペプチドに含まれるバリルチロシン valyl-tyrosine（VY）が，ACE 阻害活性を有し，降圧作用を示す。SHR（高血圧自然発症）ラットを用いた基礎研究や，複数の予備的なヒト臨床研究において，高血圧改善作用が報告されてきた。

本邦では，特定保健用食品（トクホ）として，イワシ（サーデン）ペプチドを関与成分とする製品が許可されている。許可を受けた表示内容として，たとえば「本品はバリルチロシンを含むサーデンペプチドを配合しており，血圧が高めの方に適した食品です」等がある。

用途・適応　高血圧改善作用

格付け　有効性 ☆☆☆　安全性 ○○○

主要成分　バリルチロシン valyl-tyrosine（VY）

作用機序　ACE 阻害活性による降圧作用。

用法・用量　トクホ製品による用量例では，1日あたりバリルチロシン 0.4 mg を配合。

慎重・注意　共通する作用機序を有する成分との併用に注意。

有害事象　適正使用における許容性は高い。なお，ACE 阻害薬に共通する副作用（たとえば空咳等）を想定。

相互作用　現時点では，医薬品との相互作用による有害事象は報告されていない。ただし，イワシペプチドの有する働きからの推測によ

り，高血圧治療薬との理論的な相加作用としての相互作用の可能性が考えられている。

インド人参　*Withania somnifera*

和 インド人参，アシュワガンダ
英 ashwagandha, Avarada, Ayurvedic ginseng, Indian ginseng, Withania
学 *Withania somnifera*

概　要　インド人参（アシュワガンダ）とは，インドの伝統医療であるアーユルヴェーダにおいて，滋養強壮に利用されてきた薬用植物である。いわゆるアダプトゲン adaptogen の一種である。
基礎研究では，抗腫瘍作用や抗酸化作用，抗菌作用，抗炎症作用，免疫賦活作用が示されている。また，鎮痛作用や鎮静作用，降圧作用も示唆された。インド人参の効果を検証した臨床試験では，関節リウマチや変形性関節症に対する効果が示されている。そのほか，予備的な臨床試験において，高脂血症（脂質異常症）改善作用，糖尿病改善作用，小児における栄養状態改善作用も報告された。
サプリメントの場合，抗ストレス作用・強壮作用に基づくアダプトゲンとしての利用が多い。ただし，基礎研究や臨床試験はまだ十分ではなく，今後の研究成果が期待される。

用途・適応　滋養強壮・強精作用／抗炎症作用／抗ストレス作用

格付け　有効性　☆☆　安全性　○○○

主要成分　薬用部分は根および果実。有効成分は，ウィタフェリン witha-ferin やウィタノリド withanolide 等のステロイド・ラクトン類，isopelletierine や anaferine 等のアルカロイド類，サポニン類等。根は withanolide 二量体である ashwagandholide を含有。

作用機序　【基礎研究】抗腫瘍作用／抗酸化作用／抗菌作用／抗炎症作用／免疫賦活作用／鎮痛作用／鎮静作用／降圧作用／高脂血症（脂質異常症）改善作用／甲状腺ホルモン産生増加作用。【臨床試験・症例】糖尿病改善作用／高コレステロール血症改善作用／関節リウマチに伴う症状改善作用／変形性関節症に伴う症状改善作用／小児における栄養状態改善作用。

用法・用量　確立されていない。根の乾燥粉末で 3 ～ 6 g 相当量を使用。

慎重・注意　共通する作用機序を有する成分との併用に注意。妊娠中および授乳中は，念のため利用を控える。

有害事象　適正使用における許容性は高い。過剰摂取時に胃腸障害。

相互作用　現時点では，医薬品との相互作用による有害事象は報告されていない。ただし，インド人参の有する働きからの推測により，次の医薬品に関して，理論的な相互作用の可能性が考えられて

いる。■ベンゾジアゼピン系催眠鎮静薬・中枢神経抑制薬。■シクロホスファミド cyclophosphamide。■甲状腺ホルモン薬。

ウコン　*Curcuma longa*

[和] アキウコン，鬱金，ターメリック　[英] turmeric　[学] *Curcuma longa*

概　要　ウコン（*Curcuma longa*）はショウガ科の植物であり，カレー粉やマスタード等に香辛料や食用色素として利用されている。また，薬用植物として，アジア諸国での伝統医療において，消化器系の疾患を中心に広く用いられてきた。たとえば，インドの伝統医学・アーユルヴェーダでは，ウコンは身体機能の維持，消化管機能や肝機能の維持，月経機能の改善，胆石症の改善，関節炎の改善等の疾患や病態に利用されてきた。中国伝統医学では，消化器系や泌尿器系の機能不全，胆石症や生理痛に用いられる成分である。

ウコンの主成分はクルクミンや各種の精油であり，基礎研究で抗炎症作用や抗酸化作用，細胞増殖抑制作用，抗がん作用が報告されてきた。ヒトを対象にした臨床試験は十分ではないが，消化機能不全改善や消化性潰瘍の改善作用，過敏性腸症候群に伴う症状の改善，変形性関節症・関節リウマチに随伴する症状の改善，高脂血症（脂質異常症）改善作用，肝機能保護作用等が示唆されている。

なお，『ハルウコン（春ウコン）』，『ムラサキウコン（紫ウコン）』，『クルクミン』の項も参照のこと。

用途・適応　消化機能不全改善作用／抗炎症作用／抗酸化作用

格付け　有効性 ☆☆　安全性 ○○○

主要成分　薬用部は根茎。主な有効成分は，黄色色素のクルクミン curcumin（diferuloylmethane）に代表されるクルクミノイド類，α，β ターメロン tumerone 等を含む精油。クルクミノイド類には bisdemethoxycurcumin や demethoxycurcumin 等もある。

作用機序　【基礎研究】抗がん作用／抗血小板作用／消化性潰瘍抑制／肝臓保護作用／胆汁分泌促進作用／脂質代謝改善作用／総コレステロール値および LDL コレステロール値の低下作用／HDL コレステロール上昇作用／血清過酸化脂質減少作用／肝 cholesterol-7α-hydroxylase 活性亢進作用／抗炎症作用／抗酸化作用／心筋障害抑制作用／抗アレルギー作用／免疫賦活作用／抗菌作用／抗ウイルス作用／糖尿病性腎障害軽減。【臨床試験・症例】消化機能不全改善作用／消化性潰瘍の改善／過敏性腸症候群に伴う症状の改善／変形性関節症・関節リウマチに随伴する症状の改善作用／高脂血症（脂質異常症）改善作用／抗炎症作用／慢性前部ぶどう膜炎改善作用。

用法・用量 ウコンには標準化された製品規格がなく、製品によって主要成分の含有量が大きく異なる。95％のクルクミノイド類を含む規格を標準とする考えがある。ウコン乾燥根は、3〜5％のクルクミンを含有する。臨床試験・症例シリーズでは、次のような用法・用量であった。●胃腸症・消化不全 dyspepsia：1日 1,000 mg（分4）の乾燥根粉末を7日間。●大腸がん：1日 440〜2,200 mg のウコン（クルクミン量は 36〜180 mg）を4ヵ月間。●抗腫瘍：1日 1,500 mg のウコンを 15〜30 日間。●胆石疝痛発作：クルクミンとして1回 45 mg。●胆嚢収縮：クルクミンとして1回 20 mg。●胃潰瘍：ウコン根粉末として1日 1,000 mg。●十二指腸潰瘍：ウコン1日 6 g。●高脂血症（脂質異常症）：クルクミン1日 500 mg を7日間。●抗炎症：クルクミン1日 400 mg を5日間。●関節リウマチ：クルクミン1日 1,200 mg。

慎重・注意 共通する作用機序を有する成分との併用に注意。活動性の胆嚢疾患を有する患者への投与は避ける。胆道閉鎖症患者への投与は避ける。

有害事象 適正使用における許容性は高い。米国では GRAS（generally recognized as safe）とされている。

相互作用 現時点では、医薬品との相互作用による有害事象は報告されていない。ただし、ウコンの有する働きからの推測により、次の医薬品に関して、理論的な相互作用の可能性が考えられている。■チトクローム P450 の分子種のうち、CYP1A1/1A2, 2B1/2B2, 2E1 に関連する薬剤（CYP と医療用医薬品との関連については巻末の別表参照）。■抗凝固薬・血小板機能抑制薬。■高脂血症（治療）薬。■アドリアマイシン（塩酸ドキソルビシン）。

メモ ウコンという名称は、一般に、アキウコン（*Curcuma longa*, 秋ウコン, 鬱金, ターメリック), ハルウコン（*Curcuma aromatica*, 春ウコン, キョウオウ), ムラサキウコン（*Curcuma zedoaria*, 紫ウコン, ガジュツ, 莪朮), ジャワウコン（*Curcuma xanthorrhiza*, クスリウコン, クニッツ, テムラワク）等をさす。これらのウコン類の生薬名について、日本漢方と中国では「ウコン」と「キョウオウ」が逆になっている。つまり、学名 *Curcuma longa* のアキウコンは、中国名では根茎の一般名を姜黄（きょうおう）、塊根の一般名を郁金（うこん）といい、同じ *Curcuma longa* の日本漢方における根茎の一般名が鬱金（うこん）である。通常、日本では、アキウコン（*Curcuma longa*）に関して、一般生薬名称として根茎がウコン、鬱金、アキウコン等と称される。一方、ハルウコン（学名 *Curcuma aromatica*）では、根茎の一般名がハルウコンあるいはキョウオウとされる。

ウコンのサプリメントは、アキウコン（*Curcuma longa*, ターメリック）の根茎を利用していることが多い。アキウコンはクルクミンの含有量が多く、ハルウコンは精油が多い。ムラサキウコン（ガジュツ）は芳香性健胃薬として利用される。

本邦では、健康食品としてのウコン製品摂取に伴う肝障害の報告が散見される。理由として、①品質管理に問題のある製品が流通していること、②アレルギー性機序あるいは薬物代謝能の特異体質による薬物性肝障害の2つが主な原因と考えられる。

梅　*Prunus mume*

和 梅, ウメ, ウバイ, 梅肉エキス, 梅エキス　英 Japanese apricot　学 *Prunus mume*

概　要　梅は、民間療法において、その果実が健康増進や疾病予防に広く利用されてきた。一般に、梅の効果として、殺菌作用や唾液の分泌促進作用、胃の粘膜保護作用、整腸作用等が知られており、消化器系症状をはじめ、さまざまな病態に投与される。近年、青梅の絞り汁を長時間加熱し煮詰めて製造された梅（梅肉）エキスが、サプリメント・健康食品の成分として用いられるようになった。主要な有効成分は、クエン酸等の有機酸と、ムメフラール mumefural である。特に、ムメフラールが血小板凝集抑制作用をもつことから、血流改善および血栓症予防効果が期待されている。

用途・適応　血流改善作用／血栓症予防作用／疲労回復作用／胃粘膜保護作用

格付け　有効性 ☆☆　安全性 ○○○

主要成分　梅肉（果実）：有機酸（クエン酸, リンゴ酸, コハク酸）, ムメフラール mumefural, HMF (5-hydroxymethyl-2-furfural)。梅花：prunose Ⅰ, prunose Ⅱ, prunose Ⅲ。

作用機序　【基礎研究】血小板凝集抑制／血液粘度改善／抗ピロリ菌（*H. pylori*）作用／抗がん作用／スカベンジャー作用。【臨床研究】血小板凝集抑制／血液粘度改善／抗ピロリ菌（*H. pylori*）作用。

用法・用量　確立されていない。

慎重・注意　共通する作用機序を有する成分との併用に注意。

有害事象　適正使用における許容性は高い。

相互作用　現時点では、医薬品との相互作用による有害事象は報告されていない。

メ　モ　青梅は、アミグダリン amygdalin や prunasin といった青酸配糖体を含み、未処理（生）での摂取は有害とされる。青梅の絞り汁を加熱する過程で、梅に含まれる糖質とクエン酸が結合し、ムメフラールが生成される。ムメフラールは、生の梅や梅干し、

梅酒には有意な量では存在しない。ムメフラールは、血小板凝集を抑制し、血液粘度を改善することから、血栓形成を防ぎ、血栓症を予防すると考えられる。また、赤血球変形能を改善する作用も知られている。

エキナセア　*Echinacea* species

和　ムラサキバレンギク、エキナセア、エキナシア、エキナケア、パープルコーンフラワー、プルプレア　英　American coneflower, echinacea, purple coneflower
学　*Echinacea* species（*E. angustifolia*, *E. pallida*, *E. purpurea*）

概　要　エキナセア（エキナシア）は、欧米で広く利用されている北米原産の薬用植物である。上気道炎の感染初期に治療目的で投与される。また、上気道炎の予防目的にも利用される。

エキナセアの有効性と安全性は、多くの臨床試験や欧米の専門家によって支持されてきた。エキナセアのサプリメントは、*E. angustifolia*, *E. pallida*, *E. purpurea* の3種に代表される複数の *Echinacea* species から、その地上部や根、根茎、葉を含む全草が使用されてきた。

エキナセアの作用機序は免疫賦活機構によると考えられるが、その分子機構は明確には解明されていない。近年、エキナセア由来の alkylamides（アルキルアミド類 alkamides）によるカンナビノイド受容体（CB2受容体）を介したメカニズムが示唆されている。しかし、主要成分は他にも多く存在することから、エキナセアの働きは複数成分のシナジーによると考えられる。

用途・適応　上気道炎および風邪症候群の治療と予防

格付け　有効性 ☆☆☆☆　安全性 ○○○

主要成分　アラビノガラクタン arabinogalactan, heteroxylan 等。アルキルアミド類 alkylamides (alkamides), caffeoyl conjugates。チコリ酸 chicoric acid, エキナコシド類 echinacosides。keto-alkenes や ketoalkynes。

作用機序　【基礎研究】マクロファージの増殖や貪食能の促進。インターフェロンやインターロイキン等の産生促進。マクロファージにおける IL-1, TNF-α, IL-6, IL-10 の産生促進。Tリンパ球および NK 細胞活性化。抗原特異的な IgG 産生の増加作用。【臨床研究】上気道感染症（upper respiratory tract infections, URI）時の罹病期間短縮と重症度軽減。上気道感染症の予防。

用法・用量　成人の場合、代表的な用法・用量は次の通りである。● *E. purpurea* のチンキ：1日 15 mL（分3）経口投与。● *Echinacea* species の根を下記のごとく経口投与。乾燥根：1日 2,700 mg（分3）。チンキ：1日 90〜180 drops（分3）。抽出液：1日 1.5〜3.0 mL（分3）。

主な臨床試験での用法・用量は次の通りである。●上気道炎の治療目的で，1日1,500〜3,000 mg（分3）を5〜7日間経口投与。●風邪症候群およびインフルエンザの症状改善に対して，1日 900 mg の投与が 450 mg 投与よりも優れていた。

慎重・注意 共通する作用機序を有する成分との併用に注意。

有害事象 適正使用における許容性は高い。

相互作用 現時点では，医薬品との相互作用による有害事象は報告されていない。ただし，エキナセアの有する働きからの推測により，次の医薬品に関して，理論的な相互作用の可能性が考えられている。■チトクローム P450 の分子種のうち，CYP1A2，3A4 に関連する薬剤（CYP と医療用医薬品との関連については巻末の別表参照）。■免疫抑制薬。

メ　モ エキナセアは，免疫賦活作用をもつハーブであるが，連続投与によって継続的に免疫賦活状態が続くとは一般に考えにくい。通常の投与期間は1〜2週間程度。エキナセアは，多くの米国人にとって，効果を実感する最初のハーブである。風邪症候群の初期に十分な量を投与すれば，有意な効果が得られる。エキナセアの風邪症候群に対する効果を検証した臨床試験においてネガティブな結果が散見されるのは，用法や用量が適切ではない実験プロトコールが原因と考えられる。

エゾウコギ　*Eleutherococcus senticosus*

英 Eleuthero, Eleuthero ginseng, Siberian ginseng　学 *Eleutherococcus senticosus*
別 シベリア人参，シベリアニンジン，シゴカ

概　要 エゾウコギは，シベリアから中国の黒竜江省にかけて自生する薬用植物であり，高麗人参（朝鮮人参）と同じウコギ科に属する。疲労回復や滋養強壮に効果があるとされ，いわゆるアダプトゲン adaptogen として利用されるサプリメントである。
予備的な臨床試験では，免疫賦活作用，抗がん薬に伴う副作用軽減作用，抗うつ作用，抗ストレス作用，運動耐容能向上作用，高齢者における QOL 向上作用が示唆されている。なお，エゾウコギをシベリア人参（Siberian ginseng）と呼ぶ場合もあるが，適切ではない。同じウコギ科であっても，エゾウコギは高麗人参等とは属が違うため，「人参」類とは区別されるべきである。

用途・適応 滋養強壮作用／抗疲労作用／抗ストレス作用／運動能向上作用／免疫賦活作用／抗酸化作用／QOL 改善作用

格付け 有効性 ☆☆　安全性 ○○○

主要成分 リグナン配糖体類：エレウテロシド eleutheroside 類［エレウテロサイド B（シリンジン），エレウテロサイド E］等。

作用機序	【基礎研究】免疫賦活作用／血小板凝集抑制作用／神経細胞保護作用／血管弛緩作用／血糖降下作用。【臨床試験・症例】免疫賦活作用／抗がん薬に伴う副作用軽減作用／急性非特異的肺炎や急性上気道炎・呼吸器疾患に対する補完療法／抗うつ作用／抗ストレス作用／運動耐容能向上作用／高齢者における QOL 向上作用。
用法・用量	臨床試験での用量は、単独投与では 300 mg/日や 970 mg/日。
慎重・注意	共通する作用機序を有する成分との併用に注意。
有害事象	適正使用における許容性は高い。副作用として、高用量摂取時における軽度の傾眠、不安、焦燥、頭痛、頻脈、乳房痛、血尿が報告されている。
相互作用	現時点では、医薬品との相互作用による有害事象は報告されていない。ただし、エゾウコギの有する働きからの推測により、次の医薬品に関して、理論的な相互作用の可能性が考えられる。■高血圧治療薬。■中枢神経系作用薬・抑制薬。■糖尿病治療薬。■抗凝固薬・血小板機能抑制薬。
メモ	エゾウコギ摂取により、血中ジゴキシン濃度が上昇したという症例報告がある。しかし、その後の調査によって、この報告は、製品の品質管理の問題と考えられている。現時点では、エゾウコギには強心配糖体やその類似物質は存在せず、かつ、ジゴキシンやジギトキシンとの相互作用も生じない。また、臨床検査における相互作用も否定的である。

エラスチン elastin

和 エラスチン 英 elastin

概要 エラスチンは、弾性繊維の主成分であり、皮膚や血管といった組織に豊富に存在する。皮膚において、エラスチンは、コラーゲン等とともに真皮に含まれており、柔軟性や弾性を維持する働きをもつ。魚や豚に由来するエラスチンが健康食品素材として利用されており、肌質改善や美容・美肌（アンチエイジング）効果の訴求が行われている。

エラスチンに特徴的なアミノ酸としてデスモシン desmosine およびイソデスモシン isodesmosine が知られている。これらのアミノ酸は、エラスチンの架橋アミノ酸として機能し、エラスチンによる弾性機能を示す。

エラスチンの作用に関して、基礎研究では、ヒト皮膚線維芽細胞におけるコラーゲン産生促進作用、マウスにおける皮膚粘弾性向上作用が示されている。ヒトにおいて、エラスチンペプチド経口摂取後の血中動態を検討した臨床研究が報告されている。豚の大動脈由来エラスチンペプチドを体重 60 kg あたり 25 g 投

与した結果，エラスチン摂取後に血液中の総アミノ酸量が有意に増加した。血中総アミノ酸は約1時間後に最大値に達し，このときに増加したアミノ酸組成はエラスチンペプチドの組成と類似していたという。

一般に，適正使用における許容性は高い。健康食品素材であるブタ（豚）エラスチンペプチドの安全性を検討した基礎研究では，単回経口投与毒性試験および復帰突然変異試験が実施された結果，特に毒性は認められていない。

用途・適応 美肌作用／肌質改善作用

L-カルニチン　L-carnitine

英 L-carnitine
化 3-hydroxy-4-N-trimethylaminobutyrate, 3-carboxy-2-hydroxy-N,N,N-trimethyl-1-propanaminium inner salt, beta-hydroxy-gamma-trimethylammonium butyrate

概　要 L-カルニチンは，体内に存在するアミノ酸の一種であり，細胞のミトコンドリア内膜に存在する。組織別にみると，特に心筋や骨格筋に多く含まれる。特定の疾患とL-カルニチン濃度の増減との関連が報告されている。たとえば，先天性代謝異常や肝硬変，下垂体機能低下症，肝臓での合成低下，膜輸送システムの不全，腎臓での再吸収機能障害等により血中L-カルニチン濃度の低下や赤血球等でのL-カルニチン濃度の低下を認める。また，慢性疲労症候群の患者，合併症を有する糖尿病患者では，血中L-カルニチン濃度の低下が報告されている。L-カルニチンは，末期腎疾患，慢性心不全，狭心症，心筋梗塞，ジフテリア性心筋炎，甲状腺機能亢進症，男性不妊症等に効果が示されている。予備的な臨床研究では，L-カルニチンが肥満に対する補完療法として有効という報告がある。

用途・適応 肥満症／末期腎疾患／慢性心不全／狭心症／心筋梗塞／ジフテリア性心筋炎／甲状腺機能亢進症／男性不妊症／カルニチン欠乏症

格付け 有効性 ☆☆☆☆　安全性 ○○○

主要成分 内在性のカルニチンは，L-カルニチンやプロピオニル-L-カルニチン，その他のアシル-カルニチンエステルから構成されるカルニチンプールとして存在する。

作用機序 【基礎研究】心機能改善および心筋障害抑制作用。【臨床試験・症例】肥満症／末期腎疾患における随伴症状改善作用／慢性安定狭心症における運動耐容能改善／慢性心不全随伴症状改善／運動パフォーマンスや持久力の向上／精子の運動性改善作用。

用法・用量 ●肥満症：L-カルニチン300 mgを含むフォーミュラ食を夕食として4週間投与。●慢性安定狭心症および慢性心不全に対し

ては 1 日 2 g（分 2）を経口投与。

慎重・注意 共通する作用機序を有する成分との併用に注意。

有害事象 適正使用における許容性は高い。消化器症状等を認めることがある。

相互作用 次の医薬品に関して，相互作用の可能性が考えられている。■アセノクマロール Acenocoumarol。■ワルファリン Warfarin。■ジドブジン Zidovudine（AZT）。■セフジトレンピボキシル Cefditoren Pivoxil。■ピヴァンピシリン Pivampicillin。■カルバマゼピン Carbamazepine。■フェノバルビタール Phenobarbital。■フェニトイン Phenytoin。■バルプロ酸 Valproic acid。■甲状腺ホルモン薬。

メ モ 米国では許容 1 日摂取量（ADI）が 20 mg/kg/日とされている。

オキシカイン　oxykine

英 oxykine

概　要 オキシカインとは，南仏アヴィニョン地方で栽培されてきたヴォークルシアン種のメロン抽出物に由来する SOD（superoxide dismutase）様物質である。オキシカインは，メロン抽出物を小麦由来のタンパク質の一種・グリアジン gliadin でコーティングした製品である。オキシカインの効能効果は，その SOD 様活性に由来する。

各種の基礎研究では，糖尿病による酸化障害の抑制作用，糖尿病性腎障害の抑制作用，抗腫瘍作用および腫瘍転移抑制作用等オキシカインの抗酸化作用が報告されている。通常の食材に近い成分であり，適正使用における許容性は高い。ただし，メロンや小麦に対するアレルギーを有する場合には念のために注意する。現時点では，医薬品やサプリメント，食品との相互作用による有害事象は報告されていない。なお，基礎研究や臨床試験はまだ十分ではなく，今後の研究成果が期待される。

用途・適応 抗酸化作用

格付け 有効性 ☆☆　安全性 ○○○

オクタコサノール　octacosanol

英 octacosanol, octacosyl alcohol

概　要 オクタコサノールとは，米胚芽や小麦胚芽，サトウキビ等に存在する長鎖アルコール類の一種である。サプリメントとして，運動能向上，神経疾患の改善といった目的で利用される。

基礎研究では，オクタコサノールが脂肪細胞への脂肪蓄積を抑制し，筋肉細胞における遊離脂肪酸の動員を増加させたという

報告がある。オクタコサノールは，運動時の持久力や耐久力向上に利用されることがある。健康なボランティアを対象にした研究では，小麦胚芽オイル由来のオクタコサノール投与と運動トレーニングとの併用による運動能の向上が示唆された。オクタコサノールによるパーキンソン病患者の症状改善作用が示されている。その他，ALS（筋萎縮性側索硬化症，amyotrophic lateral sclerosis）に対する投与例も知られている。

通常の食材に由来する成分であり，適正使用における許容性は高い。現時点では，医薬品との相互作用による有害事象は報告されていない。

用途・適応 運動能向上，パーキンソン病の症状改善

格付け 有効性 ☆☆　安全性 ○○○

オリーブ葉　*Olea europaea*

和 オリーブ葉，オリーブリーフ，オレイフ
学 *Olea europaea*（オリーブ）　英 olive leaf

概要 オリーブは，果実やオイルが食用に用いられてきた。特にオリーブオイルの機能性はよく知られており，食品や化粧品に多く利用されている。一方，オリーブ葉は，伝統医療や民間医療においてさまざまな感染症や生活習慣病に対して用いられてきた。オリーブ葉には，有効成分としてフェノール化合物の一種，オレユロペン oleuropein が存在し，抗酸化作用や静菌作用が示されている。

基礎研究では，オリーブ葉抽出物による抗酸化作用，降圧作用，血糖降下作用，尿酸低下作用，抗不整脈作用が報告されてきた。予備的な臨床試験では，高血圧や糖尿病に対する効果が示唆されている。

なお，『チロソール』の項も参照のこと。

用途・適応 高血圧／糖尿病／抗酸化作用

格付け 有効性 ☆☆　安全性 ○○○

主要成分 フェノール化合物の一種のオレユロペン oleuropein。フラボノイド類のルテオリン luteolin，ヘスペリジン hesperidin，ルチン rutin，アピゲニン apigenin，ケルセチン quercetin，ケンフェロール kaempferol 等。

作用機序 【基礎研究】抗酸化作用／抗菌作用／抗ウイルス作用／抗補体活性／抗不整脈作用／降圧作用・血糖降下作用・尿酸低下作用／放射線障害保護作用。【臨床試験・症例】本態性高血圧改善作用，血糖降下作用。

用法・用量 確立されていない。

慎重・注意	共通する作用機序を有する成分との併用に注意。
有害事象	適正使用における許容性は高い。
相互作用	現時点では，医薬品との相互作用による有害事象は報告されていない。ただし，オリーブ葉の有する働きからの推測により，次の医薬品に関して，理論的な相互作用の可能性が考えられている。■高血圧治療薬。■糖尿病治療薬。
メ　モ	オリーブオイルの機能性に関して，心血管疾患，高コレステロール血症，高血圧，関節リウマチ，乳がん，大腸がんに対するリスク低減効果が認められている。

オリゴ糖　oligosaccharide

和 オリゴ糖　英 oligosaccharide

概　要　オリゴ糖（オリゴサッカライド）とは，2〜10個程度の単糖がグリコシド結合で連なった炭水化物の総称である。オリゴ糖は，植物では貯蔵物質として広く分布し，動物には複合糖質として含まれている。具体的には，ガラクトオリゴ糖，キシロオリゴ糖，フラクトオリゴ糖，大豆オリゴ糖，イソマルトオリゴ糖，乳果オリゴ糖，ラクチュロース等が知られている。オリゴ糖の特徴として，消化酵素の影響を受けず（難消化性）に大腸まで到達し，有用菌であるビフィズス菌等乳酸菌を増加させ，悪玉菌を抑制するという点があげられる。近年，オリゴ糖は，プレバイオティクス prebiotics としての機能性が注目されており，特定保健用食品（トクホ）やサプリメント・健康食品の成分に用いられている。

乳酸菌 Lactobacillus やビフィズス菌 Bifidobacterium のように，腸内細菌叢のバランスを改善し，健康保持に寄与する機能性成分をプロバイオティクス probiotics と呼ぶ。これに対して，プレバイオティクスは，難消化性の食品成分であり，腸内細菌叢に存在する有用菌の増殖・活性化を促す作用を介して，宿主の健康増進に貢献する。難消化性のオリゴ糖類は，代表的なプレバイオティクスである。

プレバイオティクスの摂取は，ビフィズス菌等特定の菌種を増加させ，腸内細菌叢を有意に変化させる。なお，プレバイオティクスは，腸管内での発酵作用を介して脂質代謝にも影響を与える。現在，プレバイオティクスとプロバイオティクスを適切に組み合わせて摂取すること（synbiotics）で，腸内細菌叢のバランスを改善し，健康保持・疾病予防の効果が得られると考えられている。

本邦では，「ガラクトオリゴ糖」「キシロオリゴ糖」「コーヒー豆マンノオリゴ糖」「フラクトオリゴ糖」「イソマルトオリゴ糖」

「乳果オリゴ糖」「大豆オリゴ糖」「ラクチュロース」を関与成分とする特定保健用食品（トクホ）が認可されており、「腸内のビフィズス菌を適正に増やし、お腹の調子を良好に保つ」といった表示例がある。

なお、『イソマルトオリゴ糖』『ガラクトオリゴ糖』『キシロオリゴ糖』『大豆オリゴ糖』『乳果オリゴ糖』『フラクトオリゴ糖』『ラクチュロース』の項も参照のこと。

用途・適応 整腸作用／有用菌（乳酸菌・ビフィズス菌）の増加

格付け 有効性 ☆☆☆☆　安全性 ○○○

オルニチン　ornithine

英 ornithine, L-ornithine, L-aminorvaline

概要 オルニチンとは，アミノ酸の一種であり，食材ではシジミ貝等に比較的多く存在する。体タンパク質を構成するのではなく，遊離アミノ酸として，肝臓や骨格筋等において多彩な機能を発揮する。

オルニチンの作用に関する予備的研究では，肝臓での解毒作用における役割，成長ホルモン分泌促進作用を介して除脂肪体重を増加させる効果，免疫賦活作用等が報告されてきた。サプリメントとしては，筋力増強に対する期待からアスリート（運動選手）の間での利用例がある。

通常の食材に由来する成分であり，適正使用における許容性は高い。現時点では，医薬品やサプリメントとの相互作用による有害事象は報告されていない。

用途・適応 成長ホルモン分泌促進作用／インスリン抵抗性改善作用／除脂肪体重増加作用／肝臓保護作用

格付け 有効性 ☆☆　安全性 ○○○

カカオ　*Theobroma cacao*

学 *Theobroma cacao*（*Theobroma sativum*）　別 ココア，チョコレート，ダークチョコレート，カカオポリフェノール，カカオ種子抽出物　英 cacao, cocoa

概要 カカオには、フラボノイド系ファイトケミカルの一種であるフラバノール類が存在し、抗酸化作用等を介した機能性が知られている。これまでに複数のランダム化比較試験によって、カカオポリフェノール摂取による血管機能改善や高血圧改善といった効果が報告されてきた。

合計173名の被験者を含む5報のランダム化比較試験（平均2週間）を対象にしたメタ分析によると、カカオ含有食投与群では、カカオ非含有食投与群に比べて、収縮期血圧は 4.7 mmHg

低下（95%CI −7.6 to −1.8 mmHg；p=0.002），拡張期血圧は2.8 mmHg 低下（95%CI −4.8 to 0.8 mmHg；p − 0.006）したという。これらの RCT でのカカオポリフェノール投与量は，213 mg, 294 mg あるいは 500 mg であった。また，カカオポリフェノール含有ココア飲料の単回摂取によって，血管機能が改善したという報告もある。

カカオの効果は，フラバノール類などのカカオポリフェノール量に依存するため、チョコレートを用いた臨床研究ではダークチョコレートが投与されている。また、フラボノイド類を高濃度に含むココアでは、糖類の摂取が多くならないように調整が行われている。

豊富な食経験に基づく機能性食品素材であり，適正使用における許容性は高いと考えられる。

用途・適応 軽症高血圧症の改善／血管機能の改善／脂質代謝の改善／認知機能の改善／LDL 酸化抑制作用

格付け 有効性 ☆☆☆　安全性 ○○○

主要成分 カカオ種子には各種のアルカロイド類やタンニン類が存在する。テオブロミン theobromine, トリゴネリン trigonelline, カフェインといった成分が含まれている。テオブロミンは，カカオの機能性成分の一つであり，特徴的な作用を有する。

カカオポリフェノールとして，フラバノール flavanol (flavan-3-ol) など各種のフラボノイド類が存在する。flavan-3-ol のオリゴマーはプロシアニジン procyanidin として知られている。

ピュアココア 100 g 中に，食物繊維は 23.9 g（不溶性食物繊維として 18.3 g），テオブロミンは 1.7 g, カフェインは 0.2 g 存在する。

作用機序 【基礎研究】血管内皮細胞における NO 合成酵素活性亢進作用，動脈硬化抑制作用。【臨床研究】軽症高血圧改善（降圧）作用／高血圧患者におけるインスリン抵抗性の有意な低下，インスリン感受性の亢進，収縮期血圧と拡張期血圧の有意な低下、血管機能の改善，総コレステロール値と LDL 値の有意な低下。ココアによる LDL 酸化変性抑制作用および NO を介する血管拡張作用。

用法・用量 カカオポリフェノール（フラバノール）の投与量は，1 日あたり数十 mg から数百 mg 程度である。たとえば，血圧低下作用（高血圧改善作用）を示した RCT におけるカカオポリフェノールの投与量は，213 mg, 294 mg あるいは 500 mg であった。臨床研究では，1 日あたり 88 mg のフラバノールを投与，520 mg あるいは 993 mg のフラボノイド類を投与といった例がある。

慎重・注意 共通する作用機序を有する成分との併用による相加作用・相乗作用に注意。

有害事象　【安全性】通常の食材に由来する機能性成分であり，適正使用における許容性は高い。【副作用】チョコレートに含まれるテオブロミンの作用を検討した臨床研究では，心血管系に対する問題は示されなかった。ただし，悪心などの消化器系症状を生じうる。

相互作用　現時点では，医薬品・サプリメント・食品との相互作用による有害事象は報告されていない。ただし，カカオの有する働きからの推測により，次の医薬品に関して，理論的な相互作用の可能性が考えられている。■高血圧治療薬。■アデノシン含有製剤。■アドレナリン作動薬。■エストロゲン製剤。■エルゴタミン。■キノロン系抗生剤。■クロザピン。■経口避妊薬。■ジスルフィラム。■ジピリダモール。■シメチジン。■テオフィリン。■フェニルプロパノールアミン。■フルコナゾール。■ベラパミル。■メキシレチン。■MAO阻害薬。以上の医薬品との併用は可能と考えられるが，念のため慎重に。

メ　モ　カカオ豆は，チョコレートやココアなどに用いられる。中南米原産のカカオ（学名 *Theobroma cacao*）の果実には，20～40粒ほどのカカオ豆が含まれており，発酵や乾燥等の処理を経てカカオマスとなる。カカオマスに，牛乳成分や糖質等を混ぜ合わせて加工したものがチョコレートである。カカオマスから脂質成分のカカオバターをある程度取り除いて加工した粉末がココアパウダーであり，粉乳や糖類を加えた調整ココアがココア飲料として摂取される。ダークチョコレートやココアには，カカオに由来するポリフェノールが豊富に存在する。

核酸　nucleic acid

和 核酸, DNA, RNA　英 nucleic acid, deoxyribonucleic acid, ribonucleic acid

概　要　核酸は，DNA（デオキシリボ核酸）およびRNA（リボ核酸）からなる遺伝情報を含む分子である。核酸は，塩基（プリンまたはピリミジン塩基），糖（ペントース），リン酸から構成されるヌクレオチドを基本構造とし，リン酸がジエステル結合で連なったポリヌクレオチド構造をもつ。DNAとRNAは，糖部分がデオキシリボース（DNA）か，あるいはリボース（RNA）かによって区別される。サプリメント・健康食品の「核酸」製品は，一般に，鮭の白子や酵母を原材料とする。たとえば，DNAとして白子抽出物，RNAとして酵母抽出物が用いられる。

核酸は，手術や感染等，さまざまなストレスを生じる状態では，必要性が高まると考えられる。プリンおよびピリミジンは，肝臓におけるヌクレオチドプールに蓄えられ，利用される。通常の食事に追加して核酸（DNAあるいはRNA）を摂取することにより，創傷治癒促進や免疫賦活といった機能性が示唆されている。ヒト臨床研究において，経口あるいは経腸でRNA，L-ア

ルギニン，オメガ3系脂肪酸を手術前後に投与すると，免疫賦活作用，創傷治癒促進，感染症の低減，回復期間短縮といった効果が認められたという。臨床研究は，上部消化管腫瘍手術や冠状動脈バイパス術において偽薬対照ランダム化二重盲検法にて行われ，効果が報告されている。

用途・適応 手術後の免疫賦活・創傷治癒促進・感染症の低減・回復期間短縮作用

格付け 有効性 ☆☆☆　安全性 ○○○

主要成分 DNA（デオキシリボ核酸）および RNA（リボ核酸）。

作用機序 【基礎研究】免疫調節作用／創傷治癒促進作用。【臨床研究】術後の免疫賦活作用／創傷治癒促進／感染症の低減／回復期間短縮作用。

用法・用量 確立されていない。RNA の経腸的投与例は 30 mg/kg/日。

慎重・注意 共通する作用機序を有する成分との併用に注意。

有害事象 適正使用における許容性は高い。

相互作用 現時点では，医薬品との相互作用による有害事象は報告されていない。

カシス *Ribes nigrum*

和 ブラックカラント，クロスグリ（黒酸塊），クロフサスグリ（黒房酸塊）
英 black currant　学 *Ribes nigrum*

概要 カシスは和名をクロスグリといい，欧州およびアジア原産でユキノシタ科スグリ属に属する落葉低木である。果実は，ストロベリーやブルーベリー，クランベリー等のベリー類と共に食用に用いられてきた（植物学的分類上は別種）。ただし，カシス果実は酸味が強く，ジャムや飲料等に加工されることが多い。なお，カシス cassis という呼称はフランス語由来であり，英名は black currant である。カラント類として，ホワイトカラントやレッドカラント（*Ribes x pallidum*）も知られている。

カシス果実には，他のベリー類や柑橘類の果実に比べて，ビタミン C や E 等のビタミン類，カルシウムやマグネシウムといったミネラル類が豊富に含まれている。また，カシスポリフェノールと総称される抗酸化成分が存在する。特に，カシスアントシアニン類が特徴的な成分として知られており，デルフィニジン-3-ルチノシド，シアニジン-3-ルチノシド，デルフィジン-3-グルコシド，シアニジン-3-グルコシド等がある。

基礎研究では，デルフィニジン-3-ルチノシドがエンドセリン（ETB）受容体活性化を介して毛様体平滑筋を弛緩させることが示されており，カシス果実抽出物による眼精疲労回復作用メカ

ニズムの一つと考えられている。また，カシス由来アントシアニン類による抗酸化作用，抗ウイルス作用も報告されている。予備的な臨床研究では，カシス果汁由来アントシアニン投与によって，VDT作業時における眼の屈折調節機能改善が示されている。

カシス果実は食用に用いられる成分であり，適正使用における許容性は高い。現時点では，医薬品・サプリメント・食品との相互作用による有害事象は報告されていない。なお，米国ではカシスの果汁，葉，花がGRAS（generally recognized as safe）とされている。

用途・適応 眼精疲労改善／VDT症候群改善／抗酸化作用

格付け 有効性 ☆☆　安全性 ○○○

カゼインホスホペプチド　casein phosphopeptide

英 casein phosphopeptide，CPP

概要 カゼインホスホペプチド（CPP）とは，牛乳のタンパク質成分であるカゼインをタンパク質分解酵素にて処理することで得られるホスホセリン含有率の高いペプチドである。経口摂取されたカゼインが消化され，小腸において生理活性を有するCPPとなる。CPPは，アミノ酸配列として，SerP-SerP-SerP-Glu-Glu-Ile-Val-Pro-Asnを含む。小腸において，CPPは，可溶性カルシウムを増加させ，リンとカルシウムの沈殿形成を阻害することによって，消化管からのカルシウム吸収を促進する。そのため，CPP含有食品が，カルシウムの吸収を促進する機能性食品として用いられている。また，カゼインホスホペプチド-非結晶リン酸カルシウム複合体（CPP-ACP）は，歯のエナメル質再石灰化を促進する作用を有することから，チューインガムの機能性成分として利用される。適正使用における許容性は高い。

本邦では，特定保健用食品（トクホ）としてカゼインホスホペプチドを関与成分とする製品が許可されており，表示内容として「カルシウムの吸収を助け，丈夫な骨を作るカルシウム供給食品です」等がある。また，カゼインホスホペプチド-非結晶リン酸カルシウム複合体（CPP-ACP）を関与成分とする製品では「歯の脱灰を抑制するだけでなく再石灰化を増強するCPP-ACPを配合しているので歯を丈夫で健康にします」等がある。

通常の食材に由来する成分であるため，一般に安全性は高く，適応となる病態に対して適切な品質の製品を用法・用量を守って使用する場合，特に重篤な有害事象は生じないと考えられる。

用途・適応 消化管からのカルシウム吸収促進作用／歯のエナメル質再石灰化促進作用

格付け 有効性 ☆☆☆　安全性 ○○○

かつお節オリゴペプチド　dried bonito oligo peptide

英 dried bonito oligo peptide

概要　かつお節オリゴペプチドとは，かつお節をサーモリシン thermolysin で分解して得られるペプチドである。ACE 阻害活性を有し，降圧作用を示す。かつお節を種々のプロテアーゼで分解して得られるペプチドについて，ACE 阻害活性を検証した基礎研究によると，サーモリシン分解産物がもっとも強い阻害活性を示した。特に Ile-Lys-Pro, Ile-Trp, Leu-Lys-Pro, Leu-Tyr-Pro に強い ACE 阻害活性が認められたという。予備的なヒト臨床研究において，かつお節オリゴペプチドによる高血圧改善作用が報告されてきた。本邦では，特定保健用食品として，かつお節オリゴペプチドを関与成分とする製品が許可されている。許可を受けた表示内容として，たとえば「本品は，かつお節オリゴペプチドを配合した食品で，血圧が高めの方に適した食品です」等がある。用量の例として，1日あたりかつお節オリゴペプチドを 1.5 g あるいは 3 g，(いずれも LKPNM として 5 mg) がある (LKPNM は Leu-Lys-Pro-Asn-Met)。

通常の食材に由来する成分であるため，適正使用における許容性は高い。なお，ACE 阻害薬に共通する副作用 (空咳等) が想定されている。現時点では，医薬品との相互作用による有害事象は報告されていない。ただし，かつお節オリゴペプチドの有する働きからの推測により，高血圧治療薬との理論的な相互作用の可能性が考えられている。したがって，併用時には，必要に応じて臨床所見や検査指標の経過観察を行う。

用途・適応　高血圧改善作用

格付け 有効性 ☆☆☆　安全性 ○○○

カテキン　catechin

英 catechin, EGCG

概要　カテキンは，緑茶に含まれるファイトケミカルであり，ポリフェノール類に属する。緑茶の渋み成分として知られてきた。近年，機能性食品成分として，体脂肪減少作用等生活習慣病予防作用が示されている。

緑茶のカテキン類には EC (エピカテキン)，ECG (エピカテキンガレート)，EGC (エピガロカテキン)，EGCG (エピガロカテキンガレート) 等がある。特に EGCG は，強い抗酸化作用・抗がん作用を有する。EGCG の作用メカニズムとして，①腫瘍細胞の増殖抑制，アポトーシス誘導，②腫瘍細胞への栄養血管

となる新生血管の形成抑制といった作用による抗がん効果が示されてきた。緑茶カテキンの抗がん作用については、これまでに多くの疫学調査のデータが報告されてきた。また、近年、予備的な臨床研究にて、肥満や高脂血症（脂質異常症）に対する効果が報告されている。

『茶』および『テアニン』の項も参照のこと。

用途・適応	抗酸化作用／胃粘膜保護作用／脂質過酸化抑制作用／抗肥満作用／高脂血症（脂質異常症）改善作用／口内炎予防作用／抗がん作用（食道がん、胃がん、膵臓がん、膀胱がん等）。
格付け	有効性 ☆☆☆　安全性 ○○○
主要成分	EC（エピカテキン epicatechin），ECG（エピカテキンガレート epicatechin gallate），EGC（エピガロカテキン epigallocatechin），EGCG（エピガロカテキンガレート epigallocatechin gallate）等。
作用機序	【基礎研究】抗酸化作用／抗がん作用／抗炎症作用。【臨床研究】体脂肪減少作用（抗肥満作用）。【疫学】抗がん作用。
用法・用量	特定保健用食品（トクホ）では、茶カテキンとして1日あたりの摂取量が540 mgに設定された例がある。
慎重・注意	共通する作用機序を有する成分との併用に注意。
有害事象	適正使用における許容性は高い。
相互作用	現時点では、医薬品との相互作用による有害事象は報告されていない。ただし、類似した作用を有する成分との理論的な相互作用の可能性が考えられている。
メモ	緑茶に由来する製品（サプリメント・健康食品）を利用する際、カテキン以外の成分と、医薬品との理論的な相互作用が想定されている。たとえば、カフェインは、交感神経賦活作用を有し、多くの医薬品との相互作用を生じうる。また、緑茶にはビタミンKが含まれることから、大量摂取時にはワルファリンとの相互作用を生じうる。

カボチャ種子　pumpkin seed

和 カボチャ種子抽出物，南瓜仁（ナンガニン，ナンカニン）　英 pumpkin seed
学 カボチャ：*Cucurbita pepo*　（別名）*Cucumis pepo*, *Cucurbita galeottii*, *Cucurbita mammeata*　（生薬名）Cucurbitae peponis semen

概要　カボチャ（*Cucurbita pepo* L., ペポ種）の種子抽出物は、前立腺肥大症や過敏性膀胱等の排尿障害に用いられる。サプリメント成分のカボチャ種子抽出物は、完熟した栽培種（*Cucurbita pepo*）の乾燥種子から得られる。

カボチャ種子が女性の排尿障害（過敏性膀胱、頻尿）に効果を

示す機序として，lariciresinol や secoisolariciresinol といったリグナン類の働きが考えられている。経口摂取されたリグナン類は，ヒトの腸内細菌において代謝され，血中 enterolactone（植物エストロゲンの一種）の増加をもたらす。前立腺肥大症に対する効果を示す機序として，リグナン類（植物エストロゲン）や植物ステロールの作用が考えられる。臨床研究では，カボチャ種子エキス単独あるいはノコギリヤシとの併用投与によって前立腺肥大症に伴う症状の改善が報告されている。

用途・適応 前立腺肥大症における症状軽減／過敏性膀胱における症状軽減

格付け 有効性 ☆☆　安全性 ○○○

主要成分 カボチャ種子の脂質部分には，リノール酸やオレイン酸，パルミチン酸，ステアリン酸等の不飽和脂肪酸が存在する。また，植物ステロールも含まれており，前立腺肥大症改善作用を示すと考えられる。さらに，lariciresinol や secoisolariciresinol 等のリグナン類も同定されている。その他，α-トコフェロール，γ-トコフェロール，β-カロテン，ルテインも存在する。

作用機序 リグナン類による植物エストロゲン様作用，植物ステロールによる作用等。

用法・用量 前立腺肥大症に関する臨床研究では，カボチャ種子油 480 mg（分 3）/日。

慎重・注意 共通する作用機序を有する成分との併用に注意。

有害事象 適正使用における許容性は高い。

相互作用 医薬品との相互作用による有害事象は知られていない。

メモ 本邦でのカボチャは，一般に，ニホンカボチャ（*Cucurbita moschata*）およびセイヨウカボチャ（*Cucurbita maxima*, 別名クリカボチャ）をさす。通常，セイヨウカボチャの果実が食用に用いられる。一方，サプリメント成分のカボチャ種子抽出物は，完熟した栽培種（*Cucurbita pepo* L., ペポ種）の乾燥種子から得られる。

ガラクトオリゴ糖　galacto-oligosaccharide

英 galacto-oligosaccharide

概要 ガラクトオリゴ糖とは，ガラクトースを主な構成単糖とするオリゴ糖の総称である（オリゴ糖は 2 ～ 10 個程度の単糖がグリコシド結合で連なった炭水化物）。ガラクトースは単糖類の一種であり，乳糖（ラクトース）の構成成分である。乳糖に β-ガラクトシダーゼを作用させて産生される。代表的なガラクトオリゴ糖として，4-ガラクトシルラクトース（ラクトースにガラクトースが結合した 3 糖類）や 6-ガラクトシルラクトース等があ

る。母乳や牛乳の初乳，ヨーグルト等に存在する。

ガラクトオリゴ糖は，プレバイオティクス prebiotics としての機能性が注目されており，消化酵素の影響を受けず（難消化性）に大腸まで到達し，有用菌であるビフィズス菌を増加させ，悪玉菌を抑制するという特徴をもつ。ヒト臨床研究において，小児におけるプロバイオティクスとの併用によるアトピー性皮膚炎予防作用，乳児におけるアトピー性皮膚炎予防作用，整腸作用といったガラクトオリゴ糖の機能性が示されている。本邦では，ガラクトオリゴ糖を関与成分とする特定保健用食品（トクホ）が認可されており，「腸内のビフィズス菌を適正に増やし，お腹の調子を良好に保つ」といった表示例がある。

なお，『オリゴ糖』の項も参照のこと。

用途・適応	整腸作用／ビフィズス菌の増加
格付け	有効性 ☆☆☆☆　安全性 ○○○
主要成分	ガラクトオリゴ糖
作用機序	腸内のビフィズス菌や乳酸菌を適正に増やす。
用法・用量	臨床試験では，1日あたり9ｇのガラクトオリゴ糖を2週間投与といった例がある。
慎重・注意	共通する作用機序を有する成分との併用に注意。
有害事象	適正使用における許容性は高い。
相互作用	現時点では，医薬品との相互作用による有害事象は報告されていない。

カルシウム　calcium

英 calcium　化 Ca

概　要　カルシウムは身体の1.5〜2％ほどを占めており，そのうち99％は炭酸塩やリン酸塩として骨や歯に存在する。残りのカルシウムは，筋肉や神経，血液中に存在する。骨はカルシウムの貯蔵庫として機能し，必要に応じて，カルシウムを沈着させたり，血液中に溶出させたりする。血液中のカルシウムは，生命活動に必要な調節機能を担う。

カルシウム摂取による効能として，骨粗鬆症および骨折の予防，月経前症候群（PMS）に伴う症状の緩和，閉経後の骨粗鬆症の治療，腎臓病患者におけるリンや甲状腺ホルモン代謝の調節等が示されている。

用法・用量　『日本人の食事摂取基準（2005年版）』による1日あたりの目標量は，30〜69歳の成人男性で600 mg，同世代の女性で600 mg，上限量は2,300 mgである。『疾病リスク低減表示特定保健用食品』における関与成分としてのカルシウムは，1日

摂取目安量が 300 〜 700 mg とされている。『栄養機能食品』の規格基準では，上限値 600 mg，下限値 210 mg である。

慎重・注意 共通する作用機序を有する成分との併用に注意。

有害事象 適正使用における許容性は高い。大量に摂取すると，胃腸障害を生じることがある。1日あたりの上限量（2,300 mg）を超えて長期間摂取すると，腎臓結石発症のリスクを生じる。過剰摂取に伴う腎臓結石のリスクに対しては，マグネシウムの併用で対応する。マグネシウムは，カルシウムの異所性沈着（腎臓等軟部組織への沈着）を抑制する作用をもつ。

相互作用 カルシウムと一部の医薬品との相互作用が知られており，併用に注意する（医薬品の添付文書を確認する）。カルシウムの吸収過程にはさまざまな要素が影響を及ぼす。たとえば，シュウ酸やフィト酸，リン等はカルシウムの吸収を抑制する一方，ビタミンDやある種のアミノ酸はカルシウムの吸収を促進する。

メモ 『疾病リスク低減表示特定保健用食品』における健康強調表示：「この食品はカルシウムを豊富に含みます。日頃の運動と適切な量のカルシウムを含む健康的な食事は，若い女性が健全な骨の健康を維持し，歳をとってからの骨粗鬆症になるリスクを低減するかもしれません。」
『栄養機能食品』での栄養機能表示：「カルシウムは，骨や歯の形成に必要な栄養素です。」

ガルシニア・カンボジア　*Garcinia cambogia*

学 *Garcinia cambogia*
別 Malabar tamarind, hydroxycitric acid (HCA), インディアンデイト, ゴラカ
英 garcinia

概要 ガルシニア・カンボジア（以下，ガルシニア）は，東南アジアから南アジアに自生する柑橘類である。果実に含まれるヒドロキシクエン酸（HCA；hydroxycitric acid）という成分には，食欲を調節し，脂肪の合成を抑制する働きがあるため，いわゆるダイエット・サプリメントとして利用されている。
HCAの作用に関する研究では，HCAによるクエン酸開裂酵素活性の阻害，脂肪酸合成の抑制，肝グリコーゲン合成の増加，摂食量抑制および食欲抑制，エネルギー消費増大，血漿コレステロールの低下，過剰な炭水化物からの脂質合成の抑制といった作用機序が示唆された。
ガルシニアは，食事療法や運動療法に加えて，相補的に用いることで効果が期待される成分である。

用途・適応 抗肥満作用（摂食量減少，脂肪酸合成抑制による減量）

格付け 有効性 ☆☆☆　安全性 ○○

主要成分	ガルシニアの薬用部分は，果実および果皮。乾燥果実には，重量比で 10〜30%，最大30%のHCAが存在。
作用機序	【基礎研究】クエン酸開裂酵素活性阻害／脂肪酸合成抑制／肝グリコーゲン合成増加／摂食量抑制および食欲抑制／エネルギー消費増大／血漿コレステロール低下／過剰な炭水化物からの脂質合成抑制／脂肪酸酸化亢進／炭水化物利用減少／運動耐性改善。【臨床試験・症例】抗肥満作用。
用法・用量	抗肥満作用を検討した臨床試験では，1日3,000 mgのガルシニア抽出物（1,500 mgのHCA）を12週間投与した例や，2,000 mgを投与した例がある。
慎重・注意	共通する作用機序を有する成分との併用に注意。
有害事象	適正使用における許容性は高い。ガルシニアの経口投与によって，頭痛，悪心，消化器障害を生じることがある。
相互作用	現時点では，医薬品との相互作用による有害事象は報告されていない。
メモ	高用量のガルシニアパウダーを長期間投与した動物実験において，精巣への悪影響が示唆されている。ラットの試験において，さしあたりの無毒性レベルは，HCAとして306.2 mg/kg/日（体重50 kgの人として計算すると，1日あたり約15 gに相当）となる。厚生労働省による通知では，ガルシニアの摂取目安量の上限と考えられる値として，HCAに換算して1日1人あたり1.5 gとされた。現時点では，ヒトの精巣への作用については信頼できるデータがなく，臨床的意義は想定しにくい。複数のランダム化偽薬対照二重盲検臨床試験では，HCAが1日最大2,800 mg投与されており，特に有害事象は報告されていない。

カルノシン　carnosine

英 carnosine　化 β-alanyl-L-hystidine

概要　カルノシンは，アラニンとヒスチジンから構成されるジペプチドであり，動物の筋肉組織に豊富に存在する。カルノシンは，アンセリン（β-alanyl-1-methyl-L-histidine）と共に，ヒスチジン含有ジペプチド（Histidine-containing dipeptides；HCDP）と総称される。

カルノシンは多彩な作用を有しており，抗酸化作用，認知症予防作用，白内障予防作用，抗糖化（グリケーション）作用，虚血障害抑制作用，抗がん作用，亜鉛吸収促進作用，金属キレート作用が報告されている。また，筋肉中のカルノシンは加齢に伴い減少することから，抗加齢医学における応用も示唆されている。CBEX（鶏胸肉エキス chicken breast extract）由来のカルノシンによる抗うつ様の働きを示すデータも知られている。

予備的な臨床研究では，パーキンソン病における補完治療としての意義，自閉症の症状改善といった働きが示されている。その他，N-アセチルカルノシン（N-acetylcarnosine）による白内障予防および改善作用を示唆する臨床研究が報告されている。
豊富な食経験を有する成分であり，適正使用における許容性は高いと考えられる。
本邦では，L-カルノシンと亜鉛を含有する胃潰瘍治療薬としてポラプレジンク polaprezinc が認可されている。
なお，『アンセリン』の項も参照のこと。

用途・適応 運動時の筋肉疲労緩和／抗酸化作用／認知症予防作用

格付け 有効性 ☆☆　安全性 ○○○

主要成分 カルノシン（β-alanyl-L-hystidine）

作用機序 【基礎研究】抗酸化作用／認知症予防作用／白内障予防作用／抗糖化（グリケーション）作用／虚血障害抑制作用／抗がん作用／金属キレート作用／亜鉛吸収促進作用。【臨床研究】パーキンソン病／自閉症

用法・用量 臨床研究では，1日あたり 800 mg の L-カルノシンを8週間投与した例がある。

慎重・注意 共通する作用機序を有する成分との併用による相加作用・相乗作用に注意。

有害事象 適正使用における許容性は高い。現時点では，特に問題となる有害事象は知られていない。
なお，本邦では，L-カルノシンと亜鉛を含有する胃潰瘍治療薬として，ポラプレジンク polaprezinc（プロマック®）が製品化されている。創傷治癒促進作用，抗炎症作用，抗潰瘍作用を有する亜鉛と，免疫調節作用や組織修復作用，抗炎症作用をもつ L-カルノシンを錯体とする製剤であり，医薬品として薬価収載されている。亜鉛を含むことから，味覚障害の治療目的でも利用される。ポラプレジンクの添付文書には，副作用として，肝機能障害やアレルギー症状（発疹，かゆみ，じん麻疹），便秘，吐き気，嘔吐，腹部膨満感，胸やけ，下痢が生じうると記載されている。

相互作用 現時点では，医薬品・サプリメント・食品との相互作用による有害事象は報告されていない。ただし，L-カルノシンと亜鉛を錯体とする医薬品ポラプレジンクの添付文書には，ペニシラミン製剤あるいはレボチロキシンナトリウムと同時に服用することにより，併用薬剤の効果を減弱する可能性があると記載されている。ポラプレジンクが併用薬剤とキレートを形成し，吸収を低下させる機序が想定されている。併用時には，間隔を空けて服用する。

メモ ヒトや牛，豚といった哺乳動物における HCDP（ヒスチジン含有ジペプチド）は，アンセリンよりもカルノシンの占める割合が多い。鶏などの鳥類では，アンセリンの割合がカルノシンよりも多くなる。マグロなどの大型回遊魚の魚類では，アンセリンが HCDP の大半を占める。

カンカ　*Cistanche tubulosa*

和 カンカ，カンカニクジュヨウ（管花肉従蓉），カンカチセイ（管花地精）
学 *Cistanche tubulosa*

概要 カンカとは，ハマウツボ科ニクジュヨウ属の多年生の寄生植物である。北アフリカから中近東，アジアにかけて分布し，*Salvadora* 種や *Calotropis* 種の植物の根に生長する。中国では，タクラマカン砂漠の紅柳（タマリクス）に寄生するカンカが，食用に利用されてきた。
基礎研究では抗炎症作用や抗酸化作用，血管拡張作用が報告されている。伝統医療におけるカンカの効能効果は，滋養強壮や疲労回復である。

用途・適応 滋養強壮

格付け 有効性 ☆☆　安全性 ○○○

主要成分 アクテオシド acteoside 類やエキナコシド echinacoside 類，カンカノシド kankanoside 類。カンカノシド kankanoside A～G，カンカノース kankanose，カンカノール kankanol，シスタノシド F cistanoside F 等。

作用機序 抗炎症作用／抗酸化作用／血管拡張作用。

用法・用量 確立されていない。

慎重・注意 共通する作用機序を有する成分との併用に注意。

有害事象 適正使用における許容性は高い。

相互作用 現時点では，特に有害事象等は報告されていない。

メモ 同属の植物に，ニクジュヨウ（*Cistanche salsa* G. Beck，肉従蓉）がある。ニクジュヨウは，ゴビ砂漠に分布する紅沙等の植物に寄生する。カンカと同様に滋養強壮を目的として漢方生薬に用いられる。

ガンマ（γ）-アミノ酪酸（GABA）　*γ-amino butyric acid*

別 GABA，ギャバ　**英** γ-(gamma-)amino butyric acid

概要 ガンマ（γ）-アミノ酪酸（GABA，ギャバ）は，アミノ酸の一種であり，中枢神経系における神経伝達物質として機能する。脳内で GABA が不足すると，易興奮性を呈する。脳内において，

GABA 伝達系は感情障害や不安障害に関与し、GABA は精神的疲労回復作用を有する。GABA は、野菜や大豆発酵食品等の食材にも存在し、玄米や発芽玄米には特に豊富に含まれている。GABA の経口投与による降圧作用が知られている。

臨床試験では降圧作用が報告されており、作用機序として GABA 受容体を介した交感神経節あるいはそれ以降の神経伝達系の抑制が示唆されている。これは、ノルアドレナリンの過剰分泌を抑制し、末梢細動脈を弛緩させる働きをもつ。その他、GABA 投与による血漿レニン活性の低下、ナトリウム排泄亢進、抗利尿ホルモンであるバゾプレッシン分泌抑制といった機序も考えられている。なお、GABA の経口投与は、正常血圧には影響を与えず、高血圧に対してのみ降圧作用を示すという。

本邦では、GABA 産生能の高い乳酸菌を用いて製造された「GABA 含有乳製品乳酸菌飲料」や GABA 含有タブレット製品等が特定保健用食品(トクホ)として認可されており、たとえば「血圧が高めの方に」といった健康強調表示が行われている。

用途・適応	高血圧改善作用(正常高値あるいは軽症高血圧症)
格付け	有効性 ☆☆☆ 安全性 ○○○
主要成分	γ-(gamma-)amino butyric acid(γ-アミノ酪酸)
作用機序	【基礎研究】本態性高血圧改善作用/降圧作用/大腸がん抑制作用/肝機能・腎機能保護作用/脂質代謝改善作用/精神的疲労回復作用。【臨床試験・症例】降圧作用/更年期障害随伴症状改善作用/アルコール・アルデヒド代謝促進作用。
用法・用量	1 日あたり GABA として 10 mg あるいは 20 mg(トクホの例)。
慎重・注意	共通する作用機序を有する成分との併用に注意。
有害事象	適正使用における許容性は高い。
相互作用	共通する作用機序を有する成分との併用に注意。

ガンマ(γ)-トコフェロール gamma-tocopherol

英 gamma(γ)-tocopherol

概要 ガンマ(γ)-トコフェロールは、ビタミン E の一種であり、抗酸化作用や抗炎症作用、抗がん作用を示す。近年、他のビタミン E とは異なるガンマ-トコフェロールの特徴が明らかになりつつあり、健康保持および疾病予防における臨床的意義が注目されている。ガンマ-トコフェロールの効果は、抗酸化作用、(プロテインキナーゼ C 阻害を介した)細胞増殖抑制作用、(プロスタグランジン E_2 合成阻害およびシクロオキシゲナーゼ-2 阻害活性による)抗炎症作用といった機序による。基礎研究および臨床研究では、ガンマ-トコフェロールの血中濃度が高いと、心血

管疾患および前立腺がんの発生率が低いことが報告されている。アルファ-トコフェロールおよびガンマ-トコフェロールのサプリメントの併用投与が前立腺がんの予防に有効と考えられる。

基礎研究において，ガンマ-トコフェロールによる前立腺がん細胞増殖阻害作用やLDL酸化抑制作用が示されている。

一般に，ビタミンEのサプリメントは，d-α-トコフェロールを主成分とする。なお，『ビタミンE』および『トコトリエノール』の項も参照のこと。

用途・適応 抗酸化作用／抗がん作用／抗炎症作用／心血管疾患予防／前立腺がん予防

格付け 有効性 ☆☆☆ 安全性 ○○○

主要成分 ガンマ-トコフェロール

作用機序 【基礎研究】抗酸化作用／抗炎症作用（シクロオキシゲナーゼ活性阻害作用）／抗がん作用。【疫学】心血管疾患リスク低下／前立腺がんリスク低下。

用法・用量 確立されていない。サプリメントでは1日あたり数十mg前後の目安量が多い。臨床研究では，100 mgのガンマ-トコフェロール単回投与や，500 mgトコフェロール類（60％ガンマ-トコフェロール）としての投与例がある。

慎重・注意 共通する作用機序を有する成分との併用に注意。

有害事象 適正使用における許容性は高い。

相互作用 現時点では，医薬品との相互作用による有害事象は報告されていない。ただし，次の医薬品に関して，理論的な相互作用の可能性が考えられている。■チトクロームP450の分子種のうち，CYP3A4に関連する薬剤（CYPと医療用医薬品との関連については巻末の別表参照）。■スタチン系医薬品。■ビタミンE。以上の医薬品との併用は慎重に行い，医師の監視下に関連指標をモニターすること。

メモ ビタミンEは，大きくトコフェロール tocopherol とトコトリエノール tocotrienol の2種類に分けられ，さらにそれぞれがアルファ(α)，ベータ(β)，ガンマ(γ)，デルタ(δ)に分類される。自然界にはα-，β-，γ-，δ-トコフェロールと，α-，β-，γ-，δ-トコトリエノールの合計8種類が知られている。このうち，ガンマ(γ)-トコフェロールは，植物の種子に存在するビタミンEの主な形である。

ガンマ(γ)-リノレン酸　γ-linolenic acid

英 gamma linolenic acid, GLA

概要 ガンマ(γ)-リノレン酸（GLA）は，オメガ6系脂肪酸の一種で

あり，月見草（evening primrose）やボラージ（ボリジ borage, *Borago officinalis*）といった植物の種子に由来する成分がサプリメントとして利用されている。

GLA は抗炎症作用があり，様々な疾患への効果が示唆されてきた。また，GLA は，DGLA（dihomogammalinolenic acid）に代謝され，抗炎症作用を示す。PMS（月経前症候群）や ADHD（注意欠陥多動性障害）といった病態では，GLA あるいは DGLA 等の脂肪酸の体内濃度が低下しているという報告がある。GLA の薬理作用として，免疫賦活作用，血小板凝集抑制作用，脂質代謝改善作用，抗エストロゲン作用，糖尿病神経障害予防作用に関する報告がある。

臨床試験では，関節リウマチ，PMS（月経前症候群），乳房痛，アトピー性皮膚炎，骨粗鬆症，ADHD（注意欠陥多動性障害）といった疾患に対する GLA の働きが検証されてきた。小児を対象にした臨床試験も報告されている。

用途・適応 関節リウマチ／糖尿病性神経障害／PMS（月経前症候群）／乳房痛／アトピー性皮膚炎／骨粗鬆症／ADHD（注意欠陥多動性障害）

格付け 有効性 ☆☆　安全性 ○○○

主要成分 ガンマ（γ）-リノレン酸（GLA，γ-linolenic acid）

作用機序 抗炎症作用

用法・用量 確立されていない。

慎重・注意 共通する作用機序を有する成分との併用に注意。

有害事象 適正使用における許容性は高い。

相互作用 現時点では，医薬品との相互作用による有害事象は報告されていない。ただし，GLA（γ-リノレン酸）の有する働きからの推測により，抗凝固薬・血小板機能抑制薬やフェノチアジン phenothiazine 誘導体との理論的な相互作用の可能性が考えられている。したがって，これらの医薬品と併用する際には，必要に応じて臨床所見や検査指標の経過観察を行う。

菊花　chrysanthemum flower

和 菊花，キクカ，キッカ　**英** chrysanthemum flower
学（基原植物）*Chrysanthemum morifolium*, *Chrysanthemum indicum*

概要 中国伝統医学や漢方では，菊の花が生薬のキクカ（キッカ）として用いられてきた。基原植物は，キク科のキク（*Chrysanthemum morifolium* Ramatulle）またはシマカンギク（*Chrysanthemum indicum* L.）であり，薬用部位は頭花である。伝統医療では，頭痛，解熱，眼疾患，打撲等に処方されており，漢方

では解表・平肝・明目・清熱解毒の効能があるとされる。本邦では，日本薬局方に収載されているほか，非医薬品としても区分されており，眼症状に対する訴求が行われている。

基礎研究では，キクカの有効成分に関する報告がある。キクカ（*Chrysanthemum morifolium* 由来）から, taraxastane, oleanane, ursane, lupane, taraxane, cycloartane, tirucallane, dammarane 等のタイプに分類される多数のトリテルペン類が単離されている。キクカ（*Chrysanthemum morifolium* 由来）のカフェ酸誘導体は，抗酸化作用を示す。キクカ（*Chrysanthemum indicum* 由来）から新規フラボノイド類が単離され，ラット水晶体アルドース還元酵素阻害活性が示されている。

伝統医療で用いられてきた成分であり，適正使用における許容性は高いと考えられる。

格付け 有効性 ☆☆　安全性 ○○○

キシリトール　Xylitol

英 Xylitol

概　要　キシリトールは，多くの植物に存在する糖アルコールの一種であり，天然素材の甘味料として利用されている。キシリトールは，砂糖と同等の甘味を有する一方，エネルギーは砂糖の3/4（3 kcal/g）である。本邦では，1997年に食品添加物として認可された。キシリトールは血糖値に影響を与えないため，糖尿病における甘味料として利用される。また，口腔内細菌による発酵を受けず，酸を産生しないことから，非う蝕性という機能性を有するため，ヘルスクレームを表示したチューインガム等に使用されている。本邦では，キシリトールを関与成分とする製品（ガムやキャンディ等）が「特定保健用食品」として認可されており，「歯を丈夫で健康に保ちます」といった表示例がある。適正使用における許容性は高い。米国では GRAS (generally recognized as safe) とされている。

なお，大量摂取に伴う下痢や膨満感が知られているが，少量から摂取を開始し漸増することによって，これらの消化器系症状は予防できる。現時点では，医薬品やサプリメントとの相互作用による有害事象は報告されていない。

用途・適応　う歯予防

格付け　有効性 ☆☆☆　安全性 ○○○

キシロオリゴ糖　Xylo-oligosaccharide

英 Xylo-oligosaccharide

概　要	キシロオリゴ糖は，食物繊維のキシランを食品用酵素によって処理し，オリゴマーに分解して得られるオリゴ糖の一種である。ヒトの消化酵素では加水分解されず難消化性であるが，ビフィズス菌等の腸内有用菌の栄養源となるため，腸内環境を改善する作用を示す機能性食品成分として利用されている。キシロオリゴ糖は，他のオリゴ糖に比べて少ない投与量で整腸作用を示す特徴をもつ。一般に，キシロオリゴ糖は，トウモロコシ（学名 *Zea mays*），コーンコブ（トウモロコシの実を取ったあと穂軸，芯）に存在するキシランをキシラナーゼで酵素反応させて得られる。健康食品素材として，バガス（サトウキビ粕）も知られている。
用途・適応	整腸作用
格付け	有効性 ☆☆☆　安全性 ○○○
主要成分	キシロース，キシロビオース，キシロトリオース。
作用機序	腸内菌叢の改善／便性の改善／腸内有害産物の抑制／排便回数の改善。
用法・用量	臨床研究での投与量は，0.4 g ～ 4.2 g の間での報告がある。
慎重・注意	共通する作用機序を有する成分との併用に注意。
有害事象	適正使用における許容性は高い。
相互作用	現時点では，医薬品との相互作用による有害事象は報告されていない。
メモ	本邦では，キシロオリゴ糖を関与成分とする製品が「特定保健用食品」として認可されており，「腸内のビフィズス菌を適正に増やし，お腹の調子を良好に保つ」といった表示例がある。投与量は，1 日あたり 0.4 ～ 0.7 g 程度と比較的少量で効果が期待できる。

キダチアロエ　*Aloe arborescens*

和 キダチアロエ（木立アロエ）　英 Kidachi aloe　学 *Aloe arborescens*

概　要	キダチアロエは，アフリカ原産のユリ科アロエ属の多肉植物である。日本各地でも薬用や観賞用に広く栽培されている。葉には強い苦味がある。民間療法では，熱傷や切傷に葉の液汁を塗布したり，健胃薬や下剤として生食したりして利用されてきた。アロエ含有サプリメント・健康食品として，キダチアロエのほかにアロエベラ（Aloe vera, *Aloe barbadensis*）も用いられている。これらのアロエ類には，アントラキノン配糖体である苦味成分のアロイン（aloin, あるいはバルバロイン barbaloin），アントラキノン類のアロエエモディン（aloe-emodin, アロエエモジン），乳酸マグネシウム，各種多糖類，サリチル酸化合物

等が存在する。なお，アロエの葉は非医薬品であるが，葉液汁は医薬品と分類される。キダチアロエエキス（抽出物）は既存添加物である。

基礎研究では，抗酸化作用，抗糖尿病作用，抗がん作用，抗潰瘍作用，抗炎症作用，免疫調節作用，抗真菌作用など多彩な働きが示されている。アロインは，腸管粘膜刺激作用，緩下作用を有する。ただし，質の高い臨床研究は十分ではない。

民間療法で広く利用されてきた薬用植物であり，適正使用における許容性は高い。ただし，アロエ摂取に伴い，下痢や腹痛，肝障害といった消化器症状，発疹等の皮膚症状，アレルギーや過敏症を生じることがある。また，アロエエモディンが子宮収縮作用を示すため，妊娠中には利用しない。その他，授乳中，炎症性腸疾患，急性腹症，腎障害や肝障害の際には摂取しない。『アロエ』および『アロエベラ』の項も参照のこと。

格付け　有効性 ☆☆☆　安全性 ○○○

キトグルカン　chitoglucan

英 chitoglucan　別 キノコキトサン

概要　キトグルカン（キノコキトサン）は，食用キノコ類から抽出された成分であり，植物キトサンおよび多糖類（βグルカン等）を含む。動物性機能性食材に由来するキトサンと同様に，脂肪吸収抑制および脂肪分解促進を介して，体重や体脂肪を減少させる。

機能性食品素材としてのキトサンは，蟹や海老といった甲殻類の外殻を構成するムコ多糖類の一種であり，多糖類のキチンに由来するN-アセチルグルコサミンが部分的に脱アセチル化したポリマーである。キトグルカンは，エノキタケやシイタケ，マイタケといった食用キノコ抽出物を脱アセチル化処理して得られる。

動物実験では，キトグルカン投与による脂質吸収阻害作用および脂質排泄増加作用が報告されている。

キトサンの抗肥満作用を検証した複数のメタ分析において，キトサンの効果が示されてきた。たとえば，15報のランダム化比較試験における合計1219名の被験者を解析したコクランレビューでは，キトサン投与による体重の有意な減少（WMD −1.7 kg；95%CI −2.1 to −1.3 kg；p < 0.00001），総コレステロール値の有意な低下（−0.2 mmol/L；95%CI −0.3 to −0.1；p < 0.00001），収縮期血圧および拡張期血圧の有意な低下が報告されている。

予備的な臨床研究では，BMIが25以上の肥満者10名を対象に，1日あたり300 mgのキトグルカンを8週間投与した結果，体

重および体脂肪量の有意な減少が認められたという。
豊富な食経験を有する食用の成分であり，適正使用における許容性は高いと考えられる。
なお，『キトサン』の項も参照のこと。

用途・適応	抗肥満作用
格付け	有効性 ☆☆　安全性 ○○○
主要成分	植物キトサン，多糖類（βグルカンなど）。
作用機序	【基礎研究】脂質吸収抑制作用／脂肪細胞肥大化抑制作用。【臨床研究】体脂肪減少作用。
用法・用量	1日あたり300 mgのキトグルカンを分2（昼，夕）で8週間投与の例あり。
慎重・注意	共通する作用機序を有する成分との併用による相加作用・相乗作用に注意。
有害事象	臨床試験や症例シリーズ等の文献上，キトサンによる重篤な有害事象は報告されておらず，経口投与によるキトサンの許容性は高いと考えられる。
相互作用	現時点では，医薬品・サプリメント・食品との相互作用による有害事象は報告されていない。
メモ	本邦では，キトサン含有食品が特定保健用食品として認められている。具体的には，「本品は，コレステロールの吸収を抑え，血中コレステロールを低下させる働きのあるキトサンを配合しています。コレステロール値が高めの方や気になる方の食生活の改善に役立ちます」といった表示が許可されている。詳細は，『キトサン』の項を参照のこと。

キトサン　chitosan

英 chitosan

概　要　キトサンとは，蟹や海老といった甲殻類の外殻を構成するムコ多糖類の一種であり，多糖類のキチンに由来するN-アセチルグルコサミンが部分的に脱アセチル化したポリマーである。動物実験では，脂質にキトサンが結合することによって，消化管における脂質吸収を阻害することが報告されてきた。また，体重や体脂肪を減少させ，血中コレステロール値を低下させたという報告もある。キトサンの抗肥満作用を検証したメタ分析では，15報のランダム化比較試験における合計1,219名の被験者が解析された結果，偽薬群に比べて，キトサン投与群での有意な体重減少作用（加重平均差 −1.7 kg；p < 0.00001），総コレステロール値の有意な低下（−0.2 mmol/L；p < 0.00001），収縮期血圧の有意な低下，拡張期血圧の有意な低下が認められた。

ただし，便中の脂肪排泄量に関しては両群間での有意差は示されなかった。また，有害事象の発生頻度には両群間での差は認められなかった。
なお，『キトグルカン』の項も参照のこと。

用途・適応 肥満／脂質異常症／高血圧

格付け 有効性 ☆☆☆　安全性 ○○○

主要成分 キトサン。ムコ多糖類の一種。グルコサミンとN-アセチルグルコサミンのポリマーであり，高分子と低分子のものがある。

作用機序 【基礎研究】抗肥満作用／高脂血症（脂質異常症）改善作用／脂質吸収抑制作用。【臨床研究】抗肥満作用。

用法・用量 抗肥満作用を検証した臨床試験での用法・用量は，1日あたり1〜3gを食前に分3にて投与した例が多い。試験期間は4〜24週間程度。

慎重・注意 共通する作用機序を有する成分との併用に注意。

有害事象 適正使用における許容性は高い。

相互作用 現時点では，医薬品との相互作用による有害事象は報告されていない。ヒト臨床試験では，便中の脂肪排泄量に対する影響は示されていないことから，キトサン摂取が，脂溶性ビタミン類等の吸収過程において有意な作用を示すとは考えにくい。

メモ 本邦では，キトサン含有食品が特定保健用食品として認められている。具体的には，「本品は，コレステロールの吸収を抑え，血中コレステロールを低下させる働きのあるキトサンを配合しています。コレステロール値が高めの方や気になる方の食生活の改善に役立ちます」といった表示が許可されている。

ギムネマ　*Gymnema sylvestre*

学 *Gymnema sylvestre*　別 Merasingi, Gurmar　医 gymnema

概要 ギムネマは，ギムネマ・シルベスタというインド原産のガガイモ科の多年草である。インドの伝統医療・アーユルヴェーダでは，糖尿病や肥満に効果のあるハーブとしてギムネマ葉抽出物が用いられてきた。有効成分のギムネマ酸は，小腸における炭水化物の消化・吸収を遅らせ，食後の過血糖を抑制する。予備的な臨床研究では，1型および2型糖尿病患者における血糖コントロール改善作用が報告されている。

用途・適応 糖尿病

格付け 有効性 ☆☆　安全性 ○○○

主要成分 ギムネマ酸, gurmarin, conduritol A, gymnemoside 類。

作用機序 【基礎研究】血糖降下作用／脂質異常症改善作用／体重減少作用

／抗菌作用／小腸輪走筋弛緩作用。【臨床研究】1型糖尿病および2型糖尿病における血糖コントロール改善作用／脂質異常症改善作用／体重減少作用。

用法・用量 確立されていない。ギムネマ・シルベスタの葉抽出物（ギムネマ酸25％）を1日あたり400 mg（分2）投与等。

慎重・注意 共通する作用機序を有する成分との併用に注意。

有害事象 適正使用における許容性は高い。2型糖尿病患者を対象にギムネマを投与した臨床試験によると、投与45分後における血糖降下作用を認めなかったことから、ギムネマに急性作用はないと考えられる。そのため、ギムネマの直接作用による低血糖発作は生じない、あるいは非常に稀であると推測される。

相互作用 現時点では、医薬品との相互作用による有害事象は報告されていない。

メ　モ ギムネマは、甘味と苦味の感覚を阻害する。これは、有効成分のギムネマ酸と gurmarin の働きによる。甘味の阻害作用は、インドでも古くから知られており、ヒンディー語でギムネマをさす gurmar とは「砂糖の破壊者 sugar destroyer」を意味する。

キャッツクロー　*Uncaria tomentosa*

和 キャッツクロー　英 Cat's claw　学 *Uncaria tomentosa*

概　要 キャッツクローは、南米ペルー原産のアカネ科の蔓性一年草である。有効成分として各種のアルカロイド類を含む。
臨床研究では、変形性関節症や関節炎での疼痛軽減作用が報告されている。基礎研究において、白血球の貪食作用やTリンパ球機能の亢進が示されている。
主要成分のリンコフィリンは、血管内皮細胞を弛緩させ、末梢血管を拡張し、交感神経系の興奮を抑えることで、血圧を調整する。抗炎症作用は、腫瘍壊死因子α（TNFα）の産生抑制作用等を介する。予備的な臨床研究において、関節リウマチや変形性関節症の症状緩和作用が報告されている。たとえば、リウマチ治療薬投与中の関節リウマチ患者40名に対して、キャッツクロー抽出物を24～52週間投与した結果、関節の腫脹や疼痛といった症状が有意に改善したという。また、変形性関節症患者45名に対して、キャッツクロー凍結乾燥末を投与した臨床研究では、症状の有意な改善が示された。

用途・適応 関節リウマチや変形性関節症の疼痛緩和／抗炎症・鎮痛作用／抗酸化作用／免疫賦活作用

格付け 有効性 ☆☆☆　安全性 ○○○

主要成分 リンコフィリン rhyncophiline やミトラフィリン mitraphylline,

テロポディン pteropodine（uncarine C）やイソテロポディン isopteropodine（uncarine E），speciophylline（uncarine D）といったアルカロイド類，キノブ酸配糖体（quinovic acid glycosides），カテキン類，タンニン類，ポリフェノール類等。

作用機序 【基礎研究】抗炎症作用／免疫賦活作用／抗ウイルス作用。【臨床研究】関節リウマチや変形性関節症の症状緩和。

用法・用量 確立されていない。キャッツクロー水抽出物を1日あたり250 mg あるいは350 mg の用量で8週間投与した臨床研究がある。

慎重・注意 共通する作用機序を有する成分との併用に注意。妊娠中や授乳中は安全性が確立されておらず，念のために使用しない。

有害事象 適正使用における許容性は高い。ただし，頭痛やめまいといった神経系症状，悪心・嘔吐・下痢等の消化器系症状，発疹等の皮膚症状を生じうる。

相互作用 現時点では，医薬品との相互作用による有害事象は報告されていない。ただし，キャッツクローの有する働きからの推測により，次の医薬品に関して，理論的な相互作用の可能性が考えられている。■チトクローム P450 の分子種のうち，CYP3A4 に関連する薬剤（CYP と医療用医薬品との関連については巻末の別表参照）。■降圧薬。■免疫抑制薬。以上の医薬品との併用は慎重に行い，医師の監視下に関連指標をモニターすること。

共役リノール酸　conjugated linoleic acid

別 異性化リノール酸　英 CLA, conjugated linoleic acid

概　要 共役リノール酸（CLA）は，共役二重結合をもつリノール酸の異性体の総称である。通常の食事では，反芻動物に由来する肉類（牛肉等）や乳製品が CLA を含む。これらは，cis-9, trans-11（c9, t11）異性体と trans-10, cis-12（t10, c12）異性体の両方を含むが，c9, t11 異性体が多い。

基礎研究では，CLA の体重減少作用が様々な動物モデルにおいて示されてきた。作用機序として，摂取エネルギーの減少作用，消費エネルギーの増大作用，脂肪酸化の促進，脂肪細胞のサイズの縮小，脂肪組織におけるアポトーシス促進を介した体脂肪の減少が示されている。臨床試験では，肥満者における体組成の改善作用，抗肥満作用が報告されている。

用途・適応 抗肥満作用

格付け 有効性 ☆☆☆　安全性 ○○

主要成分 共役リノール酸（CLA）とは，共役二重結合を有するリノール酸の異性体の総称である。リノール酸は，二重結合を2個有する構造をもつ。この場合，二重結合は，シス形あるいはトラン

ス形のいずれかで，炭素 - 炭素結合のどの結合にも生じうる。しかし，一般には，8位と10位，9位と11位，10位と12位，11位と13位に生じることが多い。CLAとして販売されているサプリメントの多くは，cis-9, trans-11（c9, t11）異性体とtrans-10, cis-12（t10, c12）異性体を主要な成分として含む。

作用機序 【基礎研究】摂取エネルギーの減少作用，消費エネルギーの増大作用，脂肪酸化の促進，脂肪細胞のサイズの減少，脂肪組織におけるアポトーシス促進／脂肪蓄積抑制作用／脂肪合成抑制作用／抗がん作用／免疫調節作用。【臨床研究】抗肥満作用。【疫学】抗がん作用。

用法・用量 各種の臨床試験では，1日あたり0.7〜6.8 gのCLAが4週間から1年間投与され，体脂肪量の有意な減少が示された。

慎重・注意 共通する作用機序を有する成分との併用に注意。

有害事象 適正使用における許容性は高い。

相互作用 現時点では，医薬品との相互作用による有害事象は報告されていない。

メ モ 腹部肥満患者において，CLAのt10, c12異性体が，高プロインスリン血症を生じ，インスリン抵抗性を促進するというデータが報告された。ただし，サプリメントのCLAは，t10, c12異性体単独ではなく，c9, t11といった他の異性体との複合剤として利用されており，インスリン感受性の改善作用が示されている。一般に，肥満がメタボリックシンドロームのリスクであることから，肥満を放置することによる長期的なリスクと，CLAを利用することによる潜在的なリスクを比較する必要がある。その上で，肥満改善のためにCLAを短期的に利用する選択肢も考えられるであろう。

グーグル *Commiphora wightii*

英 guggul　学 *Commiphora wightii*, *Commiphora mukul*　別 グッグル，ググル

概 要 グーグルとは，インドの伝統医学・アーユルヴェーダにおいて用いられてきた薬用植物である。近年，脂質異常症を改善するサプリメントとして利用されている。
基礎研究では，有効成分のグーグルステロン類が肝臓におけるコレステロール代謝過程に影響することが示された。予備的な臨床試験において，脂質異常症改善作用が報告されている。

用途・適応 脂質異常症改善作用／変形性関節症改善作用／重症ざ瘡（にきび）改善作用

格付け 有効性 ☆☆☆　安全性 ○○○

主要成分 グーグルステロン類

作用機序	【基礎研究】抗酸化作用／抗炎症作用／抗凝固作用。【臨床研究】脂質異常症改善作用／ざ瘡（にきび）改善作用。
用法・用量	グーグルステロン類2.5％含有として規格化された製品がある。●脂質異常症に対する臨床試験では，1日あたり100 mgの有効成分（グーグルステロン類）を24週間投与。●結節・嚢胞を伴う重症ざ瘡（にきび）に対する臨床試験では，1日あたり50 mgの有効成分を3ヵ月間投与。●その他，1,500 mg（分3）のグーグル抽出物の投与によって，変形性膝関節症に付随する症状の改善を認めたという報告がある。
慎重・注意	共通する作用機序を有する成分との併用に注意。
有害事象	適正使用における許容性は高い。頭痛，悪心・嘔吐・下痢といった消化器症状，発疹等の皮膚症状を生じることがある。
相互作用	現時点では，医薬品との相互作用による有害事象は報告されていない。ただし，グーグルの有する働きからの推測により，次の医薬品に関して，理論的な相互作用の可能性が考えられている。■チトクローム P450 の分子種のうち，CYP3A4 に関連する薬剤（CYP と医療用医薬品との関連については巻末の別表参照）。■抗凝固薬。■抗血小板薬。■経口避妊薬。■エストロゲン製剤。■甲状腺ホルモン薬。■ジルチアゼム。■タモキシフェン。■プロプラノロール（β遮断薬）。以上の医薬品との併用は慎重に行い，医師の監視下に関連指標をモニターすること。

グアガム　*Cyamopsis tetragonoloba*

学 *Cyamopsis tetragonoloba*
別 guar flour, Gum Cyamopsis, グアガム, グアーガム, グァーガム, グァーフラワー, グァルガム　英 guar gum

概　要	グアガムとは，マメ科の植物グァー（グアー，グアール，guar）の種子に由来する水溶性食物繊維である。グァー（学名 *Cyamopsis tetragonoloba*）は，主にインドやパキスタンに生育する。有効成分の一つとして，グアガム分解物のガラクトマンナンがある。 グアガムでは，便通（便秘や下痢）の改善，糖尿病や脂質異常症の改善，過敏性腸症候群の改善といった作用が報告されている。グアガムは，一般に，増粘安定剤や乳化剤といった食品添加物として広く利用されてきた。また，本邦では，グアガム由来の水溶性食物繊維（植物ガム）を成分とした特定保健用食品が認可されている。
用途・適応	便通異常（便秘や下痢）／糖尿病（食後過血糖）／脂質異常症（高コレステロール血症）／過敏性腸症候群
格付け	有効性　☆☆☆　　安全性　○○○

主要成分	グアガムは，マメ科の植物グアーの種子に由来する水溶性食物繊維。グアガムの分解物であるガラクトマンナン等。
作用機序	【基礎研究】脂質異常症（高脂血症）改善作用／抗糖尿病作用。【臨床研究】便秘改善作用／整腸作用／過敏性腸症候群改善作用／1型糖尿病および2型糖尿病における血糖コントロール改善作用／高コレステロール血症改善作用／高中性脂肪血症改善作用／食後低血圧改善作用
用法・用量	●便秘：便秘に対しては1日12gが利用された報告がある。ただし，消化器系の副作用を減らすために，1日4g程度の低用量から開始し，漸増する方法が推奨される。●過敏性腸症候群：1日5gの部分水解グアガムを投与。●2型糖尿病：1日15g（分3）を12～48週間投与。●高脂血症（脂質異常症）：1日15gの水溶性食物繊維（グアガムとペクチン）と5gの不溶性食物繊維を投与。
慎重・注意	共通する作用機序を有する成分との併用に注意。
有害事象	適正使用における許容性は高い。
相互作用	現時点では，医薬品との相互作用による有害事象は報告されていない。ただし，グアガムの有する働きからの推測や予備的な研究データにより，糖尿病治療薬，ジゴキシン，ペニシリン，エチニルエストラジオール Ethinyl estradiol（卵胞ホルモン）との理論的な相互作用の可能性が考えられている。以上の医薬品との併用は慎重に行い，医師の監視下に関連指標をモニターすること。
メモ	米国では GRAS（generally recognized as safe）とされている。なお，グアガム投与時に水分の摂取が十分でないと，食道や小腸の閉塞といった消化管の異常を生じうる。

グァバ *Psidium guajava*

[和] グァバ，グアバ，バンカ（番果），バンヨウ（番葉），バンザクロ，バンジロウ，バンセキリュウ，番石榴 [英] Guava [学] *Psidium guajava* L.

概要 グァバは，熱帯アメリカ原産のフトモモ科バンジロウ属の常緑樹である。本邦では，果実，果皮，葉が非医薬品として区分されている。グァバの葉にはポリフェノール類が含まれており，抗酸化作用や糖尿病改善作用を示すことから，グァバ葉エキスがサプリメントの成分に用いられるようになった。

グァバの葉には, quercetin, avicularin, guaijaverin (guaijavarin) 等のフラボノイド類が含まれている。また，pedunculagin や strictinin 等タンニン類，ビタミン類も存在する。その他，精油成分として，シネオール cineol，リモネン limonene，オイゲノール eugenol，カリオフィレン caryophyllene，ピネン

pinene，ミルセン myrcene 等が知られている。グァバ葉抽出物に関する基礎研究では，抗酸化作用，抗炎症作用，肝臓保護作用，糖尿病改善（血糖値低下）作用および高血圧改善作用が示されている。また，急性下痢症の成人に対して，グァバ葉抽出物（ケルセチン含有量で標準化された製剤）500 mg を 8 時間毎に 3 日間投与したランダム化二重盲検試験において，腹痛の持続時間の短縮が認められたという。

基礎研究において，グァバ果実・果皮・果肉に含まれるポリフェノールの抗酸化作用が報告されている。糖尿病モデルマウスを用いた実験では，グァバ果実投与による空腹時血糖値の低下作用が示されている。

本邦では，グァバ茶ポリフェノールを関与成分とする特定保健用食品（トクホ）が認可されており，「糖の吸収をおだやかにするので，血糖値が気になる方に適した飲料です」といった表示例がある。

伝統医療で用いられてきた成分であり，適正使用における許容性は高い。現時点では，医薬品・サプリメント・食品との相互作用による有害事象は報告されていない。ただし，グァバのポリフェノール類と共通する作用機序や効能効果を有する成分との併用による相加作用・相乗作用に注意する。

用途・適応 糖尿病改善作用／抗酸化作用

格付け 有効性 ☆☆ 安全性 ○○○

クエン酸 citric acid

医 citric acid

概要 クエン酸とは，柑橘類に多く含まれる有機酸の一つである。体内では，クエン酸（TCA）サイクルにおける中間代謝物として，ATP（アデノシン三リン酸）産生に重要な役割を果たしている。運動により疲労物質の乳酸が蓄積されると，クエン酸サイクルによるエネルギーの産生効率が低下する。そこにクエン酸が補われると，再びクエン酸サイクルが働く。したがって，クエン酸は，乳酸を取り除き，疲労回復作用をもたらすとして，運動時のサプリメント等に利用されている。

クエン酸は，食事中のカルシウム等のミネラル類の吸収を促進する。これは，クエン酸のキレーション作用による働きである。また，クエン酸の酸味刺激によって，耳下腺からパロチン parotin というホルモンが分泌される。パロチンは，体内の代謝を促進し，正常な機能の維持に関与する。

通常の食材に由来する成分であり，適正使用における許容性は高い。

| 用途・適応 | 疲労回復促進作用／ミネラルの吸収促進作用 |
| 格付け | 有効性 ☆☆　安全性 ○○○ |

クランベリー　*Vaccinium macrocarpon*

学 *Vaccinium macrocarpon*　和 ツルコケモモ　英 cranberry

概　要　クランベリー果実は，尿路感染症（UTI：urinary tract infection）の再発予防および治療に対して利用される。有効成分としてアントシアニン類やキナ酸，トリテルペン類，カテキン類，タンニン類，フラボノール類を含み，膀胱や尿道への細菌付着を抑制する。UTI の予防に対して，クランベリーの果汁摂取あるいはサプリメント投与の有効性が報告されている。
クランベリー果汁は酸味が強いため，そのままでは食用に向かず，一般に甘味料が添加される。甘味料添加クランベリー果汁を用いた方法では，10 報以上の臨床試験によって有効性と安全性が示されてきた。酸味の強い果汁の代わりにサプリメントも利用される。

用途・適応　尿路感染症の再発予防／尿路感染症の治療（医師の監視下で高用量を投与）

格付け　有効性 ☆☆☆☆　安全性 ○○○

主要成分　プロアントシアニジン類

作用機序　【基礎研究】抗菌作用／抗ウイルス作用／抗真菌作用／抗酸化作用／抗がん作用。【臨床研究】尿路感染症の（再発）予防／尿路感染症の治療／尿の酸性化／尿の消臭作用／抗酸化作用。

用法・用量　（クランベリー果汁としての経口投与）●尿路感染症の治療では 1 日 16 ～ 32 fl.oz.（約 0.47 ～ 0.95 L）を投与（無糖 / 甘味料無添加の果汁）。あるいは 1 日 18 fl.oz.（約 0.5 L）以上投与（無糖 / 甘味料無添加の果汁）。●尿路感染症の予防では 1 日 4 ～ 32 fl. oz.（約 0.12 ～ 0.95 L）を投与。

慎重・注意　共通する作用機序を有する成分との併用に注意。

有害事象　適正使用における許容性は高い。

相互作用　クランベリー果汁の有する働きからの推測により，次の医薬品に関して，理論的な相互作用の可能性が考えられている。■チトクローム P450 の分子種のうち，CYP2C9 に関連する薬剤（CYP と医療用医薬品との関連については巻末の別表参照）。■ワルファリン。■アスピリン（アセチルサリチル酸）。■プロトンポンプ阻害薬。以上の医薬品との併用は慎重に行い，医師の監視下に関連指標をモニターすること。

メ　モ　クランベリー摂取は，尿中へのシュウ酸排泄を促進するため，

シュウ酸カルシウム結石形成の可能性が指摘されている。一方，クランベリー摂取は，臨床試験において，マグネシウムとカリウムの排泄を促進する効果をもち，これは結石形成の抑制を示唆するというデータがある。現時点では，クランベリーの摂取が，結石形成を促進するもしくは結石症を生じたとする明確な根拠は認められない。

クリルオイル krill oil

和 クリルオイル，オキアミ油　医 krill oil

概　要　クリルオイルとは，オキアミに由来する脂質成分であり，オキアミ油とも呼ばれる。オキアミにはいくつかの種が知られているが，一般に，Antarctic Krill（学名 *Euphausia superba*）がクリルオイル（オキアミ油）サプリメントの原材料として用いられる。機能性成分として，オメガ3系必須脂肪酸やアスタキサンチンを含む。
抗炎症作用や抗酸化作用を有し，臨床研究において抗炎症作用，脂質異常症改善作用，月経困難症改善作用が報告されている。また，心血管病変，関節リウマチ，骨関節炎のいずれか（あるいは複数）を有する患者を対象にした臨床試験でも指標の改善作用が示されている。クリルオイルの作用機序は，オメガ3系必須脂肪酸やアスタキサンチンといった有効成分の相加作用・相乗作用によると考えられる。臨床試験では，DHA・EPAを主成分とする魚油サプリメントを投与した対照群に比べて，クリルオイル投与群の有効性が示されている。

用途・適応　脂質異常症改善作用／関節炎・関節症の症状改善作用／月経困難症／月経前症候群（PMS）症状改善作用／抗炎症作用／抗酸化作用

格付け　有効性 ☆☆☆　安全性 ○○○

主要成分　オメガ3系脂肪酸，アスタキサンチン。

作用機序　抗炎症作用，抗酸化作用

用法・用量　臨床試験での投与例は，1日あたり 300 mg，1 g，3 g 等。脂質異常症に対しては1日あたり 500 mg を投与。

慎重・注意　共通する作用機序を有する成分との併用に注意。

有害事象　適正使用における許容性は高い。

相互作用　現時点では，医薬品との相互作用による有害事象は報告されていない。

クルクミン curcumin

英 curcumin

概要 クルクミンは，ショウガ科の植物・ウコン（学名 *Curcuma longa*）に存在する黄色の色素成分である。カレー粉やマスタード等に香辛料や食用色素として利用されてきた。ウコンの主成分はクルクミンや各種の精油であり，基礎研究で抗炎症作用や抗酸化作用，細胞増殖抑制作用，抗がん作用が報告されてきた。ヒトを対象にした臨床試験は十分ではないが，消化機能不全改善や消化性潰瘍の改善作用，過敏性腸症候群に伴う症状の改善，変形性関節症・関節リウマチに随伴する症状の改善，高脂血症（脂質異常症）改善作用，肝機能保護作用等が示唆されている。
ウコンは，食材として利用される成分であり，それらと同等の投与量であれば，一般に許容性は高い。米国では GRAS (generally recognized as safe) とされている。秋ウコン由来クルクミンを 8,000 mg/日の用量で 3 ヵ月間投与したヒト臨床試験において安全性が示されている。一方，本邦では，健康食品としてのウコン製品摂取に伴う肝障害の報告が散見される。この理由として，品質管理に問題のある製品が流通していること，アレルギー性機序あるいは薬物代謝能の特異体質による薬物性肝障害の 2 つが主な原因と考えられる。
『ウコン（秋ウコン）』『ハルウコン（春ウコン）』『ムラサキウコン』『ジャワウコン』の項も参照のこと。

用途・適応 抗酸化作用／抗炎症作用

格付け 有効性 ☆☆☆　安全性 ○○○

グルコサミン glucosamine

化 2-amino-2-deoxyglucose
和 グルコサミン，グルコサミン塩酸塩，グルコサミン硫酸塩，塩酸グルコサミン，硫酸グルコサミン　英 glucosamine, glucosamine hydrochloride, glucosamine sulfate

概要 グルコサミンは，軟骨の構成成分であるムコ多糖類の一種である。変形性関節症や関節炎に伴う症状に対する一定の効果が報告されており，コンドロイチン chondroitin と併用されることも多い。欧米や本邦で行われた数多くの臨床試験によって，関節炎や関節症に伴う疼痛を軽減し，関節の可動性を改善することが示された。グルコサミンは，グリコサミノグリカン glycosaminoglycan と総称される分子の合成に必要な成分であり，各組織の柔軟性や弾力性に寄与している。グルコサミンをサプリメントとして経口摂取すると，消化管から吸収され，関節軟骨等の成分として利用される。
臨床試験では，変形性膝関節症等の関節障害の患者に対して，

グルコサミン（硫酸塩あるいは塩酸塩）の経口投与による改善効果が示されてきた。20 報のランダム化比較試験を対象にしたコクラン・レビューでは，合計 2,570 名の被験者において疼痛や Lequesne index でのグルコサミンの効果が示唆された。

用途・適応 変形性関節症や関節炎に伴う症状の予防や改善／関節軟骨の修復作用／関節軟骨の保護作用

格付け 有効性 ☆☆☆☆　安全性 ○○○

主要成分 グルコサミン，グルコサミン塩酸塩，グルコサミン硫酸塩。

作用機序 【基礎研究】軟骨損傷治癒促進作用。【臨床研究】変形性関節症や関節炎に伴う症状の予防や改善／関節炎や関節症に伴う疼痛を軽減／関節の可動性を改善。

用法・用量 1 日あたり 1,000 ～ 1,500 mg。臨床試験での投与期間は 4 週間から 3 年間。

慎重・注意 共通する作用機序を有する成分との併用に注意。

有害事象 適正使用における許容性は高い。胸焼けや下痢といった胃腸障害を生じうる。

相互作用 現時点では，医薬品との相互作用による有害事象は報告されていない。ただし，グルコサミンの有する働きからの推測により，次の医薬品に関して，理論的な相互作用の可能性が考えられている。■糖尿病治療薬。■抗がん薬。■ワルファリン。以上の医薬品との併用は慎重に行い，医師の監視下に関連指標をモニターすること。

メモ 本邦では，「グルコサミン塩酸塩」は「非医薬品（医薬品的効能効果を標榜しない限り医薬品と判断しない成分本質）」。

クレアチン　creatine

英 creatine

概要 クレアチンはアミノ酸の一種であり，筋肉や脳，血液中に遊離クレアチンあるいはクレアチンリン酸として存在する。クレアチンは，筋収縮時のエネルギー源である ATP の再生に利用される。クレアチン含有サプリメントの摂取によって，レジスタンス運動（無酸素運動）時における運動能向上作用が示唆されている。生体におけるクレアチンの生合成には，グリシン，アルギニン，メチオニンといったアミノ酸が関与する。クレアチンのサルコシン（sarcosine, N-メチルグリシン）部分は，グリシンと S-アデノシルメチオニンに由来する。肝臓で合成されたクレアチンは，その大部分が筋肉組織に分布する。クレアチニン creatinine は，クレアチンの脱水物（無水物）であり，筋肉内でクレアチンリン酸の非可逆的非酵素的脱水とリン酸の離脱に

よって生成される。

クレアチンサプリメントの短期投与（数日間の投与）によるエルゴジェニック効果のメカニズムとして，筋肉組織中のクレアチンリン酸貯蔵量の増加，運動時におけるクレアチンリン酸再生速度の上昇，ATP 産生の亢進等が考えられる。クレアチンサプリメントの長期投与（1 週間から月単位の投与）および筋トレーニングとの併用では，クレアチンによる筋代謝への直接的・間接的な影響，つまり，筋タンパク質崩壊の抑制あるいはタンパク質合成の促進というメカニズムも考えられる。

用途・適応 レジスタンス運動におけるパフォーマンス改善作用／慢性心不全における運動耐用能改善作用／筋ジストロフィーにおける筋力改善作用

格付け 有効性 ☆☆☆　安全性 ○○○

主要成分 クレアチン creatine

作用機序 【基礎研究】筋収縮能改善／ATP 産生の亢進。【臨床研究】レジスタンス運動時（無酸素運動時）における運動能向上／筋肉量増加／慢性心不全における運動耐用能改善作用／筋ジストロフィーにおける筋力改善作用。

用法・用量 短期投与では，クレアチンローディングとして 1 日あたり 20 g を数日間。あるいは，285 〜 300 mg/kg 体重 /日。長期投与では，30 〜 50 mg/kg 体重 /日。

慎重・注意 共通する作用機序を有する成分との併用に注意。

有害事象 適正使用における許容性は高い。

相互作用 現時点では，医薬品との相互作用による有害事象は報告されていない。

黒酢　black vinegar

英 black vinegar, black rice vinegar, rice vinegar, unpolished rice vinegar

概要 黒酢は，醸造酢の一種であり，穀物酢に分類される。発酵および熟成過程で生じるアミノカルボニル反応（メイラード反応）によって，褐色あるいは黒褐色に着色されることから黒酢と呼ばれる。一般に，黒酢は，アルコール発酵したもろみに種酢を加え，発酵槽において酢酸発酵させる静置発酵法（表面発酵法）で製造される。その他，通気発酵法（全面発酵法）という製造法もある。

農林水産省による「食酢品質表示基準」において，黒酢は，次のように定められている。『米黒酢』：穀物酢のうち，原材料として米（玄米のぬか層の全部を取り除いて精白したものを除く）またはこれに小麦もしくは大麦を加えたもののみを使用したも

ので，米の使用量が穀物酢 1 L につき 180 g 以上であって，かつ，発酵および熟成によって褐色または黒褐色に着色したものをいう。『大麦黒酢』：穀物酢のうち，原材料として大麦のみを使用したもので，大麦の使用量が穀物酢 1 L につき 180 g 以上であって，かつ，発酵および熟成によって褐色または黒褐色に着色したものをいう。

黒酢には，クエン酸等の有機酸，各種のアミノ酸，酢酸が含まれている。また，ジヒドロフェルラ酸（dihydroferulic acid, DFA）やジヒドロシナピン酸（dihydrosinapic acid, DSA）が存在し，抗酸化作用を示す。基礎研究では，黒酢による抗酸化作用，高血圧改善作用，脂質代謝改善作用が報告されている。予備的なヒト臨床研究では，黒酢含有食品による月経前症候群（PMS）および月経痛に対する症状緩和作用が示されている。食酢に含まれる酢酸を用いたヒト臨床試験では，抗肥満作用や高血圧改善作用が報告されている。

本邦では，特定保健用食品（トクホ）として，「酢酸」を関与成分とする製品が許可されており，「本品は食酢の主成分である酢酸を含んでおり，血圧が高めの方に適した食品です」といった表示例がある。

適正使用における許容性は高い。現時点では，医薬品との相互作用による有害事象は報告されていない。

なお，『食酢』の項も参照のこと。

用途・適応 疲労回復／高血圧改善作用／体重増加抑制・体重減少

黒大豆種皮抽出物　black soybean extract

学 *Glycine max*（大豆）　**英** black soybean extract

概　要 黒大豆種皮抽出物には，有効成分としてアントシアニン類が存在する。特に，シアニジン-3-グルコシド cyanidin-3-glucoside が特徴的なアントシアニンである。その他，delphinidin-3-glucoside や petunidin-3-glucoside といった成分も見出されている。

アントシアニン類には抗酸化作用があり，これまでの基礎研究では，黒大豆種皮抽出物の作用として，LDL 酸化抑制作用，内臓脂肪蓄積抑制作用，抗ウイルス作用等が報告されてきた。サプリメントとしては，眼精疲労対策にクロマニンといった製品が利用されている。

通常の食材に由来する成分であり，適正使用における許容性は高い。現時点では，医薬品との相互作用による有害事象は報告されていない。

クロム chromium

和 クロム，三価クロム，クロミウム，ピコリン酸クロム，クロミウムピコリネート
英 chromium, chromium picolinate

概　要　クロムは必須微量元素の一つであり，エネルギー代謝において重要なミネラルである。食品に存在するクロムの多くは三価クロムである（なお，六価クロムは中毒を生じる）。クロムは，糖代謝や脂質代謝，タンパク質代謝に関与する。食生活の変化や加齢に伴って，潜在的なクロム欠乏による糖代謝異常等の生活習慣病が考えられる。

臨床研究では，ピコリン酸クロムの投与によって糖尿病患者における血糖コントロール改善作用，脂質代謝異常の改善作用が認められている。なお，ダイエット（減量）用サプリメントの成分としてピコリン酸クロムが配合されていることがあるが，ピコリン酸クロムの減量（体脂肪減少）効果を示した質の高い臨床研究は知られていない。クロム含有サプリメントは，2型糖尿病における耐糖能異常やインスリン抵抗性の改善，脂質代謝異常の改善を目的とした補完医療として利用される。

適正使用における許容性は高い。現時点では，医薬品との相互作用による有害事象は報告されていない。

用途・適応　2型糖尿病における耐糖能異常やインスリン抵抗性の改善／脂質代謝異常の改善

用法・用量　『日本人の食事摂取基準（2005年版）』による1日あたりの推奨量（RDA）は，30～49歳の成人男性で40 μg，同世代の女性で30 μgである。上限量は設定されていない。『栄養素等表示基準値』は，30 μgと設定されている。

クロレラ *Chlorella* species

学 *Chlorella* species（*Chlorella pyrenoidosa*, *Chlorella vulgaris* 他）
英 chlorella, green algae, freshwater seaweed

概　要　クロレラは，淡水産の藻の一種であり，タンパク質やアミノ酸，ビタミン類，ミネラル類といった栄養素が豊富に含まれている。また，抗酸化作用のある葉緑素（クロロフィル）の含有量も多い。現在，食用クロレラとして特定の種類が栽培されている。健康食品としてのクロレラは，各種の必須栄養素が重量比で豊富に存在するとして健康上の訴求が行われている。しかし，クロレラが主食になるわけではないので，栄養素の供給源としては限られている。

基礎研究では，抗ウイルス作用，抗がん作用，免疫賦活作用，糖尿病予防作用が示唆されてきた。予備的な臨床試験では，クロレラ単独投与ではなく，他のサプリメントとの併用で効果を

認めたというケースが多い。たとえば，DHAを取り込ませたクロレラ摂取による高脂血症（脂質異常症）の改善，γアミノ酪酸（GABA）含有クロレラによる高血圧の改善という報告がある。また，線維筋痛症患者に対して2ヵ月間服用した結果，痛み等の症状が改善したというデータがある。

用途・適応 各種栄養素の補給／抗酸化作用／生活習慣病の予防や改善

格付け 有効性 ☆☆　安全性 ○○○

主要成分 タンパク質，アミノ酸，ビタミン類，ミネラル類，葉緑素（クロロフィル）。

作用機序 【基礎研究】抗酸化作用／抗ウイルス作用／抗がん作用／免疫賦活作用／糖尿病予防作用。

用法・用量 確立されていない。

慎重・注意 共通する作用機序を有する成分との併用に注意。

有害事象 適正使用における許容性は高い。ただし，悪心や嘔吐，下痢といった消化器症状，光過敏症等の皮膚障害が生じうる。稀にアレルギー症状や過敏症，肝障害が認められる。

相互作用 ワルファリン服用中は，ビタミンKを多く含有する食品である「納豆」や「クロレラ」の摂取を避けるようにとの食事指導が行われている。クロレラには，ビタミンK（ビタミンK_1）を含む葉緑素が存在する。これまでに，ワルファリン服用中の患者において，クロレラ摂取によると思われるトロンボテスト値の変動が報告されている。したがって，併用は避ける。

桑　*Morus* species

学 *Morus* species (*M. alba*, *M. nigra*)　和 桑（クワ）属
英 *M. alba*; white mulberry, *M. nigra*; black mulberry

概要 桑（*Morus alba*, *Morus nigra* 等 *Morus* species）は，葉，果実，根皮が薬用に利用されてきた。桑（*M.alba*, *M.nigra*）の葉に存在する1-デオキシノジリマイシン 1-deoxynojirimycinは，α-グルコシダーゼ阻害作用を有する。そのため，桑の葉（桑葉）を成分とするサプリメントが糖尿病に対して利用されている。また，伝統医療においても，桑の葉が糖尿病に用いられてきた。

これまでに基礎研究や予備的な臨床試験では，糖質・炭水化物の吸収遅延による抗糖尿病作用が示唆されている。

現時点では，特に問題となる有害事象は知られていない。桑（*M. nigra*）の果実は，ビタミンC，ルチン rutin，ペクチン pectin，アントシアニン類を含む。ペクチンは，緩下作用を有する。桑の果実は抗酸化作用を示す。桑（*M. nigra*）の根皮は，

レクチン類やフラボノイド類を含む。現時点では，医薬品との相互作用による有害事象は報告されていない。

用途・適応 糖尿病（桑葉抽出物）

格付け 有効性 ☆☆　安全性 ○○○

ケフィア　kefir

英 kefir

概要　ケフィアとは，発酵乳の一種であり，コーカサス地方を起源とする伝統食として摂取されてきた。プロバイオティクスとしての作用を有することから，機能性食品素材に用いられる。

ケフィアは，乳酸菌と酵母を含むケフィアグレイン（kefir grain）を生乳に加えて発酵させ，産生される。ケフィアグレインには特有の乳酸菌と酵母が共存し，発酵過程においてカリフラワー状の複合体を形成する。

ケフィアには，*Lactobacillus kefiri* や *Lactococcus lactis* などの乳酸菌，*Saccharomyces cerevisiae* といった酵母が存在する。ケフィアの抗菌作用に関する研究では，ケフィア由来の乳酸菌58 株が検討された。

ケフィアグレインの乳酸菌によって産生される水溶性多糖類として，グルコースとガラクトースから構成されるケフィラン kefiran（ガラクトグルカン）があり，多彩な機能性が知られている。具体的には，抗菌作用，抗真菌作用，抗腫瘍作用が知られている。ケフィアあるいはケフィランの働きに関する基礎研究において，腸管フローラを介した免疫調節作用，T 細胞を介した免疫賦活作用，抗炎症作用，喘息モデルマウスにおける抗炎症作用，血糖低下作用・整腸作用・脂質代謝改善作用，血圧上昇抑制作用が報告されている。

豊富な食経験を有する食用の成分であり，適正使用における許容性は高い。

用途・適応 整腸作用／免疫調節作用／抗炎症作用／生活習慣病予防作用

格付け 有効性 ☆☆　安全性 ○○○

主要成分 乳酸菌：*Lactobacillus kefiri* や *Lb. lactis*, *Lb. delbrueckii*, *Lb. helveticus*, *Lb. casei*, *Lb. kefiranofaciens*, *Lb. kefirgranum*, *Lb. parakefir* 等の多種類が見出されている。
酵母：*Saccharomyces cerevisiae* 等。
多糖類：ケフィラン kefiran。

作用機序 【基礎研究】整腸作用／抗菌作用／抗真菌作用／免疫調節作用／抗炎症作用／抗腫瘍作用／高血圧改善作用。

用法・用量 確立されていない。

慎重・注意	共通する作用機序を有する成分との併用による相加作用・相乗作用に注意。
有害事象	適正使用における許容性は高い。現時点では，特に問題となる有害事象は知られていない。
相互作用	現時点では，医薬品・サプリメント・食品との相互作用による有害事象は報告されていない。
メ　モ	ケフィアは，乳酸菌と酵母の共生 symbiosis による産物であり，乳酸菌による乳酸発酵と，酵母によるアルコール発酵から生成される。一方，ヨーグルトは，乳酸菌のみによる発酵である。

ケルセチン　quercetin

英 quercetin

概　要	ケルセチンとは，フラボノイドに分類されるファイトケミカルの一つである。フラボノイド類は，多くの植物においてアグリコンあるいは配糖体として存在する。食事に含まれるフラボノイド配糖体では，ケルシトリン quercitrin，ルチン rutin，ロビニン robinin 等が多い。消化管において，ケルシトリンとルチンはケルセチンに，ロビニンはケンフェロール kaempferol へ分解される。ケルセチンあるいはフラボノイド類は，抗炎症作用，抗酸化作用，循環改善作用，毛細血管脆弱性改善作用といった作用を有する。 基礎研究や疫学調査によると，ケルセチンおよびフラボノイドは，血管内皮機能を改善し，心血管疾患を予防する。さらに，予備的な臨床研究において，高血圧や虚血性心疾患の患者への投与で血管内皮機能の改善が示されている。前立腺炎への効果として，カテゴリーⅢA あるいはⅢB の慢性骨盤疼痛症候群（chronic pelvic pain syndrome, 前立腺関連疼痛症候群）を有する男性被験者に，ケルセチン（1,000 mg, 分2）を投与した臨床研究において，症状改善作用が認められたという。 豊富な食経験を有する食用の成分であり，適正使用における許容性は高い。現時点では，医薬品，サプリメント，食品との相互作用による有害事象は報告されていない。 なお，『ビタミン P』『ヘスペリジン』『ルチン』の項も参照のこと。
用途・適応	抗炎症作用／抗酸化作用／循環改善作用／毛細血管脆弱性改善作用／血管内皮機能改善／心血管疾患の予防および改善作用
格付け	有効性 ☆☆☆　安全性 ○○○

ゲルマニウム　germanium

英 germanium　化 Ge

概　要　ゲルマニウムは，多くの植物性食品にごく微量に存在する元素である。ヒトでの有用性および臨床的意義は必ずしも明確ではなく，本邦では栄養素としての摂取基準は設定されていない。いかなる動物においても，ゲルマニウム欠乏症は知られていない。なお，ヒトでのゲルマニウム摂取量は，1.5 mg/日と推定されている。有機ゲルマニウムの働きとして，抗酸化作用，免疫調節作用，重金属解毒作用，抗がん作用等を想定する考えもある。しかし，ゲルマニウムをサプリメントとして摂取する場合では，腎障害，肝障害，神経障害など数多くの重篤な有害事象が報告されている。

1980年代，がん患者にスピロゲルマニウム spirogermanium を投与した臨床研究が報告されたが，いずれも有効性は明らかではなく，重篤な副作用が示されている。1991年の報告によると，1982年以降，二酸化ゲルマニウム（無機ゲルマニウム）の摂取による急性腎障害が18例報告されている。これらの症例におけるゲルマニウム摂取量の合計（累計の摂取量）は16gから328gであり，推定平均摂取量の100倍から2,000倍に相当する。本邦では，1988年に厚生省（当時）から「ゲルマニウムを含有させた食品の取扱いについて」とする通知が出されており，「酸化ゲルマニウムを含有させた食品の摂取と，同食品を継続的に摂取した者に散見される人の健康障害との間には，臨床的データから強い因果関係があることが認められ，また，動物実験においても，酸化ゲルマニウムを継続的に動物に投与することにより人と同様の健康障害が発生することが認められるため，酸化ゲルマニウムを含有させた食品を継続的に摂取することは避けること」との注意喚起が行われている。現時点では，ゲルマニウムの摂取による有効性は明確ではなく，むしろその毒性による副作用発生のリスクが高いと考えられる。したがって，ゲルマニウム含有健康食品の使用は避けること。

コーヒー　coffee

和 コーヒー，珈琲，コーヒーノキ，コーヒーの木
英 coffee　学 *Coffea arabica*, *Coffea robusta* 他

概　要　コーヒーノキ（コーヒーの木）は，アフリカ原産のアカネ科の常緑樹であり，アラビカ種やロブスタ種が代表的である。主な成分としてカフェインのほか，クロロゲン酸 chlorogenic acid やその分解生成物のカフェ酸 caffeic acid（コーヒー酸）等のポリフェノール類が知られている。

基礎研究では，コーヒー成分（カフェストール）による抗がん作用や抗糖尿病作用が示されている。コーヒー香気は，リラクセーション作用や認知機能改善作用を有する。疫学研究では，コーヒーの習慣的な摂取によって，大腸がんリスク低減作用，肺がんリスク低減作用，糖尿病発症リスク低減作用，低血圧改善作用，胆嚢疾患（胆石症）抑制作用，痛風リスク低減作用，認知機能維持作用，パーキンソン病リスク抑制作用が示唆されている。コーヒーはカフェイン含有飲料であり血圧上昇作用を有するが，疫学研究ではコーヒーの摂取と高血圧の発症との関連性は否定的である。

豊富な食経験を有する食用の成分であり，許容性は高いと考えられる。ただし，カフェインによる作用として，頭痛や不眠，興奮，悪心・嘔吐，胃腸障害，利尿作用，不整脈等を生じうる。現時点では，医薬品との相互作用による有害事象は報告されていない。ただし，コーヒーの有する働きからの推測により，交感神経賦活作用を有する医薬品やカフェインとの相互作用を有する医薬品等との理論的な相互作用の可能性が考えられている。また，コーヒーは，アレンドロネート alendronate のバイオアベイラビリティを60％低下させる。さらに，カフェインの有する働きからの推測により，次の医薬品に関して，理論的な相互作用の可能性が考えられている。■チトクローム P450 の分子種のうち，CYP1A2 に関連する薬剤（CYP と医療用医薬品との関連については巻末の別表参照）。■抗血小板薬や抗凝固薬。■clozapine。■シメチジン cimetidine。■ジスルフィラム disulfiram。■エストロゲン。以上の医薬品との併用は慎重に行い，医師の監視下に関連指標をモニターすること。

なお，本邦では，特定保健用食品（トクホ）として，コーヒー豆マンノオリゴ糖を関与成分とする製品が許可されており，たとえば「ビフィズス菌を適正に増やして腸内環境を良好に保つので，お腹の調子に気を付けている方に適しています」あるいは「体脂肪が気になる方に適しています」といった表示がある。これは，「コーヒー粕（コーヒー豆を抽出した後の粕）」に含まれるマンナンを原材料とする天然オリゴ糖（コーヒーオリゴ糖）による作用である（コーヒーの抗酸化成分等による生活習慣病予防といった訴求とは異なる）。

用途・適応 抗酸化作用／抗がん作用／糖尿病発症リスク低減作用／痛風リスク低減作用／認知機能維持作用／パーキンソン病リスク抑制作用

香酢　Chinese black rice vinegar

和 香酢（こうず），香醋（こうず）　英 Chinese black rice vinegar

概要 香酢とは，中国南部において伝統的に用いられてきた米黒酢の一種である。通常，もち米を原材料とする（米以外の穀類も原材料となりうる）。元来，調味酢であるが，近年の健康志向の高まりとともに，希釈して飲みやすくした飲料（清涼飲料水等）や，有効成分を濃縮したカプセル状の健康食品等，さまざまなタイプの香酢製品が販売されている。香酢には，機能性成分として，クエン酸等の有機酸，各種のアミノ酸，酢酸が存在する。機能性食品素材として疲労回復等の訴求が行われている。
なお，『食酢』『黒酢』の項も参照のこと。

高麗人参　*Panax ginseng*

和 高麗人参（コウライニンジン），朝鮮人参（チョウセンニンジン），御種人参（オタネニンジン）
英 Asian ginseng, Chinese ginseng, Japanese ginseng, Korean ginseng
学 *Panax ginseng*

概要 高麗人参（朝鮮人参）は，ウコギ科ニンジン属の生薬であり，中国伝統医学の処方や和漢薬として利用されてきた。『日本薬局方』には，高麗人参の効能として虚弱体質の改善や肉体疲労の回復，病中病後の体力回復があげられている。なお，高麗人参は，同じウコギ科である田七人参とは有効成分の種類や含有量に違いがある。高麗人参の代表的な有効成分は，サポニン配糖体に分類されるジンセノサイド ginsenoside である。ジンセノサイドは，Ra1，Ra2，Ra3，Rb1，Rc，Rd 等 30 種類近くが知られている。ジンセノサイドは，中枢神経系に対して，刺激的にも抑制的にも作用する。したがって，高麗人参のアダプトゲン作用は，生体のホメオスターシスを維持するためのシナジーによる作用に基づくと考えられる。

基礎研究では，抗酸化作用，抗ウイルス作用，抗ストレス作用，抗糖尿病作用，抗がん作用，循環改善作用等が示されてきた。予備的な臨床研究では，認知機能の改善，心血管疾患の予防および改善，狭心症治療，高脂血症（脂質異常症）改善，血糖コントロール改善，がん患者の QOL 改善，勃起障害改善，運動耐用能改善等が示唆されている。

伝統医療で用いられてきた生薬の成分であり，適正使用における許容性は高いと考えられる。ただし，妊娠中や授乳中は利用を避ける。高麗人参の成分に対して，口渇感や動悸，発疹，悪心や嘔気，不眠等を認めることがある。アレルギー・過敏症，消化器系症状，皮膚症状を生じうる。

現時点では，医薬品との相互作用による有害事象は報告されていない。ただし，高麗人参の有する働きからの推測により，類似した効能を有する成分との理論的な相互作用の可能性が考え

られている。なお，チトクローム P450 に対する高麗人参の作用に関して，CYP1A2, 2D6, 2E1, 3A4 の活性に対する有意な影響は認めないという報告がある一方，CYP2D6 阻害や CYP3A4 誘導を示した研究もある。臨床的意義は明確ではないが，該当する医薬品との併用には注意する。ワルファリンと高麗人参との併用を行った臨床試験では，S-warfarin あるいは R-warfarin のいずれの動態にも変化はなく，相互作用は認められなかった。一方，高麗人参が S-warfarin のクリアランスを増加させるという知見が報告されている。

用途・適応 アダプトゲン作用／スタミナの補給や疲労回復／虚弱体質の改善や体力回復／抗ストレス作用／冷え症改善／血小板凝集阻害作用／勃起障害改善作用／抗がん作用／抗炎症作用／抗酸化作用／免疫調節作用

コエンザイム Q10　coenzyme Q10

化 2,3 dimethoxy-5 methyl-6-decaprenyl benzoquinone
別 ubiquinone ユビキノン，ビタミン Q　**和** コエンザイム Q10，コーキュー・テン，ユビキノン，ユビデカレノン，補酵素 Q10，ビタミン Q　**英** coenzyme Q10, CoQ10

概　要 コエンザイム Q10（CoQ10）は，体内に広く分布するビタミン様物質であり，特に心臓や肝臓，腎臓，膵臓といった組織に豊富に存在する。CoQ10 の体内濃度は，加齢に伴って減少する。また，心疾患や糖尿病，筋ジストロフィー，パーキンソン病，悪性腫瘍，HIV/AIDS といった慢性疾患では，CoQ10 が低下しているという報告がある。現在，さまざまな生活習慣病や慢性疾患の予防・改善，アンチエイジング（抗加齢）といった目的にて CoQ10 が利用されている。

臨床試験において CoQ10 投与による有効性が示唆された疾患は，高血圧，糖尿病，虚血性心疾患，心不全，心筋症，パーキンソン病，筋ジストロフィー，Friedreich 失調症，ハンチントン病，片頭痛，男性不妊症，スタチン誘導性ミオパチー等である。サプリメントとしての CoQ10 の効能効果は，① ATP 産生作用，②抗酸化作用の2つの機序に基づく。CoQ10 は，1974 年に厚生省（当時）より医療用医薬品ユビデカレノンとして承認を受けた。その効能効果は「基礎治療施行中の軽度および中等度のうっ血性心不全症状」であり，用法・用量は1回 10 mg を1日3回食後に経口投与とされている。その後，2001 年に厚生労働省によって CoQ10 が「医薬品的効果効能を標榜しない限り食品と認められる成分」とされた。

用途・適応 高血圧／虚血性心疾患／血管機能改善作用／心不全／筋ジストロフィー／運動能向上／抗酸化作用／ATP 産生増加作用

格付け 有効性 ☆☆☆　安全性 ○○○

主要成分 コエンザイム Q10

作用機序 【基礎研究】抗酸化作用／ATP 産生増加作用。【臨床研究】高血圧／虚血性心疾患／心不全／筋ジストロフィー／運動能向上／2型糖尿病における血管機能改善／妊娠中毒症リスク低減作用。

用法・用量 通常，1 日あたり 30 〜 360 mg。臨床試験では 1 日 1,200 mg の投与例あり。

慎重・注意 共通する作用機序を有する成分との併用に注意。

有害事象 適正使用における許容性は高い。ただし，胃腸症状（胃部不快感，食欲減退，吐気，下痢）および過敏症（発疹）を生じることがある。

相互作用 ■ワルファリンと CoQ10 の併用投与により，ワルファリンの抗凝固作用が減弱したという症例が報告されている。臨床的意義は必ずしも明らかではないが，併用投与は慎重に行う。■スタチン（HMG-CoA 還元酵素阻害薬）は血中 CoQ10 値を低下させるため，スタチン系医薬品投与時には CoQ10 の摂取が推奨できる。

コショウ *Piperaceae nigrum*

和 コショウ，黒胡椒，白胡椒
英 pepper, black pepper, white pepper　学 *Piperaceae nigrum* L.

概要 コショウ科植物は 12 属 3,000 種ほどが知られており，それらの多くは熱帯地域に分布する。香辛料として一般的なコショウ（胡椒）は，インド原産のコショウ科蔓性低木の *Piperaceae nigrum* L. である。未熟果実が胡椒 pepper，黒胡椒（クロコショウ）black pepper と呼ばれる。成熟果実の果皮を除いた種子が白胡椒（シロコショウ）white pepper である。どちらも，伝統医学では芳香辛味性健胃薬として用いられてきた。

有効成分として，辛味成分ピペリン piperine，精油 *l*-phellandrin 等が存在する。

基礎研究では，ピペリンによる抗酸化作用，抗糖尿病作用が報告されている。適正使用における許容性は高い。米国では GRAS（generally recognized as safe）とされている。現時点では，医薬品との相互作用による有害事象は報告されていない。ただし，コショウ成分の有する働きからの推測により，CYP3A4 や P 糖タンパク質により代謝を受ける薬剤全般との理論的な相互作用の可能性が考えられている。したがって，これらの医薬品と併用する際には，必要に応じて臨床所見や検査指標の経過観察を行う。なお，コショウ科の植物に，ナガコショウ（学名 *Piperaceae longum* L.，別名ロングペッパー，インドナガコショウ）がある。ナガコショウの熟した果穂がヒハツとしてサ

プリメント成分にも利用される。『ヒハツ』の項も参照。

ゴマ　*Sesamum indicum*

和 胡麻　英 sesame　学 *Sesamum indicum*

概　要　胡麻（ごま）は，伝統的に養生食あるいは香辛料として広く利用されてきた。ごま油は調味料としても用いられている。ごま種子油は，オレイン酸やリノール酸等の不飽和脂肪酸を含む。また，パルミチン酸やステアリン酸等の存在も知られている。

近年，ごま種子やごま油の生理活性作用に関する研究において，有効成分としてセサミン sesamin が注目されている。セサミンは，ごまリグナンの一種であり，抗酸化作用，降圧作用，コレステロール低下作用，免疫調節作用といった多彩な作用が報告されている。予備的な臨床研究によると，高コレステロール患者に 1 日あたりセサミン 32.4 mg を 4 週間，続いて 64.8 mg を 4 週間，合計 8 週間投与した結果，総コレステロールおよび LDL コレステロールが対照群に比べて有意に低下したという。また，100 mg のセサミンを 7 日間投与した研究において，アルコール代謝促進作用を示唆する研究も報告されている。

適正使用における許容性は高い。

なお，『ゴマペプチド』『セサミン』の項も参照のこと。

ゴマペプチド　sesame peptide

英 sesame peptide, sesame peptide powder (SPP)
学 *Sesamum indicum*（ゴマ，胡麻）

概　要　ゴマ（胡麻）ペプチドとは，ゴマ由来のタンパク質分解産物（ペプチド）である。近年の研究により，ゴマのタンパク質画分を酵素的に分解した産物（ゴマペプチド）が，アンジオテンシン変換酵素（ACE）阻害活性を有し，血圧降下作用を示すことが明らかになった。ゴマペプチドの降圧作用は，自然発症高血圧ラットを用いた動物実験，正常高値および軽症高血圧者を対象としたヒト臨床研究によって確認されている。

臨床研究では，ゴマペプチド 500 mg/日の投与によって，有意な降圧作用が認められた。ゴマに含まれる ACE 阻害ペプチドに関する研究において，Leu-Ser-Ala, Leu-Gln-Pro, Leu-Lys-Tyr, Ile-Val-Tyr, Val-Ile-Tyr, Leu-Val-Tyr および Met-Leu-Pro-Ala-Tyr の 7 種のペプチドの降圧作用が確認された。

本邦では，特定保健用食品（トクホ）として，ゴマペプチドを関与成分とする製品が許可されており，「本品はゴマペプチドを含んでおり，血圧が高めの方に適した飲料です」等の表示がある。

適正使用における許容性は高い。

なお,『ゴマ』『セサミン』の項も参照のこと。

用途・適応 高血圧改善作用

格付け 有効性 ☆☆☆　安全性 ○○○

コラーゲン　collagen

英 collagen

概要 コラーゲンはタンパク質の一種であり，骨や軟骨，腱，皮膚といった組織に豊富に存在する。結合組織の主な構成成分であることから，コラーゲンが骨や関節，皮膚に対する機能性食品として用いられている。

これまでの研究では，コラーゲンによる骨代謝改善作用，関節炎や骨粗鬆症の改善作用が示唆されている。また，皮膚に対する作用を検証した予備的試験では，皮膚の水分維持，柔軟性や粘弾性の増加，肌荒れの改善といった働きが報告されている。

サプリメントの原材料は，牛・豚・魚等に由来する。

適正使用における許容性は高い。ただし，コラーゲンの成分に対して，発疹や胃腸症状等のアレルギー症状や過敏症が現れることがある。なお，コラーゲンの加水分解物に由来する精製タンパク質がゼラチン gelatin である。ゼラチンは，米国ではGRAS（generally recognized as safe）とされている。

用途・適応 骨・軟骨・皮膚の機能維持／骨粗鬆症の予防・改善／関節疾患の予防と改善／皮膚に対する美容効果

格付け 有効性 ☆☆☆　安全性 ○○○

コレウス・フォルスコリ　*Coleus forskohlii*

学 *Coleus forskohlii*　和 カリウスフォレスコリー，コレウス・フォルスコリ

概要 コレウス・フォルスコリは，インドやネパールに自生するシソ科の植物であり，有効成分として，ジテルペン類のフォルスコリンが存在する。フォルスコリンは，平滑筋や心筋のアデニル酸シクラーゼを活性化し，c-AMP（cyclic AMP）の産生を増加させる。フォルスコリンには脂肪分解促進作用があり，コレウス・フォルスコリが減量目的のサプリメントとして利用されている。脂肪細胞における脂肪分解過程では，カテコールアミン類といった脂肪分解促進ホルモンが，脂肪細胞膜に存在するβ-アドレナリン受容体と結合し，Gタンパク質を介してアデニル酸シクラーゼを活性化し，c-AMPを増加させる。これにより，ホルモン感受性リパーゼがリン酸化され，活性化されることによって，脂肪分解が生じる。予備的な臨床研究では，コレウス・フォルスコリによる減量効果が報告されている。

用途・適応	肥満（コレウス・フォルスコリあるいはフォルスコリンの経口投与）
格付け	有効性 ☆☆☆　安全性 ○○○
主要成分	ジテルペン類の一種，フォルスコリン forskolin。
作用機序	【基礎研究】アデニル酸シクラーゼ活性化作用／c-AMP 産生増加作用／血小板機能阻害作用／脂肪分解促進作用／抗肥満作用。【臨床研究】抗肥満作用／体脂肪量減少／体重減少／除脂肪体重維持。
用法・用量	一般に，肥満者に対して，10％フォルスコリン抽出物 500 〜 1,000 mg（分 2 〜分 3）/日を食前に 8 〜 12 週間経口投与。
慎重・注意	共通する作用機序を有する成分との併用に注意。
有害事象	適正使用における許容性は高い。経口摂取により一過性の消化器症状（軟便や下痢）を生じることがあるが，摂取中止により寛解する。
相互作用	現時点では，医薬品との相互作用による有害事象は報告されていない。ただし，フォルスコリンは抗血小板作用を有しているため，理論的には，抗凝固薬・血小板機能抑制薬との併用によって相加作用・相乗作用を生じうる。併用は慎重に行い，医師の監視下に関連指標をモニターすること。

コロハ　*Trigonella foenum-graecum*

学 *Trigonella foenum-graecum, Trigonella foenugraecum*
和 胡蘆巴（コロハ），フェヌグリーク
英 fenugreek　別 Greek clover, Greek hay seed, Methi

概　要	コロハは，マメ科一年草であり，種子がインドや北アフリカの伝統医療において利用されてきた。コロハの種子には，特有の成分として，トリゴネリン，4-ハイドロキシイソロイシン（4-OH-Ile）等が存在し，食後過血糖を抑制する。4-OH-Ile は，コロハに特異的なアミノ酸であり，インスリン分泌促進作用をもつことから，血糖降下作用を有する成分の一つである。また，コロハにはクマリン誘導体等の成分も存在する。基礎研究および予備的な臨床試験では，糖尿病および脂質異常症に対する効果が報告されている。
用途・適応	2 型糖尿病／脂質異常症
格付け	有効性 ☆☆　安全性 ○○○
主要成分	薬用部分は種子。トリゴネリン trigonelline，4-ハイドロキシイソロイシン 4-hydroxyisoleucine（4-OH-Ile），sotolon が存在。
作用機序	【基礎研究】グルコース依存性インスリン分泌促進作用／糖尿病

改善作用／高脂血症（脂質異常症）改善作用／血小板凝集抑制作用。【臨床研究】1型および2型糖尿病における血糖コントロール改善作用／高脂血症（脂質異常症）改善作用。

用法・用量 確立されていない。

慎重・注意 共通する作用機序を有する成分との併用に注意。

有害事象 適正使用における許容性は高い。米国ではGRAS（generally recognized as safe）とされている。

相互作用 現時点では，医薬品との相互作用による有害事象は報告されていない。ただし，コロハの有する働きからの推測により，次の医薬品に関して，理論的な相互作用の可能性が考えられている。■抗凝固薬・血小板機能抑制薬。■糖尿病治療薬。■カリウム排泄促進薬。■甲状腺ホルモン薬。以上の医薬品との併用は慎重に行い，医師の監視下に関連指標をモニターすること。

コンドロイチン　chondroitin

和 コンドロイチン，コンドロイチン硫酸塩，硫酸コンドロイチン
英 chondroitin, chondroitin sulfate

概　要 コンドロイチンは，関節軟骨や結合組織の構成成分である。コンドロイチンは，グルコサミン glucosamine 等から構成される一連の分子・グリコサミノグリカンの一つである。コンドロイチンは分子量が大きいため，消化管からの吸収効率は高くないとされる。

基礎研究において，抗炎症作用，脂質代謝改善作用，抗動脈硬化作用，抗血栓形成作用等が示されてきた。臨床試験では，変形性関節症や関節炎に対する効果が認められている。グルコサミンと併用されることも多い。硫酸コンドロイチンの骨関節症に対する効果を検証したメタ分析によると，7報の二重盲検ランダム化比較試験における合計372名の患者データが解析された結果，偽薬投与群に比べてコンドロイチン投与群では，Lequesne index および疼痛VASでの有意な改善が認められた。コンドロイチンによる有意な改善効果の発現には，2～4ヵ月間の投与が必要である。変形性膝関節症患者に対するグルコサミンとコンドロイチンの併用投与により，重症度の高い患者において効果を認めたという報告がある。

用途・適応 変形性関節症や関節炎に伴う症状の予防や改善

格付け 有効性 ☆☆　安全性 ○○○

主要成分 コンドロイチン（コンドロイチン硫酸塩，硫酸コンドロイチン）

作用機序 【基礎研究】抗炎症作用／脂質代謝改善作用／抗動脈硬化作用／抗血栓形成作用。【臨床研究】変形性関節症や関節炎に伴う症状

の改善。

用法・用量 1日あたり800〜1,500 mg（分2〜分3）にて摂取。グルコサミンとの併用例も多い。

慎重・注意 共通する作用機序を有する成分との併用に注意。

有害事象 適正使用における許容性は高い。ただし，胸やけや悪心，嘔吐，下痢といった胃腸障害を生じうる。

相互作用 現時点では，医薬品との相互作用による有害事象は報告されていない。ただし，ワルファリン服用中の患者において，高用量のグルコサミン（3,000 mg/日）およびコンドロイチン（2,400 mg/日）との併用投与により，ワルファリン作用増強の可能性が示唆されている。コンドロイチンはごく弱い抗凝固作用をもつとされるが，通常の用法・用量では，相互作用による有害事象のリスクは考えにくい。

コンフリー　*Symphytum officinale*

和 ヒレハリソウ　英 comfrey, common comfrey　学 *Symphytum officinale*

概　要 コンフリーは，コーカサス地方を原産とするムラサキ科ヒレハリソウ属の多年草であり，本邦では家庭菜園等でも栽培されてきた。若葉を食用に用いることがあるという。シンフィツム（*Symphytum*）種のコンフリーには，コモンコンフリー（common comfrey）として知られる一般的なコンフリー（*Symphytum officinale*）のほか，プリックリーコンフリー（*Symphytum asperum*）やロシアンコンフリー（*Symphytum x uplandicum*），ブルーコンフリー（*Symphytum caucasicum*）等がある。コンフリーの薬用部分は葉・茎および根であり，欧米では茶飲料やサプリメントとして消化器系症状や呼吸器系症状等に用いられてきた。

しかし，近年，コンフリーの摂取に伴う肝静脈閉塞性疾患等の有害事象の報告例が海外にて散見されるようになった。米国ではコンフリー製品の自主回収が勧告され，カナダではコンフリー含有食品を摂取しないように勧告された。また，ドイツでは摂取制限に関する指針が発表されている。本邦では健康被害事例は知られていないが，2004年6月，厚生労働省より，「販売されたコンフリーおよびこれを含む食品の摂取を控えること」，「自生し，または自家栽培したコンフリーについても，その摂取を控えること」とする通知が行われている。コンフリーには，ピロリジジン・アルカロイド（pyrrolizidine alkaloids；PAs）が含まれており，肝障害を生じうると考えられる。

サージ *Hippophae rhamnoides*

学 *Hippophae rhamnoides* **別** オブレピーハ Oblepikha, 沙棘, サジ, サジー
和 スナヂグミ **英** sea buckthorn

概　要 サージとは，ロシアや中国に自生するグミ科の植物であり，種子や果実，葉が薬用および食用に利用されてきた。中国名は沙棘，ロシア名はオブレピーハである。サージ果実には，カロテノイド類（α-カロテンやβ-カロテン），フラボノイド類，トコフェロール類，ビタミンC等が含まれ，抗酸化作用を示す。酒石酸やリンゴ酸，酢酸といった有機酸も存在する。サージ種子には，α-リノレン酸，リノール酸，オレイン酸といった不飽和脂肪酸が豊富に含まれている。

サージ種子油をアトピー性皮膚炎患者に経口投与した臨床試験では，皮膚生検にて脂質代謝改善作用が示されている。その他，サージ葉抽出物によるタンパク質非酵素的糖化抑制活性も報告されている。

伝統的に利用されており，適正使用における許容性は高いと考えられる。現時点では，医薬品との相互作用による有害事象は報告されていない。

用途・適応 抗酸化作用／抗アレルギー作用
格付け 有効性 ☆☆　安全性 ○○

ザイラリア *Xylaria* species

和 ザイラリア，烏霊参（うれいじん）　**英** Xylaria, Wulingshen, Wuling Mushroom
学 *Xylaria* species, *X. nigripes*
別 烏霊菌，烏霊茸，クロサイワイタケ（黒幸茸），マメザヤタケ（*X. polymorpha*）

概　要 ザイラリアとは世界各地に分布する*Xylariaceae*科（クロサイワイタケ科）のキノコ類の総称である。*X. arenicola*, *X. brasiliensis*, *X. escharoidea*, *X. furcata*, *X. nigripes*, *X. piperiformis*, *X. rhizomorpha*等多くの種類が見出されている。中国の民間療法では，ザイラリア（*X. nigripes*）が利用されてきた。ザイラリア（*X. nigripes*）は，多糖類，ビタミン，ミネラル，植物ステロール等を含み，健康保持・疾病予防作用をもつと考えられる。各種のザイラリアからは，xylariamide A や xanthone（キサントン）類が単離されている。

基礎研究では，抗酸化作用が報告された。伝統医療で用いられてきた成分であり，適正使用における許容性は高いと考えられる。

ザクロ *Punica granatum*

和 ザクロ，サンセキリュウ，セキリョウ　**英** Pomegranate　**学** *Punica granatum*

概　要	ザクロは，西アジア原産の落葉高木であり，果実が食用に用いられるほか，樹皮や根皮が石榴皮・石榴根皮という生薬として利用されてきた。ザクロ果汁には，抗酸化作用を示すフラボノール類，タンニン類，エラグ酸等が存在する。果汁，果皮および脂質には弱いエストロゲン作用があるとされ，更年期障害等婦人科系疾患への応用が注目されてきた。一方，ザクロ製品から女性ホルモン様物質は検出できなかったとする報告もあり，今後，製品の標準化・規格化についての検討が必要と考えられる。ザクロ種子に存在するファイトケミカルとして，ウルソール酸やβシトステロールの報告がある。ノナコサンや没食子酸，エストロゲン類も検出されたという。果汁，果皮，種子脂質成分による抗がん作用（腫瘍細胞増殖・細胞周期・血管新生等に対する阻害作用）および抗炎症作用が示唆されている。 ザクロ果汁を用いた予備的な臨床研究において，前立腺がん抑制作用や動脈硬化性疾患改善作用，高血圧改善作用等が示唆されている。
用途・適応	抗酸化作用／動脈硬化抑制作用／高血圧改善作用
格付け	有効性 ☆☆☆　安全性 ○○○
主要成分	フラボノール類，タンニン類，エラグ酸，没食子酸 gallic acid。ellagitannin の一種であるパニカラギン punicalagin。ルテオリン luteolin，ケルセチン quercetin，ケンフェロール kaempferol。ウルソール酸 ursolic acid，βシトステロール beta-sitosterol。ノナコサン nonacosene。
作用機序	【基礎研究】抗酸化作用／抗炎症作用／抗がん作用／内在性エストロゲン産生阻害作用／アロマターゼ活性抑制作用／ACE 活性阻害作用。【臨床研究】前立腺がん抑制作用／動脈硬化性疾患改善作用／高血圧改善作用。
用法・用量	ザクロ果汁：8 オンス（240 mL）/日（570 mg の没食子酸 gallic acid 相当量）。50 mL/日（1.5 mmol のポリフェノール相当量）。ポリフェノール 2.66 g/日。近年，ザクロのエラグ酸 ellagic acid を含むサプリメントが製品化されている。
慎重・注意	共通する作用機序を有する成分との併用に注意。
有害事象	適正使用における許容性は高い。アレルギー・過敏症に注意。
相互作用	現時点では，医薬品との相互作用による有害事象は報告されていない。なお，ザクロ果汁による CYP2C9 活性阻害作用を認めたという基礎研究の報告がある。一方，ザクロ果汁による CYP3A 活性への影響を検証した基礎研究およびヒト臨床試験では有意な作用は認められなかった。

サム・イー (SAMe) S-adenosyl-L-methionine

化 S-adenosyl-L-methionine　英 SAMe, ademetionine, adenosylmethionine

概　要　サム・イー(SAMe)とは，S-アデノシル-メチオニン(S-adenosyl-L-methionine) というアミノ酸の一種であり，メチオニンから合成され，生体内に広く分布する。体内では100以上の生化学反応に関与しているが，加齢とともに減少する。

予備的な臨床試験では，軽症から中等度のうつ病，関節炎，アルコール性あるいは薬剤性肝障害，線維筋痛症に対する効果が報告されている。

SAMeの抗うつ作用のメカニズムに関して，詳細は不明である。脳内のセロトニン代謝への影響，ドパミンやノルエピネフリンの濃度への作用が報告されている。関節炎や関節リウマチへの効果については，SAMeによる抗炎症作用，軟骨修復促進作用等が知られている。肝障害では，メチオニンからSAMeの合成能が低下しており，そこにSAMeを投与することで，改善が認められる。

用途・適応　抗うつ作用／パーキンソン病に伴ううつ病の改善作用／関節炎改善作用／関節リウマチに伴う症状の改善作用／アルコールおよび薬剤性肝障害の改善作用／線維筋痛症の改善作用

格付け　有効性 ☆☆☆　安全性 ○○○

主要成分　S-アデノシル-メチオニン (S-adenosyl-L-methionine)

作用機序　【基礎研究】脳内セロトニン代謝調節，ドパミン・ノルエピネフリン代謝調節／抗炎症作用／軟骨修復促進作用。【臨床研究】うつ病／関節症・関節炎／アルコール性および薬剤性肝障害／線維筋痛症。

用法・用量　●うつ病：400～1,600 mg/日。●関節症・関節炎：600 mg/日。●アルコール性肝障害および肝硬変：1,200～1,600 mg/日。●線維筋痛症：800 mg/日。

慎重・注意　共通する作用機序を有する成分との併用に注意。

有害事象　適正使用における許容性は高い。なお，高用量を摂取した場合，頭痛や消化器症状等を認めることがある。

相互作用　SAMeの有する働きからの推測により，次の医薬品に関して，理論的な相互作用の可能性が考えられている。■抗うつ薬。■デキストロメトルファン dextromethorphan。■メペリジン meperidine。■ペンタゾシン pentazocine。■トラマドール tramadol。■レボドパ levodopa。■モノアミンオキシダーゼ(MAO)阻害薬。以上の医薬品との併用は慎重に行い，医師の監視下に関連指標をモニターすること。

サメ肝油エキス　shark liver oil

和 サメ肝油エキス，深海鮫肝油エキス　**英** shark liver oil
別 肝油エキス，スクワレン，スクワラン

概　要　サメ肝油エキスは，深海産のサメの肝臓に含まれる油脂を採取した成分であり，スクワレン squalene やアルキルグリセロール alkylglycerol 等を含む。深海サメの肝臓は，体重の 25％を占めるという。サメ肝油エキスは，通常，deep sea shark (*Centrophorus squamosus*)，dogfish (*Sqaulus acanthias*)，basking shark (*Cetorhinus maximus*) 等の深海サメの肝臓から得られる。有効成分は，トリテルペン類のスクワレン，アルキルグリセロール，ビタミン A や D，各種の脂肪酸等である。これまでに，50 種類以上の脂肪酸が同定されている。

基礎研究では，スクワレンによる抗酸化作用や肝機能保護作用等が報告されてきた。アルキルグリセロール類についても，免疫調節作用といった機能性が知られている。スカンジナビア地域では，サメ肝油エキスが，40 年以上にわたり，皮膚疾患や各種のがん・悪性腫瘍等に利用されてきたという。慢性肝炎に効果があったという臨床例も報告されている。基礎研究では，深海サメ肝油成分が，腎臓がんや膀胱がん等における血管新生を阻害することが示されている。また，肝油由来の脂肪酸メチルエステルが，抗がん作用を示すという研究もある。その他，B 型および C 型慢性肝炎患者に深海サメ肝油エキスを投与したところ，自覚症状や肝機能指標における改善効果が示されたという報告がある。

ヒトの皮脂中にもスクワレン squalene が存在する。そのため，化粧品に同様の成分が利用される。ただし，サメ肝油エキスのスクワレンは酸化されやすいため，化粧品の油脂成分として配合する場合には水素添加によって化学的に安定化させる。これをスクワラン squalane といい，乳液やクリームの原料となる。酸化されやすいスクワレンに対して，スクワランは皮膚の上でも安定した状態を保ち，安全性の高い成分として作用する。一方，サプリメント・健康食品では，スクワレンを主成分とし，サメ肝油エキスとして利用される。こちらはカプセル化することにより酸化を防ぐように工夫されている。

一般に，適正使用における許容性は高い。機能性食品素材として，効能効果に関する基礎研究や臨床研究は十分ではなく，今後の研究成果が期待される。

用途・適応　免疫調節作用／がん治療における補完療法／肝臓保護作用／抗酸化作用

格付け　有効性 ☆☆　安全性 ○○○

サメ軟骨　shark cartilage

英 shark cartilage

概要　サメ軟骨は，血管新生抑制作用を有し，抗がん作用を示すと考えられている。基礎研究では抗がん作用が報告されているが，予備的な臨床研究では顕著な効果は認められず，臨床的意義についての議論が続いている。一般に，シュモクザメ（撞木鮫，*Sphyrna zygaena*）やアブラツノザメ（油角鮫，*Squalus acanthias*），ヨシキリザメ（*Prionace glauca*），アカシュモクザメ（*Sphyrna lewini*）等が，サメ軟骨サプリメントに用いられる。サメ軟骨は，40％程度がタンパク質（コラーゲン等），5〜20％がグリコサミノグリカン（コンドロイチン等），カルシウム塩，その他で構成されている。

サメ軟骨の抗がん作用のメカニズムとして，①血管新生抑制による腫瘍細胞への栄養血管形成阻害，②腫瘍細胞が正常組織へ侵入する際に活性化される酵素（メタロプロテアーゼ）の働きを抑制等が考えられている。また，細胞接着を阻害する作用も報告されている。

有効成分として，糖タンパク質の一種である sphyrnastatins 1 および sphyrnastatins 2 が示唆されている。

基礎研究では，サメ軟骨の抗がん作用を支持する数多くの報告がある。これまでに，各種のがん・悪性腫瘍を有する患者を対象に，サメ軟骨を投与した臨床研究が報告されてきた。腎細胞がん患者にサメ軟骨製品（Neovastat, AE-941）を2種類の用量にて投与した臨床研究では，高用量（240 mL/日）投与群（n = 14）のほうが，低用量（60 mL/日）投与群（n = 8）よりも平均生存期間が有意に長かった（16.3ヵ月 vs. 7.1ヵ月；p = 0.01）という。一方，サメ軟骨の効果が認められなったという臨床研究も報告されている。悪性腫瘍以外の疾患として，カポジ肉腫に対する投与例がある。また，尋常性乾癬に対する投与では，有意な効果が認められた。がんに対するサメ軟骨の適正使用に関しては，さらに臨床研究が必要と考えられる。

なお，さまざまなサメ軟骨製品が流通しているが，品質に差があるため，注意が必要である。

臨床研究では，比較的高い許容性が示されている。有害事象としては，味覚変化が比較的高頻度に認められた。その他，悪心・嘔吐，下痢といった消化器系症状を生じうる。また，一過性の肝障害を生じた症例が知られている。機能性食品素材として，効能効果に関する臨床研究は十分ではなく，今後の研究成果が期待される。

シスチン　cystine

和 シスチン, L-シスチン　**英** cystine, L-cystine

概要　シスチン cystine は，2分子のシステインが酸化されて結合した含硫アミノ酸である。生体内では，毛髪や爪等を構成する主要なタンパク質であるケラチンに比較的多く存在する。シスチンは，システイン cysteine の酸化型である。生体内において，シスチンとシステインは，酸化還元反応によって相互に転換されることから，両者はほぼ同様の作用を示すと考えられる。システインは，基本アミノ酸20種類の一つを構成する含硫アミノ酸である。システインは，皮膚での黒色メラニン産生抑制作用や肝臓保護作用を示す。システインは，生体ではメチオニン methionine からシスタチオニン cystathionine をへて合成されるため，非必須アミノ酸に分類される（メチオニンは必須アミノ酸である）。シスチンは，ケラチンに比較的多く存在する。毛髪の主な構成タンパク質であるケラチンは，約18種類のアミノ酸からできており，そのうち 14 ～ 18% がシスチンである（人毛ケラチンの場合）。

本邦では，L-シスチンが総合アミノ酸製剤（医療用医薬品）の成分に含まれている。点滴静注用であり，各種疾患で低タンパク血症があり，かつ経口摂取が不良な場合，熱性・消耗性疾患等タンパク質の消耗・需要が著しく増大している場合に，アミノ酸補給として処方される。

なお，黒色メラニン産生抑制作用や肝臓保護作用等についての作用機序は『システイン』の項を参照。

システイン　cysteine

和 システイン, L-システイン　**英** cysteine, L-cysteine　**略** Cys

概要　システイン cysteine は，基本アミノ酸20種類の一つを構成する含硫アミノ酸である。システインは，皮膚での黒色メラニン産生抑制作用や肝臓保護作用を示す。システインは，サプリメントや一般用医薬品の成分として利用され，美白やシミ・そばかす対策といった美白・美肌作用，解毒促進による二日酔い予防といった訴求が行われている。医療用医薬品では，肝機能改善薬や去痰薬として処方される。

システインは，生体ではメチオニン methionine からシスタチオニン cystathionine をへて合成されるため，非必須アミノ酸に分類される（メチオニンは必須アミノ酸である）。システインは，シスチン cystine の還元型である。システインは，黒色メラニン色素の産生を抑制することから美白作用を有する。その作用機序は次のようである。ヒトの皮膚に存在するメラニンは，

黒色メラニン（ユーメラニン eumelanin，真性メラニン）と黄色メラニン（フェオメラニン pheomelanin）の2種類に大別される。メラニン生合成過程において，まずチロシンが血中から供給され，チロシナーゼ tyrosinase により酸化されてドーパ dopa になり，続いてドーパキノン dopaquinone へと転換される。チロシナーゼは，この2つの反応を触媒する酵素であり，この代謝過程はメラニン生合成における律速反応である。さらに，ドーパキノンは自動酸化によってインドール化合物となり，互いに結合することで黒色メラニン（ユーメラニン）を形成する。この際，システイン存在下では，ドーパキノンはシステインと結合して 5-S-cysteinyl-dopa（cysdopa）となり，これが重合して黄色メラニン（フェオメラニン）が形成される。このように，システインは，チロシンからメラニンの産生過程に作用し，黒色メラニン（ユーメラニン）の産生を抑制し，黄色メラニン（フェオメラニン）の産生を増やすことで，美白作用を示す。

システインは，グルタミン酸やグリシンとともに肝臓での解毒過程で作用するグルタチオン glutathione の産生に利用される。また，システインは，タウリンの生合成にも必要とされる。本邦では，L-システインがグリチルリチンおよびグリシンとの配合剤（医療用医薬品）として投与される。静注用であり，肝臓疾患用剤・アレルギー用薬として処方される。含硫アミノ酸であるシステインは，SH 基の供与体として作用する。システインの活性 SH 基が粘液中のタンパク質のジスルフィド結合（S-S 結合）を開裂することで，粘液溶解作用を示す。

一般に，適正使用における許容性は高い。L-システイン含有医薬品の副作用として，消化器系症状や皮膚症状が知られている。

用途・適応 黒色メラニン産生抑制（美白）作用／肝臓保護作用

シソ　*Perilla frutescens* var. *crispa*

和 しそ，紫蘇，赤ジソ，青ジソ，縮緬紫蘇（チリメンジソ）
英 Perilla（シソ），Perilla Herb（ソヨウ）
学 *Perilla frutescens* var. *crispa*（= *P. crispa*）（シソ），*Perilla frutescens* Britton var. *acuta* Kudo（シソ），*Perilla frutescens* Britton var. *crispa* Decaisne（チリメンジソ）
別 赤蘇・紫蘇・紅紫蘇・皺紫蘇（シュウシソ）・尖紫蘇，ソヨウ（蘇葉），シソヨウ（紫蘇葉），シソシ（紫蘇子）

概要 シソは，シソ科（Labiatae）シソ属の一年草であり，食用および薬用に広く用いられてきた。現在，機能性食品素材としても利用されており，シソエキス・シソの葉エキス・シソの実油・シソ油といった成分がサプリメントとして市販されている。

生薬の「ソヨウ（蘇葉）」あるいは「シソヨウ（紫蘇葉）」は，

シソ（*Perilla frutescens* Britton var. *acuta* Kudo）またはチリメンジソ（*Perilla frutescens* Britton var. *crispa* Decaisne）を基原植物とし，その葉および枝先が用いられる。また，生薬の「シソシ（紫蘇子）」は，シソの種子である。なお，アカジソ，アオジソ，チリメンジソ，カタメンジソといった多くの品種があり，学名と和名の対応は厳密には統一されていない。

シソの葉には，主要成分として，各種の精油（ペリルアルデヒド perillaldehyde, リモネン l-limonene, α-ピネン α-pinene, β-ピネン β-pinene, 3-octanol, 1-octen-3-ol, linalool, caryophyllene, α-farnesene 8-p-menthen-7-ol, l-perillylalcohol），アントシアン配糖体（シソニン shisonin 等），フラボン類（アピゲニン apigenin, ルテオリン luteolin），カフェ酸 caffeic acid, ロスマリン酸 rosmarinic acid 等が存在する。シソの葉に含まれるトリテルペン類は，抗炎症作用を示す。シソの葉は，漢方では鎮咳・去痰薬や感冒薬の処方に配合される。その他，解熱・解毒（抗アレルギー）作用も知られている。

シソの種子には，α-リノレン酸が豊富に含まれており，抗アレルギー作用および抗炎症作用を有する。シソ種子の有効成分として，ルテオリン，アピゲニン，クリソエリオール等のフラボノイド類，ロスマリン酸といったポリフェノール類が知られている。抗アレルギー作用のメカニズムとして，α-リノレン酸のほか，シソの葉や種子に含まれるロスマリン酸によるヒスタミン遊離抑制作用が示されている。予備的なヒト臨床研究において，季節性アレルギー性鼻結膜炎に対する効果が示されている。ランダム化二重盲検偽薬対照試験として，ロスマリン酸の豊富なシソ抽出物が 200 mg/日あるいは 50 mg/日の用量で 21 日間投与された結果，アレルギー性鼻結膜炎の症状が有意に改善したという。

一般に，適正使用における許容性は高いと考えられる。稀にアレルギー・過敏症を生じうる。

用途・適応 抗アレルギー作用（花粉症・アトピー性皮膚炎）／抗ヒスタミン作用／抗炎症作用／抗酸化作用

格付け 有効性 ☆☆☆　安全性 ○○○

シトラス・アランチウム　*Citrus aurantium*

学 *Citrus aurantium*　別 Seville orange, sour orange
和 ダイダイ（橙），キジツ，キコク，トウヒ　英 bitter orange

概要　シトラス・アランチウム（和名：ダイダイ）は，アジア原産の柑橘類である。中国伝統医学や漢方では，乾燥した果皮や未熟果実が消化機能不全等に対する薬用植物として利用されてきた。有効成分として，果皮や果実にはシネフリンとオクトパミンが

存在する。いずれもエピネフリン様作用を有する。シトラス・アランチウムは，伝統的な用法・用量であれば，許容性は高いと考えられる。

一方，米国において，シトラス・アランチウムがエフェドラ（麻黄）に代わる「ダイエット（減量）用サプリメント」として販売されるようになった。「エフェドラ・フリー（エフェドラ無配合）」のサプリメントとして広く利用される一方で，有害事象報告も散見される。何らかの基礎疾患を有する場合，利用は慎重に行う。減量目的での利用は比較的最近であるため，臨床試験報告も限られている。

用途・適応 肥満

格 付 け 有効性 ☆☆　安全性 ○○

主要成分 果実と果皮の有効成分はアドレナリン作動性のシネフリン (synephrine, oxedrine) とオクトパミン octopamine。果皮にはフロクマリン類 furocoumarins も存在。フラボノイド類として，ヘスペリジン hesperidin, ネオヘスペリジン neohesperidin, ナリンギン naringin, タンジェレティン tangaretin 等を含む。

作用機序 【基礎研究】アドレナリン様作用／血管収縮作用／β_3-アドレナリン受容体依存性脂肪分解作用／鎮痙作用／抗炎症作用／抗ウイルス作用／抗腫瘍作用。【臨床研究】抗肥満作用。

用法・用量 肥満に対する臨床試験として，1日あたりシトラス・アランチウム抽出物 975 mg ＋セントジョーンズワート 900 mg ＋カフェイン 528 mg の併用投与例あり。一般に，シトラス・アランチウム抽出物は 1.5 〜 6.0%のシネフリンを含む。

慎重・注意 共通する作用機序を有する成分との併用に注意。

有害事象 適正使用における許容性は高い。米国では GRAS (generally recognized as safe) とされている。ただし，アドレナリン様作用・血管収縮作用等による基礎疾患の増悪が生じうる。高血圧や頻脈性不整脈，頭痛（片頭痛），緑内障等の基礎疾患には注意。減量を目的とする過剰・長期投与には注意。

相互作用 シトラス・アランチウムの有する働きからの推測により，次の医薬品に関して，理論的な相互作用の可能性が考えられている。■チトクローム P450（CYP3A4）および P 糖タンパク質に関連する薬剤（CYP と医療用医薬品との関連については巻末の別表参照）。■アドレナリン作用薬。■高血圧治療薬。■モノアミンオキシダーゼ（MAO）阻害薬。以上の医薬品との併用は慎重に行うか，併用を避ける。

シトルリン citrulline

和 シトルリン, L-シトルリン　英 citrulline, L-citrulline

概　要　L-シトルリンは，スイカ（西瓜）圧搾汁から単離されたアミノ酸の一種であり，スイカ（学名 *Citrullus vulgaris*）にちなんでシトルリン citrulline と命名された。生体内では，遊離アミノ酸として存在する。L-シトルリンの機能として，NO（nitric oxide，一酸化窒素）産生促進作用や抗酸化作用が知られている。また，L-シトルリンは，尿素の生合成回路に関与するアミノ酸である。

健康食品素材としてのL-シトルリンでは，NO産生を介した血管拡張作用，動脈硬化抑制作用，抗酸化作用，抗疲労・強壮作用といった訴求が行われている。生体内では，シトルリンは，アルギニンやオルニチンとともに尿素代謝におけるオルニチン回路の一員として重要である。経口摂取されたL-シトルリンは，アルギニノコハク酸を経て，L-アルギニンに転換され，さらにL-シトルリンに変換される際にNOを産生する。NOは，細胞内情報伝達機構において作用する分子であり，血管平滑筋を弛緩させることにより血管拡張作用を示す。NOは，神経伝達物質としての機能や免疫調節作用も有する。欧米では，L-シトルリンによる抗疲労・強壮作用が訴求されており，アスリート向けのサプリメントとしても認知されている。たとえば，予備的な臨床研究では，疲労感の軽減，運動時のATP産生の亢進，ホスホクレアチン回復の促進といった効果が知られている。また，スイカ果汁がシトルリンの供給源となり，血中アルギニン値を上昇させるという予備的な臨床研究がある。さらに，シトルリンの経口投与によって，血中シトルリンおよびアルギニン値が増加し，術後の肺高血圧症のリスクが低下するという予備的な臨床研究が報告されている。その他，シトルリンは，皮膚の水分保持に関与する天然保湿因子の一つとして知られている。

用途・適応　血管拡張作用／動脈硬化抑制作用／抗酸化作用／抗疲労・強壮作用／血中アルギニン値の増加／術後肺高血圧症の予防

格付け　有効性 ☆☆☆　安全性 ○○○

主要成分　L-シトルリン

作用機序　NO（一酸化窒素）産生促進作用／抗酸化作用／抗疲労・強壮作用。

用法・用量　本邦では1日あたり800 mg程度のL-シトルリン含有サプリメントが一般的。シトルリンと共にアルギニンを配合した製品もある。

慎重・注意　共通する作用機序を有する成分との併用に注意。

有害事象　適正使用における許容性は高い。

シナモン　cinnamon

和 シナモン，カシアシナモン，セイロンシナモン
英 cinnamon, cinnamon bark, cassia cinnamon, Chinese cinnamon, Ceylon cinnamon　学 *Cinnamomum cassia*（カシアシナモン，同義 *Cinnamomum aromaticum*），*Cinnamomum verum*（セイロンシナモン，同義 *Cinnamonum zeylanicum*）

概　要	シナモンは，クスノキ科の常緑樹であり，世界各地で香辛料や医薬品として利用されてきた。シナモンには多くの種が知られているが，一般に，カシアシナモンとセイロンシナモンの2種類に大きく分けられる。シナモンは，漢方素材であり，和漢薬の成分［樹皮がケイヒ（桂皮），枝がケイシ（桂枝），果実がニクケイシ（肉桂子）］である。日本薬局方には，ケイヒ（cinnamon bark）として収載されている。漢方や中国医学におけるケイヒは，芳香性健胃薬として知られており，下痢や鼓腸といった消化器系症状に用いられる。 近年，シナモン投与による糖代謝改善作用が報告されるようになった。基礎研究では，STZ糖尿病ラットを用いた実験にて血糖降下作用が示されている。臨床研究では，糖尿病患者を対象にした複数のランダム化比較試験において，シナモンによる糖代謝改善作用が示唆されている。（なお，漢方や中医学における「ケイヒ」については，成書を参照のこと。）
用途・適応	2型糖尿病
格付け	有効性 ☆☆　安全性 ○○
主要成分	シンナムアルデヒド（ケイヒアルデヒド，cinnamaldehyde）
作用機序	【基礎研究】抗酸化作用／抗菌作用／抗腫瘍作用／糖代謝改善作用／免疫調節作用。【臨床研究】糖尿病における糖代謝・脂質代謝改善作用。
用法・用量	臨床研究では1〜6 g/日を投与。
慎重・注意	共通する作用機序を有する成分との併用に注意。
有害事象	適正使用における許容性は高い。米国ではGRAS（generally recognized as safe）とされている。しかし，血糖コントロール改善を目的として，比較的高用量を長期投与する場合の許容性に関しては，検討が必要である。ドイツ連邦のリスクアセスメント研究所（BfR）は，シナモン含有サプリメントの利用に対し，シナモンの過剰摂取による健康リスクを否定できないとして注意喚起を行っている。BfRでは，香辛料として少量のシナモンを用いる際には食経験に基づき問題はないが，グラム単位のシ

ナモンを長期間摂取する場合のデータはない，としている。シナモンにはクマリンが含まれており，体質によっては肝障害を生じる可能性があるので注意が必要である。

相互作用 現時点では，医薬品との相互作用による有害事象は報告されていない。

シャンピニオン *Agaricus bisporus*

学 *Agaricus bisporus* 和 セイヨウマツタケ，ツクリタケ
英 mushroom, common mushroom, white mushroom, white button mushroom

概　要 シャンピニオン champignon とは，西洋マッシュルームの一種であり，ハラタケ科に属する食用キノコである。和名はツクリタケあるいはセイヨウマツタケであり，シャンピニオンとは仏語の名称である。

シャンピニオン抽出物（エキス）には，腸内細菌叢を改善し，腸内異常発酵を抑制することで，体臭や便臭を抑える効果がある。口臭抑制作用も知られており，消臭効果をもつ機能性食品として利用されている。シャンピニオンは，腸内細菌叢において，善玉菌を増やし悪玉菌を減らす作用がある。消臭効果のメカニズムとして，腸内および血液中のタンパク質分解由来有害物質であるアンモニア，メルカプタン，インドール，硫化水素，アミン類を中和したり捕捉したりする作用が考えられている。

これまでに報告された働きとして，抗酸化作用，抗アレルギー作用，痛風改善作用，腸内細菌叢の改善による胃腸症状の軽減作用，免疫賦活作用，慢性腎不全の進行抑制作用，口臭抑制作用等がある。

本邦では，シャンピニオンエキスを主な有効成分とする製品（シャンピニオンゼリー）が，厚労省による「特別用途食品」として認可されており，「水分を補給する際，そしゃく・嚥下が困難な方に適した食品です」といった表示例がある。

用途・適応 腸内細菌叢調節作用／腸内環境改善・発酵抑制による体臭および便臭抑制作用／便秘改善作用／慢性腎不全の進行抑制作用／口臭抑制作用

格付け 有効性 ☆☆☆　安全性 ○○○

主要成分 各種アミノ酸，フラボノイド類，セミヘルロース等の多糖類，エルゴステロール等の脂質，ビタミンやミネラル類。

作用機序 腸内細菌叢を改善し，腸内異常発酵を抑制。メタンチオール抑制による口臭改善。

用法・用量 ●消臭作用を示した臨床試験では，1日あたり 67 mg のシャンピニオンエキスを投与。●慢性腎不全に対する効果を検証した試験では，1日あたり 2〜4 g のシャンピニオンエキスを投与。

慎重・注意	共通する作用機序を有する成分との併用に注意。
有害事象	適正使用における許容性は高い。
相互作用	現時点では，医薬品との相互作用による有害事象は報告されていない。

ジャンボリーキ　*Allium ampeloprasum*

[和] ジャンボリーキ，無臭ニンニク　[英] elephant garlic（エレファントガーリック）
[学] *Allium ampeloprasum*

概要　ジャンボリーキ（リーク，leek）は，セイヨウニンニクに比べて，無臭成分であるスコルジニンが豊富であることから，健康食品素材において「無臭ニンニク」として利用される。なお，*Allium*属には，ジャンボリーキのほか，セイヨウニンニク（ガーリック，学名*Allium sativum*），ギョウジャニンニク（行者ニンニク，学名*Allium victorialis* var. *platyphyllum*），ネギ（学名*Allium fistulosum*），ラッキョウ（学名*Allium chinense* G. Don），わけぎ（学名*Allium wakegi*），ニラ（学名*Allium tuberosum*）等がある。

本邦における健康食品・サプリメントの成分としては，セイヨウニンニク（凍結乾燥抽出物やAGE・熟成ニンニク）およびジャンボリーキ（無臭ニンニク）が利用されることが多い。
『ニンニク』の項も参照。

脂溶性ビタミン　lipid-soluble vitamins

[英] lipid-soluble vitamins

概要　脂溶性ビタミンは，疎水性の性質をもつ分子であり，すべてイソプレン誘導体である。脂溶性ビタミンに属するのは，ビタミンA，ビタミンD，ビタミンE，ビタミンKである。ビタミンA（レチノール retinol）は，視覚の機能維持や糖タンパク質合成に関与する。β-カロテンがプロビタミンA（ビタミンA前駆体）である。ビタミンDは，カルシウムとリンの代謝に関わる。ビタミンDはステロイドプロホルモンである。ビタミンEは，脂溶性抗酸化物質であり，種々のトコフェロールおよびトコトリエノールから構成される。ビタミンKは，血液凝固因子の生合成に必要である。

これらのビタミン類は体内での需要に応じた量を合成できないため，食事から摂取する必要がある。『日本人の食事摂取基準（2005年版）』では，ビタミンAについて「推奨量（RDA：recommended dietary allowance）」，ビタミンD, E, Kの3種類について「目安量（AI：adequate intake）」が設定されている。ビタミンAやDでは過剰摂取による中毒症（過剰症）の発

生が知られている。『日本人の食事摂取基準（2005年版）』では，ビタミンA, D, Kの3種類について「上限量（UL：tolerable upper intake level）」が設定されている。

『ビタミンA』『ビタミンD』『ビタミンE』『ビタミンK』の各項も参照。

食酢　vinegar

和 食酢，酢酸，酢　英 vinegar, acetate

概要　食酢とは，醸造酢あるいは合成酢をさす。食酢に関しては，農林水産省の告示による「食酢品質表示基準」が定められている。各種の穀物酢，果実酢，米酢，米黒酢等は食酢に分類される。一方，「もろみ酢」は，泡盛の副産物であるもろみ粕を原材料として製造した食品であり，いわゆる食酢ではない。従来，食酢は液体調味料であるが，近年，健康保持を目的として，希釈された製品（清涼飲料水）を飲用するという消費が増加している。食酢の主成分は，酢酸である。その他，有効成分として，各種の有機酸やアミノ酸が含まれている。酢酸の機能性として，疲労回復作用，消化液分泌促進作用，糖尿病・肥満改善作用，血圧上昇抑制作用，血中アルコール濃度上昇遅延作用等が報告されている。また，カルシウム吸収促進作用，血糖上昇抑制作用，血流改善作用に関する報告もある。食酢に含まれる酢酸を用いたヒト臨床試験では，抗肥満作用や高血圧改善作用が報告されている。

本邦では，特定保健用食品（トクホ）として，「酢酸」を関与成分とする製品が許可されており，「本品は食酢の主成分である酢酸を含んでおり，血圧が高めの方に適した食品です」といった表示例がある。また，酢酸ではなく「オリゴ糖」を関与成分とする「調味酢」が特定保健用食品として認められており，「腸内のビフィズス菌を適正に増やし，おなかの調子を良好に保つ調味酢です」といった表示が行われている。

豊富な食経験を有する食用の成分であり，一般に，許容性は高いと考えられる。なお，通常の食酢の酸度では摂取時に胃に負担を生じることから，健康飲料としては数倍以上に希釈して摂取することが一般的である。

用途・適応　疲労回復／高血圧改善／体重増加抑制・体重減少

植物ステロール　phytosterol

英 phytosterol

概要　植物ステロールとは，植物に含まれるステロール類の総称であり，カンペステロールやシトステロール等のステロール類から

構成される。化学構造上，植物ステロールは，動物に含まれるコレステロールに類似している。

植物ステロールは，胆汁酸ミセルにおいてコレステロールと競合することで，コレステロール低下作用を示す。植物ステロール類（スタノール／ステロールエステル）およびそれらを添加した食品は，総コレステロールやLDLコレステロールの低下作用を有する。米国ではFDAが，植物ステロール／植物スタノールエステルを含む食品について，心疾患（CHD；冠状動脈疾患）のリスクを減少させるというヘルスクレーム（健康強調表示）を認可している。これまでの研究によると，1日あたり1.3 gの植物ステロールエステル，あるいは3.4 gの植物スタノールエステルを摂取すれば，血中コレステロール値の有意な低下が認められる。植物ステロール投与による前立腺肥大症の改善も報告されている。これは，5α-還元酵素阻害作用による働きである。

用途・適応 高コレステロール血症／前立腺肥大症

格付け 有効性 ☆☆☆　安全性 ○○○

主要成分 βシトステロール，カンペステロール，スティグマステロール等。

作用機序 【基礎研究】腸管におけるコレステロール吸収阻害（胆汁酸ミセルにおいてコレステロールと競合）作用／5α-還元酵素阻害作用／抗がん作用／免疫賦活作用。【臨床研究】高脂血症（脂質異常症）改善作用／前立腺肥大症（BPH）改善作用

用法・用量 ●前立腺肥大症（BPH）：βシトステロールを1日60 mg（分3）にて投与。植物ステロール（主成分βシトステロール）を1日130 mg投与。●高コレステロール血症：植物ステロール／スタノールエステルを1日3.4 g（2～9 g/日の範囲）投与。血中コレステロール低下効果を検証した研究では，遊離型換算で0.8 g/日が最少有効摂取量とされた。

慎重・注意 共通する作用機序を有する成分との併用に注意。

有害事象 適正使用における許容性は高い。

相互作用 現時点では，医薬品との相互作用による有害事象は報告されていない。ただし，植物ステロールの有する働きからの推測により，次の医薬品に関して，理論的な相互作用の可能性が考えられている。■エゼチミブ Ezetimibe（ゼチーア Zetia）：高脂血症（治療）薬。■スタチン（HMG-CoA還元酵素阻害薬）系高コレステロール治療薬：プラバスタチン pravastatin（メバロチン，プラバコール Pravachol）。■高脂血症（治療）薬。■前立腺肥大症治療薬。以上の医薬品との併用は慎重に行い，医師の監視下に関連指標をモニターすること。

刺梨 *Rose roxburghii*

[和] 刺梨，イザヨイバラ，シリ [学] *Rose roxburghii*

概要 刺梨は，中国南西部に自生するバラ科の潅木植物である。和名はイザヨイバラといい，刺梨は乾燥果実の生薬名である。刺梨には，ビタミンCが多く含まれており，天然ビタミンCのサプリメント素材として利用されている。刺梨には，ビタミンCのほか，各種のポリフェノール類が存在し，抗酸化作用等によって健康保持・疾病予防効果を示す。

基礎研究では，刺梨によるLDL酸化抑制や動脈硬化抑制といった働きが示されている。ヒト臨床研究において，刺梨サプリメントによる抗酸化作用も報告されている。

豊富な食経験を有する成分であり，一般に，許容性は高いと考えられる。適応となる病態に対して適切な品質の製品を使用する場合，現時点では特に問題は報告されていない。ただし，ビタミンCの含有量が多い製品を利用する場合，理論的にはビタミンC摂取時と同様の有害事象や相互作用が想定される。

『ビタミンC』『アセロラ』の項も参照のこと。

白インゲン豆 *Phaseolus vulgaris*

[学] *Phaseolus vulgaris* [和] 白隠元豆
[英] common bean, kidney bean, white kidney bean

概要 白インゲン豆（インゲン豆）抽出物は，α-アミラーゼ阻害作用を有する成分を含むため，炭水化物の吸収遅延による抗肥満作用や抗糖尿病作用が示唆されている。

予備的な臨床研究では，次のデータが報告されている。まず，健常者およびインスリン非依存性糖尿病患者を対象にした試験では，50gのデンプン食と白インゲン豆抽出物との併用投与が行われた結果，対照群に比べて，食後の血糖値およびインスリン値の上昇が，健常者と糖尿病患者の両群において抑制されたという。また，白インゲン豆の水抽出物製品（Phase 2）の体重減少作用を検証した臨床試験では，肥満者50名を対象に，ランダム化二重盲検法にて，偽薬群とPhase 2（3,000 mg，分2）投与群とで8週間実施された結果，39名が最初のスクリーニングを通過し，27名が試験を完了した。8週間の試験終了時における体重減少幅は，Phase 2投与群では3.79ポンド（平均0.47ポンド/週），偽薬群では1.65ポンド（平均0.21ポンド/週）であった（$p = 0.35$）。中性脂肪値に関して，Phase 2投与群では平均26.3 mg/dL低下，偽薬群では平均8.2 mg/dL低下であった（$p = 0.07$）。

用途・適応 糖尿病／肥満

格付け	有効性 ☆☆　安全性 ○○○
主要成分	α-アミラーゼ阻害ポリペプチド，食物繊維。
作用機序	【基礎研究】α-アミラーゼ阻害／抗肥満・糖尿病改善・脂質代謝改善作用。【臨床研究】抗肥満作用・脂質代謝改善作用。
用法・用量	肥満者に対して1日900〜1,800 mgを3ヵ月〜12ヵ月間投与した例や，1日3,000 mgを8週間投与した例がある。
慎重・注意	共通する作用機序を有する成分との併用に注意。
有害事象	適正使用における許容性は高い。ただし，悪心，嘔吐，胃痛，下痢を生じることがある。また，未調理の白インゲン豆摂取は，嘔吐や下痢を生じうる。
相互作用	現時点では，医薬品との相互作用による有害事象は報告されていない。
メモ	2006年5月，本邦において放送されたテレビ番組で紹介された調理法により白インゲン豆を摂取した人が，嘔吐や下痢等の消化器症状を呈したという報告があった。これは，加熱不足の白インゲン豆を摂取したため，レクチン（糖結合タンパク質の一種）による毒性が残存していたことが原因と考えられている。したがって，白インゲン豆の有効成分（α-アミラーゼ阻害成分）による効果を得るには，サプリメントの利用が好ましい。

水溶性ビタミン　water-soluble vitamins

英 water-soluble vitamins

概要　水溶性ビタミンは，ビタミンB群とビタミンC（アスコルビン酸 L-ascorbic acid）である。ビタミンB群は，①チアミン thiamin（ビタミン B_1），②リボフラビン riboflavin（ビタミン B_2），③ナイアシン niacin（ニコチン酸とニコチン酸アミド，ビタミン B_3），④パントテン酸 pantothenic acid（ビタミン B_5），⑤ピリドキシン pyridoxine（ビタミン B_6），⑥ビオチン biotin，⑦コバラミン cobalamin（ビタミン B_{12}），⑧葉酸 folic acid（プテロイルグルタミン酸）である。ビタミンB群に分類されるビタミン類は，体内の酵素反応における補酵素として機能する。ビタミンCは，水溶性抗酸化物質であり，還元当量の供与体として働く。

これらのビタミン類は水溶性の性質を有しており，過剰摂取分は尿中に排泄される。したがって，一般に過剰症や中毒の発生はまれである。一方，体内に蓄えられる量は限られるので，推奨量や目安量に従って，食事あるいはサプリメントから確実に摂取することが必要である。なお，ビタミン B_{12} は例外的に肝臓に貯蔵され，一般に，3年程度に相当する貯蔵がある。また，

過剰摂取しても胃から分泌される内因子が飽和するため吸収されない。ビタミン欠乏症のうち，水溶性ビタミンに関係する疾患として，壊血病（アスコルビン酸欠乏），脚気（チアミン欠乏），口内炎や口角炎，舌炎，脂漏性皮膚炎（いずれもリボフラビン欠乏），ペラグラ（ナイアシン欠乏），末梢神経障害（ピリドキシン欠乏），巨赤芽球性貧血（コバラミンあるいは葉酸欠乏）等が知られている。

ビタミンB群の各成分および『ビタミンC』は各項を参照。

スピルリナ *Spirulina* species

学 *Spirulina* species (*S. maxima*, *S. platensis*, *S. pacifica* 他)
英 blue/green algae, spirulina

概　要　スピルリナとは，食用藻の一種であり，タンパク質，ビタミン類，鉄分といった栄養素が豊富に含まれている。特に，タンパク質は重量比で60〜70％を占めており，割合で比較すると，肉類や大豆といった良質のタンパク質食品よりもはるかに多い。ただし，スピルリナが主食になるわけではないので，栄養素が豊富といっても供給源としては限られている。

タンパク質を構成するアミノ酸のうち，比較的多いものとして，分岐鎖アミノ酸（BCAA）と総称されるバリン・ロイシン・イソロイシンや，リジン，フェニルアラニンがある。スピルリナに豊富に含まれる鉄分は，ヒトの体内にも吸収され利用されることが示されている。また，ビタミンB群も豊富である。ただし，ビタミンB_{12}はヒトでは利用されない不活性型が主に存在する。

基礎研究や小規模な臨床試験では，スピルリナ投与によって，糖尿病や高脂血症（脂質異常症），高血圧の改善，口腔白板症の改善，抗がん作用，免疫賦活作用，腎機能の保護作用，抗ウイルス作用等が示唆されている。また，シスプラチン cisplatin による腎障害の抑制作用や，ドキソルビシン doxorubicin による心毒性の抑制作用が示されている。スピルリナは栄養補給源としては優れた機能性食品と考えられる。藻の一種であるため，葉緑素（クロロフィル）も豊富に含まれている。葉緑素には抗酸化作用があるので，生活習慣病の予防効果も期待できる。しかし，特定の症状や疾患に対する効果に関して，臨床試験は十分とはいえない。

用途・適応　各種栄養素の補給／抗酸化作用／生活習慣病の予防や改善／免疫賦活作用／口腔白板症の改善

格付け　有効性 ☆☆　安全性 ○○○

主要成分　各種ビタミン類，ミネラル類，アミノ酸，葉緑素。

作用機序	【基礎研究】糖尿病・脂質異常症・高血圧改善作用／抗がん作用／免疫賦活作用／腎機能の保護作用／抗ウイルス作用。【臨床研究】免疫調節作用／口腔白板症の改善。
用法・用量	確立されていない。
慎重・注意	共通する作用機序を有する成分との併用に注意。
有害事象	適正使用における許容性は高い。
相互作用	現時点では，医薬品との相互作用による有害事象は報告されていない。ただし，スピルリナには葉緑素（クロロフィル）が存在する。クロロフィルにはビタミンKが含まれているため，大量摂取時にはワルファリン warfarin の作用を減弱させる可能性がある。

西洋シロヤナギ　*Salix alba*

学 *Salix alba*, *Salix purpurea*, *Salix fragilis*
和 西洋シロヤナギ，セイヨウシロヤナギ，ホワイトウイロー
英 purple willow, white willow, white willow bark, willow bark

概　　要	西洋シロヤナギの樹皮は，欧州の伝統医療において，鎮痛・抗炎症のための薬用植物として利用されてきた。 樹皮には有効成分としてサリシン salicin が存在する。サリシンは，サリチルアルコールに代謝され，さらにサリチル酸に転換される。このサリチル酸が鎮痛・解熱・抗炎症作用を示すが，胃腸障害の副作用も知られている。サリチル酸をアセチル化したものがアスピリン（アセチルサリチル酸）である。サリシン 240 mg が薬物動態的にアスピリン 87 mg の働きに相当するという。西洋シロヤナギ樹皮抽出物は，シクロオキシゲナーゼ活性阻害作用，プロスタグランジン産生抑制作用，リポキシゲナーゼ阻害作用等を示す。臨床試験では，腰痛，変形性関節炎，関節リウマチに対するデータが報告されている。 伝統医療で利用されてきた薬用植物であり，適正使用における許容性は高い。なお，西洋シロヤナギ抽出物は胃腸障害を生じうるが，その発生頻度は，NSAIDs と比べると低いとされる。
用途・適応	鎮痛・消炎作用
格付け	有効性 ☆☆☆　安全性 ○○○
主要成分	サリシン salicin，フラボノイド類，タンニン類。
作用機序	【基礎研究】シクロオキシゲナーゼ（cyclooxygenase, COX）活性阻害／リポキシゲナーゼ lipoxygenase 阻害作用／プロスタグランジン放出抑制作用／サイトカイン放出抑制作用／抗酸化作用／血小板凝集阻害作用。【臨床研究】腰痛・変形性関節炎・関節リウマチにおける鎮痛・解熱・抗炎症作用。

用法・用量 西洋シロヤナギ抽出物として1日あたり120〜240 mgを摂取。

慎重・注意 共通する作用機序を有する成分との併用に注意。

有害事象 適正使用における許容性は高い。消化器症状や皮膚症状を生じることがある。稀にアレルギーや過敏症も生じうる。

相互作用 現時点では、医薬品との相互作用による有害事象は報告されていない。ただし、西洋シロヤナギの有する働きからの推測により、次の医薬品に関して、理論的な相互作用の可能性が考えられている。■チトクロームP450の分子種のうち、CYP2E1に関連する薬剤（CYPと医療用医薬品との関連については巻末の別表参照）。■抗凝固薬・血小板機能抑制薬。■アスピリン（アセチルサリチル酸）。■サリチル酸含有医薬品。■その他：アスピリンとの相互作用に関連して併用注意とされる医薬品。以上の医薬品との併用は慎重に行い、医師の監視下に関連指標をモニターすること。

西洋タンポポ　*Taraxacum officinale*

[和] 西洋タンポポ、セイヨウタンポポ、蒲公英（タンポポ）
[英] dandelion　[学] *Taraxacum officinale*

概要 セイヨウタンポポは、北半球に広く分布しており、各地の伝統医療において薬用植物として用いられてきた。現在、サプリメント・健康食品の素材として、利尿作用や利胆作用、婦人科関連疾患への効果が訴求されている。セイヨウタンポポの薬用部位は、葉および根である。

セイヨウタンポポの葉には、有効成分として各種のセスキテルペン類、トリテルペン類、ルテイン等のカロテノイド類、アピゲニンやルテオリン等のフラボノイド類、カフェ酸やクロロゲン酸、植物ステロール類が含まれている。基礎研究では、葉の抽出物による利尿作用や利胆作用が報告されている。ドイツのコミッションEでは、セイヨウタンポポ葉内服の適応として、食欲不振、上腹部不快感、腹部膨満感があげられている。

セイヨウタンポポの根には、セスキテルペン類、トリテルペン類、苦み成分のlactucopicrin (taraxcin)、フラボノイド類、植物ステロール等が含まれる。コミッションEでは、適応として、利尿作用や利胆作用、上腹部不快感をあげている。予備的な臨床研究では、セイヨウタンポポの根とuva ursi（ウワウルシ、学名 *Arctostaphylos uva-ursi*）の葉の併用が、女性の尿路感染症再発予防に効果があったという。閉経前の女性を対象にした予備的な研究において、セイヨウタンポポを含むハーブ複合剤による性ホルモン系への影響が示唆されている。

伝統医療で用いられてきた成分であり、適正使用における許容

性は高い。米国ではGRAS（generally recognized as safe）とされている。ただし，利胆作用があることから，急性・活動性の胆嚢疾患への投与は避ける。

現時点では，医薬品との相互作用による有害事象は報告されていない。ただし，セイヨウタンポポと共通する作用機序や効能効果を有する成分との併用による相加作用・相乗作用に注意する。なお，セイヨウタンポポあるいはキク科の植物に対するアレルギー・過敏症を生じうる。

用途・適応 利尿作用／利胆作用／上腹部不快感改善／性ホルモン系への作用

格付け 有効性 ☆☆　安全性 ○○○

セサミン　sesamin

英 sesamin

概要 セサミン sesamin は，ごまリグナンの一種であり，ごま（学名 *Sesamum indicum*）の種子に豊富に存在する。抗酸化作用，降圧作用，コレステロール低下作用，免疫調節作用といった多彩な作用が報告されている。

基礎研究では，高血圧改善，脂質代謝改善，抗酸化作用，抗炎症作用，抗がん作用等が示されている。また，セサミンによるアルファリノレン酸からDHAへの転換促進作用，肝臓でのアルコール代謝に関与する酵素発現への影響といった作用も知られている。

予備的なヒト臨床研究では，セサミンによるコレステロール合成阻害および吸収抑制を介したコレステロール低下作用，セサミンが enterolactone へ代謝されることが報告されている。具体的には，高コレステロール血症患者に1日あたりセサミン 32.4 mg を4週間，続いて 64.8 mg を4週間，合計8週間投与した結果，総コレステロールおよびLDLコレステロールが対照群に比べて有意に低下したという。また，100 mgのセサミンを7日間投与した研究において，アルコール代謝促進作用を示唆する研究も報告されている。

通常の食材に由来する成分であり，適正使用における許容性は高い。

なお，『ゴマ』『ゴマペプチド』の項も参照のこと。

用途・適応 抗酸化作用／抗炎症作用／高血圧改善作用／脂質代謝改善作用／アルコール代謝促進作用

格付け 有効性 ☆☆　安全性 ○○○

セラミド　ceramide

英 ceramide

概要　セラミドは，表皮の角質層において角質細胞間脂質を構成する主要成分であり，スフィンゴ脂質 sphingolipid の一種である。皮膚のバリア機能維持に関与し，保湿作用や水分蒸発抑制作用を有する。セラミドは，皮膚の保湿性維持のために化粧品の成分として用いられる。セラミドは，長鎖アミノアルコールと脂肪酸が酸アミド結合した脂質である。ヒトの皮膚には，6種類の異なる分子種のセラミドが見出されている。加齢によって，角質細胞間脂質量は有意に減少し，特に主成分であるセラミドの含有量低下が顕著である。

セラミドは乾燥肌や肌荒れを改善し，肌の機能維持に関与することから美肌作用や皮膚のアンチエイジングを訴求する健康食品に利用されている。セラミドは皮膚のバリア機能維持に関与する主要脂質であり，皮膚疾患の予防機能も想定される。しかし，皮膚疾患発症には交絡因子が多く，セラミドと皮膚疾患との直接の関連性を示すのは容易ではない。それでも，アトピー性皮膚炎等バリア機能の低下を認める皮膚疾患では，全セラミド量が減少している。セラミドの投与によって，皮膚の状態が改善される。

基礎研究では，ヒト皮膚線維芽細胞賦活作用やマスト細胞における脱顆粒抑制作用，メラニン産生抑制作用，保湿作用等が報告されてきた。また，アトピー性皮膚炎の症状改善作用として，掻痒モデルマウスにおける効果が示されている。その他，大腸がん抑制作用を示唆する研究もある。スフィンゴ脂質の体内動態を検討した基礎研究では，スフィンゴミエリンが小腸においてスフィンゴミエリナーゼによって消化されることが示された。セラミドによる皮膚症状改善作用を示した予備的な臨床研究が報告されている。サプリメントとしての用量は，1サービングあたり30 mgあるいは1日あたり60 mgである。

通常の食材に見出される成分であり，一般に，許容性は高いと考えられる。

用途・適応　皮膚バリア機能維持作用／美肌作用／皮膚障害改善／保湿作用

セレン　selenium

和 セレン，セレニウム　英 selenium　化 Se

概要　セレンは，必須微量元素の一つであり，体内では，抗酸化酵素の一種であるグルタチオン・ペルオキシダーゼの作用に関与する。セレンは，ビタミンCやビタミンEと同様に抗酸化作用を有するため，生活習慣病の予防効果が期待されている。疫学調

査では，セレンによるがん予防作用が示されてきた。

平均的な日本人の食生活では，セレンの欠乏症は稀である。食品から摂る場合，魚介類や穀物等さまざまな食材から摂取できるように，バランスのとれた食生活に注意する。サプリメントを利用する場合，過剰摂取に注意する。『日本人の食事摂取基準（2005 年版）』による 1 日あたりの推奨量（RDA）は，30 〜 49 歳の成人男性で 35 μg，同世代の女性で 25 μg，上限量は男性で 450 μg，女性で 350 μg である。なお，上限量については，通常の食品による食事で一時的にこの量を超えたからといって健康障害がもたらされるものではない。「栄養素等表示基準値」は，23 μg と設定されている。米国での臨床試験では，セレンを 200 μg/日，ビタミン E を 400 IU/日投与した例がある。

用途・適応 抗酸化作用／動脈硬化抑制作用／抗がん作用

セントジョーンズワート *Hypericum perforatum*

学 *Hypericum perforatum*
和 セイヨウオトギリソウ，セントジョーンズワート，ヒペリクムソウ　英 St. John's wort

概　要 セントジョーンズワート（セイヨウオトギリソウ，以下 SJW）は，欧州原産のオトギリソウ科の多年草である。数多くの臨床試験により，軽症から中等症のうつ病の治療に対する SJW の効果が検証されてきた。複数のメタ分析によって，有効性と安全性が示されている。なお，重症のうつ病に対する SJW の効果には，議論がある。

標準化 SJW 抽出物は，ヒペリシン hypericin 0.3％として調整された製品が多い。この場合，SJW を 1 日 900 mg（分 3）にて投与する。また，ヒペルフォリン（ヒペリフォリン）hyperforin 2 〜 5％として調整した SJW 抽出物を 1 日 900 mg（分 3）にて投与する用法もある。

SJW の安全性は，多くの臨床研究で検証されており，適正使用における許容性は高い。ただし，SJW は薬物代謝酵素であるチトクローム P450 や P 糖タンパク質の誘導作用により様々な医薬品との相互作用が報告されており，併用には注意が必要である。添付文書の「併用注意」の項目に，「SJW 含有食品を摂取しないように注意する」と記した医薬品も少なくない。

用途・適応 うつ病（軽症から中等症）

格付け 有効性 ☆☆☆☆　安全性 ○○

主要成分 ヒペリシン hypericin，ヒペルフォリン（ヒペリフォリン）hyperforin，アドヒペルフォリン adhyperforin, pseudohypericin, メラトニン，各種のフラボノイド類，テルペン類。

作用機序 【基礎研究】セロトニン再吸収阻害作用／ MAO 活性阻害作用。

【臨床研究】抗うつ作用／不安障害改善作用／強迫性障害（強迫神経症）改善作用／季節性感情障害（季節性情動障害）改善作用／身体表現性障害改善作用／月経前症候群改善作用／更年期障害改善作用。

用法・用量 900 mg/日（分3）（ヒペリシン hypericin 0.3％あるいはヒペルフォリン（ヒペリフォリン）hyperforin 2～5％として調整したSJW抽出物を利用）。臨床研究では300 mg～1,800 mgの間で投与。

慎重・注意 共通する作用機序を有する成分との併用に注意。

有害事象 標準化された製品を，通常の摂取目安量にしたがって単独摂取する際，SJWの安全性は高い。臨床試験で認められた副作用の多くは，消化器系症状，皮膚障害，疲労感，不安，頭痛，眩暈，口渇感である。

相互作用 次の医薬品に関して，相互作用が考えられている。■チトクロームP450の分子種のうち，CYP1A2，2C9，2D6，2E1，3A4に関連する薬剤（CYPと医療用医薬品との関連については巻末の別表参照）。■アルプラゾラム alprazolam。■デキストロメトルファン dextromethorphan。■ワルファリン warfarin。■クロピドグレル clopidogrel。■フェンプロクモン phenprocoumon。■シクロスポリン cyclosporin。■タクロリムス tacrolimus。■プロテアーゼ阻害薬 protease inhibitors。■非核酸系逆転写酵素阻害薬。■経口避妊薬。■イリノテカン irinotecan。■イマチニブ imatinib。■SSRI（selective serotonin reuptake inhibitor）。■メペリジン meperidine。■モノアミンオキシダーゼ（MAO）阻害薬。■ネファゾドン nefazodone。■三環系抗うつ薬。■スタチン系高脂血症（治療）薬。■麻酔薬。■バルビツール酸誘導体。■フェニトイン phenytoin。■オピオイド。■ペンタゾシン pentazocine。■5HT1受容体作動薬（トリプタン）。■トラマドール tramadol。■アミノレブリン酸。■光感受性医薬品。■アミトリプチリン amitriptyline。■カルバマゼピン carbamazepine。■ジゴキシン digoxin。■抗腫瘍薬。■塩酸ロペラミド loperamide。■ミダゾラム midazolam。■ニフェジピン nifedipine。■テオフィリン theophylline。■甲状腺刺激ホルモン。■フェンフルラミン fenfluramine。■フェキソフェナジン fexofenadine。以上の医薬品との併用は原則禁忌，あるいは併用は念のために避ける。

メモ 本邦では，厚生労働省からの医薬品等安全情報によって，セイヨウオトギリソウ（SJWの和名）と医薬品との相互作用に関する注意喚起が行われている。チトクロームP450の誘導による医薬品の薬効低下が想定されており，該当する医療用医薬品の添付文書にも記載されている。

大豆イソフラボン　soy isoflavones

学 *Glycine max*（大豆）　英 soy isoflavones

概　　要　大豆イソフラボンとは，大豆に含まれるファイトケミカルであり，ゲニステインやダイゼインが知られている。大豆イソフラボン類は，エストロゲン受容体（ER）への親和性を有しており，ERに対する調節因子として作用する。

疫学調査や基礎研究，予備的な臨床研究では，大豆製品あるいは大豆イソフラボン類の摂取が乳がんや肺がん，前立腺がんの抑制効果をもつことが示されてきた。また，糖尿病および糖尿病神経障害に対する予防作用も報告されている。その他，大豆イソフラボンによる更年期障害症状の改善作用，骨粗鬆症の予防作用，認知機能の改善作用等が示唆されている。ただし，乳がんの予防・治療・再発予防における大豆イソフラボンの臨床的意義については，さまざまな議論があり，明確な結論は得られていない。

用途・適応　更年期障害改善作用／骨粗鬆症の予防／乳がん予防作用／月経前症候群（PMS）改善作用／抗酸化作用／抗がん作用

格 付 け　有効性 ☆☆☆　安全性 ○○○

主要成分　イソフラボン類あるいはイソフラボン配糖体。具体的にはゲニステイン genistein（ゲニスチン genistin），ダイゼイン daidzein（ダイジン daidzin），グリシテイン（グリシチン）が主な非配糖体（配糖体）。

作用機序　【基礎研究】エストロゲン様作用／抗酸化作用／抗がん作用／乳がん・肺がん・前立腺がんの抑制作用。【臨床研究】乳がん・肺がん・前立腺がんの抑制作用／糖尿病および糖尿病神経障害に対する予防作用／更年期障害症状の改善作用／骨粗鬆症の予防作用／認知機能の改善作用。

用法・用量　大豆イソフラボンの安全な1日摂取目安量の上限値は 70～75 mg/日（大豆イソフラボンアグリコン換算値）。「特定保健用食品」としての大豆イソフラボンでは，1日あたりの摂取上限量はアグリコン量換算で1日あたり 30 mg。

慎重・注意　共通する作用機序を有する成分との併用に注意。その他，男女を問わず，ホルモン感受性が問題になる病態や疾患では，相互作用に注意が必要。

有害事象　適正使用における許容性は高い。ただし，大豆に対するアレルギーや過敏症の人は摂取を避ける。

相互作用　現時点では，医薬品との相互作用による有害事象は報告されていない。

メ　　モ　大豆イソフラボンのサプリメントとして，大豆イソフラボング

リコシド（配糖体 glycoside）を含有する製品と，大豆イソフラボンアグリコンを主成分とするものがある。天然食材に存在する構造であるグリコシド型であれば，許容性は高いと考えられるが，アグリコン型の高用量・長期投与による安全性は明らかではない。サプリメントを利用する際，通常の食品からの摂取に準じた量をグリコシド型で摂る場合には問題はないであろう。

大豆オリゴ糖　soya-oligosaccharide

英 soya-oligosaccharide

概　要　大豆オリゴ糖とは，大豆に存在するラフィノース raffinose, スタキオース stachyose, ショ糖 sucrose 等の糖類（少糖類）の総称である。生大豆におけるオリゴ糖の含有量（乾燥重量）は，ラフィノース：7.52 g/kg, スタキオース：41.32 g/kg, ショ糖：43.05 g/kg である。これらは水溶性であり，通常は加工処理の過程で副産物中に失われる。大豆オリゴ糖は，プレバイオティクス prebiotics としての機能性が注目されており，消化酵素の影響を受けず（難消化性）に大腸まで到達し，有用菌であるビフィズス菌を増加させ，悪玉菌を抑制するという特徴をもつ。基礎研究では，ラフィノースによる抗アレルギー作用や免疫調節作用が示されている。ヒト臨床研究では，ランダム化比較試験において大豆オリゴ糖による整腸作用が報告されている。

本邦では，大豆オリゴ糖を関与成分とする特定保健用食品（トクホ）が認可されており，「腸内のビフィズス菌を適正に増やし，お腹の調子を良好に保つ」といった表示例がある。また，ラフィノースを関与成分とする特定保健用食品も認可されており，「腸内のビフィズス菌を適正に増やして，お腹の調子を良好に保つ食品です」といった表示例がある。

一般に，適正使用における許容性は高い。

なお，『オリゴ糖』の項も参照のこと。

用途・適応　整腸作用／ビフィズス菌の増加

格付け　有効性 ☆☆☆☆　安全性 ○○○

タモギタケ　*Pleurotus cornucopiae*

学 *Pleurotus cornucopiae*　和 たもぎ茸，タモキノコ，ニレタケ（楡茸），ワカイ
英 Tamogi-take mushroom

概　要　タモギタケは，北海道や東北の一部に分布するハラタケ目キシメジ科ヒラタケ属のキノコである。主にニレ類の倒木や枯幹枝に発生し，北海道では食用にされる。近年，人工栽培法が確立され，生活習慣病予防のための機能性食品素材として利用されるようになった。

主な有効成分は多糖類のβグルカンであり、その他、糖アルコールの一種であるマンニトール、ビタミン類やミネラル類、各種の脂質が含まれている。

基礎研究では、ACE阻害作用および高血圧改善作用、遺伝子損傷抑制作用、フィチン酸分解活性、2型糖尿病における血糖値抑制作用などが報告されてきた。また、原材料メーカーによって、腫瘍細胞増殖抑制作用や免疫賦活作用、血糖上昇抑制作用が示されている。ただし、ヒトを対象にした質の高い臨床研究は知られていない。

豊富な食経験を有する食用の成分であり、適正使用における許容性は高いと考えられる。現時点では、医薬品との相互作用による有害事象は報告されていない。なお、基礎研究や臨床試験はまだ十分ではなく、今後の研究成果が期待される。

用途・適応	生活習慣病の予防と改善
格付け	有効性 ☆☆　安全性 ○○○
主要成分	(1 → 3) β-D-グルカン
作用機序	【基礎研究】ACE阻害作用および高血圧改善作用／遺伝子損傷抑制作用／フィチン酸分解活性。
用法・用量	確立されていない。必要に応じて専門医に相談。
慎重・注意	共通する作用機序を有する成分との併用による相加作用・相乗作用に注意。
有害事象	食用あるいはサプリメント摂取に関連して、特に問題は知られていない。なお、職業性喘息や、タモギタケ栽培キノコ農家における呼吸器障害の症例報告がある。
相互作用	現時点では、医薬品・サプリメント・食品との相互作用による有害事象は報告されていない。
メモ	キノコ類は、抗がん作用を意図して投与されることがある。これは、宿主の免疫能に対する賦活化作用による。有効成分の多糖類は、主にβ-1,3-D-グルカンとβ-1,6-D-グルカンである。がん治療（化学療法・放射線療法）時にタモギタケ含有サプリメントを摂取することが想定される。現時点では、がん治療とタモギタケとの相互作用による有害事象は報告されていない。したがって、「適切な品質管理のもとに製造された製品」を「アレルギー・過敏症を有しない」対象者に、医師の監視下で併用する条件下で、タモギタケ製品をがん治療の補完療法として利用することが考えられる。ただし、有効性や安全性についての評価は、今後の科学的根拠次第で変更となりうる。また、費用対効果の視点からの判断も重要であろう。

タンパク質分解酵素　proteolytic enzyme

英 proteolytic enzyme

概　要　タンパク質分解酵素は，抗炎症作用や免疫調節作用を有し，サプリメントや医薬品の有効成分として利用されている。サプリメントでは，パパイア由来のパパイン papain やパイナップル由来のブロメライン bromelain を有効成分とする製品が知られている。

基礎研究や臨床研究によって，パパインやブロメライン，パンクレアチン pancreatin，トリプシン trypsin，キモトリプシン chymotrypsin といった酵素剤が利用され，抗炎症作用や免疫調節作用，がん補完療法としての作用が報告されている。タンパク質分解酵素は，炎症巣および周辺の壊死組織や変性タンパク質，フィブリン様物質を非特異的に分解し，炎症部分における微小循環を改善することで，抗炎症作用を示す。また，ブラジキニン等の炎症惹起性ポリペプチドを分解し，腫脹を緩解する。その他，TNF や IL-6 等といった細胞障害性サイトカイン類の産生を促進することによる抗炎症作用も考えられる。サプリメントでは，パパイア抽出物やパイナップル抽出物が用いられる。パパイアの未熟果実や葉，種子にはパパインが含まれる。ブロメラインは，パイナップルに含まれるタンパク質分解酵素の一種であり，本邦では既存添加物として扱われ，パイナップルの果実あるいは根茎から抽出して得られる。本邦では，ブロメラインおよびトリプシンを有効成分とする医薬品が 1960 年代に承認（薬価収載）され，現在も炎症緩解用酵素製剤として利用されている。

伝統医療で利用されてきた成分であり，医薬品としても用いられていることから，適正使用における許容性は高いと考えられる。現時点では，特に重篤な副作用や有害事象は報告されていない。ただし，副作用として，胃部不快感や食欲不振等の消化器系症状，発疹等の皮膚症状，鼻出血・血痰等の出血傾向を生じることがある。

タンパク質分解酵素製剤は，フィブリン溶解作用を有するため，抗凝固薬との併用によって理論的には相加作用を生じうる。また，パパイア抽出物とワルファリンとの相互作用を否定できない症例が報告されている。したがって，これらの医薬品と併用する際には，必要に応じて臨床所見や検査指標の経過観察を行う。『パパイア』の項も参照のこと。

用途・適応　抗炎症作用／免疫調節作用

格付け　有効性 ☆☆☆　安全性 ○○○

チェストツリー　*Vitex agnus-castus*

和　イタリアニンジンボク，セイヨウニンジンボク，チェストツリー
英　Chaste tree, Monk's Pepper　学　*Vitex agnus-castus*

概　要　チェストツリーは，欧州の伝統医療で用いられてきたクマツヅラ科の薬用植物である。果実抽出物が，月経前症候群（PMS），月経不順，黄体機能不全症，高プロラクチン血症，不妊症，尋常性ざ瘡（にきび），更年期障害等の婦人科系疾患に利用されてきた。ドイツのコミッションEは，チェストツリーの適応として，月経不順や月経前症候群，乳房痛をあげている。チェストツリーの働きは黄体と類似していると考えられ，黄体形成ホルモンや卵胞刺激ホルモンに影響を与えることなく，ドーパミンを介してプロラクチン分泌を調整する。βエンドルフィンやオピオイド受容体への結合を介した作用も有する。

臨床研究では，月経前症候群（PMS）に伴う症状（乳房痛，神経症状，頭痛，便秘）の改善効果，月経前不快気分障害（premenstrual dysphoric disorder；PMDD）の改善効果等が知られている。また，黄体機能不全および月経不順による不妊症の患者において，チェストツリー抽出物による妊娠の増加が報告されている。なお，欧州の民間療法では，チェストツリーが乳汁（母乳）分泌促進目的で用いられてきたが，臨床試験によるデータは十分ではない。

用途・適応　月経前症候群（PMS）／不妊症／月経不順／黄体機能不全症／高プロラクチン血症／尋常性ざ瘡（にきび）／更年期障害

格付け　有効性 ☆☆☆☆　安全性 ○○○

主要成分　薬用部分は果実，種子，葉。果実には各種のフラボノイド類 flavonoids（casticin等），イリドイド類 iridoids を含む。精油成分としてリモネン limonene，シネオール cineol，ピネン pinene，サビネン sabinene 等が存在する。

作用機序　【臨床研究】月経前症候群（PMS）に伴う症状の改善／月経前不快気分障害の改善。

用法・用量　チェストツリー果実抽出物を 20 mg/日の用量で数週間から数ヵ月間投与。

慎重・注意　共通する作用機序を有する成分との併用に注意。

有害事象　適正使用における許容性は高い。稀に，悪心・嘔吐等の消化器系症状，頭痛，めまい，口腔乾燥，月経不順，にきび，発疹，搔痒感といった副作用を生じることがある。

相互作用　現時点では，医薬品・サプリメント・食品との相互作用による有害事象は報告されていない。

茶　*Camellia sinensis*

[和] 茶，紅茶，緑茶，ウーロン（烏龍）茶
[英] tea, black tea, green tea, oolong tea　[学] *Camellia sinensis*

概要　茶は，いずれもツバキ科の *Camellia sinensis*（カメリア・シネンシス）の葉から作られる。紅茶 black tea，緑茶 green tea，ウーロン（烏龍）茶 oolong tea の違いは，発酵の程度に由来する。紅茶は発酵茶，ウーロン茶は半発酵茶である。緑茶は，摘み立ての茶葉を加熱処理した不発酵茶であり，葉に由来するビタミン等の成分を多く含む。共通する有効成分は，カテキン類，タンニン類，その他のファイトケミカル類（ポリフェノール類），カフェインである。緑茶には，アミノ酸の一種であるテアニンが有意に存在する。

茶カテキンは発酵による影響を受けるため，緑茶での含有量が多い。茶の有効成分は，発酵の度合い，茶の木の栽培方法や茶摘みの時期，利用する葉の部位，製茶方法によって相違がある。茶カテキンは，基礎研究や疫学調査によって抗がん作用が報告されてきた。また，近年ではカテキンによる抗肥満作用が知られている。

紅茶ポリフェノールに関しては，抗酸化作用や抗炎症作用に基づく心臓病予防作用・生活習慣病予防作用が報告されてきた。ウーロン茶では，ポリフェノールを関与成分とする特定保健用食品が製品化されている。

豊富な食経験を有する食用の成分であり，一般に，許容性は高い。なお，カメリア・シネンシスの葉以外に由来する製品においても，「茶」や「ティー（tea）」といった表現が用いられる。各種のハーブ茶，ハーブティー，健康茶等がある。

『カテキン』および『テアニン』の項も参照のこと。

チャーガ　*Inonotus obliquus*

[学] *Inonotus obliquus*　[和] カバノアナタケ，白樺茸　[英] chaga, chagi

概要　チャーガは，ロシアを中心とした寒冷地にて採取されるキノコ類の一種であり，本邦では北海道で見出される。免疫賦活作用をもつβグルカンが豊富に含まれ，また，高い抗酸化作用をもつことから，抗腫瘍作用が期待されている。

基礎研究では，チャーガ由来の多糖類によるB細胞およびマクロファージの活性化作用，抗がん作用，抗酸化作用，抗炎症作用が報告されている。放射線防御効果や抗ウイルス作用，ヒスタミン遊離抑制作用，血小板凝集抑制作用といったデータも示唆されている。シベリア地域では伝統療法としてチャーガが，がんに対する民間療法として用いられたり，抗がん薬や放射線

療法の副作用を軽減するために利用されたりしてきたという。
伝統医療で用いられてきた薬用成分であり，適正使用における許容性は高いと考えられる。
現時点では，医薬品との相互作用による有害事象は報告されていない。ただし，チャーガの有する働きからの推測により，抗凝固薬や血小板機能抑制薬との理論的な相互作用の可能性が考えられている。該当する医薬品と併用する際には，必要に応じて臨床所見や検査指標の経過観察を行う。
現時点では，がん治療とチャーガとの相互作用による有害事象は報告されていない。したがって，「適切な品質管理のもとに製造された製品」を「アレルギー・過敏症を有しない」対象者に，医師の監視下で併用する場合，チャーガ製品をがん治療の補完療法として利用することが考えられる。ただし，有効性や安全性についての評価は，今後の科学的根拠次第で変更となりうる。たとえば，チャーガは抗酸化作用を有することから，理論的には，チャーガの大量投与が化学療法や放射線療法の効果と拮抗する可能性も否定できない。さらに，費用対効果の視点からの判断も重要であろう。基礎研究や臨床試験はまだ十分ではなく，今後の研究成果が期待される。

用途・適応 免疫賦活作用／抗酸化作用／血小板凝集抑制作用／ヒスタミン遊離抑制作用／抗ウイルス作用

格付け 有効性 ☆☆　安全性 ○○○

チロソール　tyrosol

英 tyrosol

概要 チロソール tyrosol およびヒドロキシチロソール hydroxytyrosol は，オリーブ果実に含まれるポリフェノール類である。オリーブオイルの抗酸化作用は，チロソール，ヒドロキシチロソール，オレユロペン oleuropein といった有効成分による働きである。ヒトの体内動態についても臨床試験による検証が行われている。
チロソールおよびヒドロキシチロソールは，強い抗酸化作用を有しており，LDL コレステロール酸化抑制，チロシナーゼ活性阻害によるメラニン産生抑制といった作用が報告されてきた。近年，皮膚に対する美容（肌質改善・美肌・美白）を目的としたサプリメントの利用が行われている。
通常の食材に由来する成分であり，適正使用における許容性は高い。
なお，『オリーブ葉』の項も参照のこと。

用途・適応 抗酸化作用／美肌・美白作用

格付け 有効性 ☆☆　安全性 ○○○

月見草　*Oenothera biennis*

学 *Oenothera biennis*　和 月見草（ツキミソウ）　英 evening primrose

概　要　月見草は，北米原産のアカバナ科マツヨイグサ属の植物である。月見草の種子から得られる脂質（月見草種子油 evening primrose seed oil）が，伝統的に薬用・食用に用いられてきた。

月見草種子油には，γ-リノレン酸（GLA, gamma linolenic acid），リノール酸，ビタミンEが含まれる。月見草種子油の薬理作用はGLAに依存する部分が大きく，抗炎症作用が知られている。たとえば，GLAは，IL-1β産生を抑制することで関節リウマチへの効果が期待できる。また，GLAは，DGLA（dihomo-gammalinolenic acid）に代謝され，抗炎症作用を示す。この作用のため，月見草種子油が関節リウマチやアトピー性皮膚炎に利用される。PMS（月経前症候群）やADHD（注意欠陥多動性障害 attention deficit hyperactivity disorder）といった病態では，GLAあるいはDGLA等の脂肪酸の体内濃度が低下しているという報告がある。そこで，月見草種子油が，PMSやADHDに対しても用いられてきた。月見草種子油の薬理作用として，血小板凝集抑制作用，脂質代謝改善作用，抗エストロゲン作用，糖尿病神経障害予防作用に関する報告がある。臨床試験では，関節リウマチ，PMS（月経前症候群），乳房痛，アトピー性皮膚炎，骨粗鬆症，ADHD（注意欠陥多動性障害）といった疾患に対する月見草種子油の働きが検証されてきた。

一般に，適正使用における許容性は高い。小児を対象にした臨床試験も報告されている。

現時点では，医薬品との相互作用による有害事象は報告されていない。ただし，月見草種子油あるいはGLA（γ-リノレン酸）の有する働きからの推測により，抗凝固薬・血小板機能抑制薬やフェノチアジンphenothiazine誘導体との理論的な相互作用の可能性が考えられている。したがって，これらの医薬品と併用する際には，必要に応じて臨床所見や検査指標の経過観察を行う。

用途・適応　関節リウマチ／PMS（月経前症候群）／乳房痛／アトピー性皮膚炎／骨粗鬆症／ADHD（注意欠陥多動性障害）

格付け　有効性 ☆☆☆　安全性 ○○○

テアニン　theanine

英 theanine, L-theanine, γ-glutamylethylamide

概　要　テアニン（γ-グルタミン酸エチルアミドγ-glutamylethylamide）とは，緑茶に含まれるアミノ酸の一種である。抗不安作用を有し，興奮を鎮め緊張をやわらげるリラックス効果を示す。近年，

緑茶の機能性成分として、カテキン類による多彩な作用が注目されている。

カテキン類は緑茶だけでなく紅茶等にも含まれるが、テアニンは紅茶よりも緑茶に豊富に存在する。緑茶の苦味や渋味はカテキン類で、うまみや甘味がテアニンによる。グルタミン酸からの代謝経路において、栽培時の日光曝露量が少ないとテアニンになり、逆に日光曝露が多いとテアニンが分解されカテキン生成を促す。したがって、緑茶の種類や採取時期によって、テアニンやカテキンの含有量に違いがある。たとえば、玉露や抹茶は覆いをされ日陰で育つのに対し、煎茶は日光に当てられて栽培される。

基礎研究では、ラットにテアニン投与による記憶力・学習能力の改善が示されている。その他、虚血による脳神経細胞の障害軽減作用、降圧作用、脳内セロトニン量の調節作用、カフェインによる覚醒作用を抑制する効果等が報告されている。

予備的な臨床試験では、健常者に 200 mg/日の L-theanine を投与した結果、リラックス効果が認められたという。その他、本邦での臨床試験では、リラックス効果、月経前症候群（PMS）の症状改善、抗肥満作用等が示唆されている。

なお、緑茶の抗がん作用としては、カテキンの働きが基礎研究において多く報告されている。一方、テアニン自体には抗がん作用は知られていない。基礎研究では、テアニンとの併用投与による抗がん薬の作用増強効果が示されている。

テアニンは、玉露等の緑茶に存在する食品成分であるが、緑茶にはカフェインも含まれているため、テアニンのみを効率よく摂取する方法として、サプリメントが利用される。通常の食材に由来する成分であり、適正使用における許容性は高い。現時点では、医薬品との相互作用による有害事象は報告されていない。

用途・適応 リラクセーション（リラックス）効果

格付け 有効性 ☆☆　安全性 ○○○

DHA　docosahexaenoic acid

和 DHA、ドコサヘキサエン酸　英 docosahexaenoic acid
別 魚油、フィッシュオイル、オメガ3系必須脂肪酸、n-3系必須脂肪酸

概要　DHA（ドコサヘキサエン酸）は、EPA（エイコサペンタエン酸、eicosapentaenoic acid）とともに魚油に多く含まれる多価不飽和脂肪酸の一つである。中性脂肪値を改善し、動脈硬化性疾患を予防する。抗ストレス作用や抗アレルギー・抗炎症作用といった働きも知られている。

DHA は、n-3 系脂肪酸に分類される多価不飽和脂肪酸である。不飽和脂肪酸には、EPA や DHA 等の n-3 系と、アラキドン酸

やγ-リノレン酸等のn-6系とがある。ヒトの体内ではDHAの合成は十分ではないため，一般に体内のDHA量は魚油の摂取量を反映する。DHAは，ヒトの体内では，中枢神経系，網膜，心臓，母乳中等に多く含まれている。DHAはアラキドン酸と脂質代謝経路で競合するため，n-3系とn-6系とのバランスが生活習慣病等の罹患率に影響すると考えられている。

疫学研究では，DHAの摂取と，心血管疾患の減少，加齢黄斑変性症（AMD）の減少，認知症の進展抑制との関連が示されている。小児では，血中DHAの低値とADHDとの関連が示唆されている。DHAおよびEPAの豊富な種類の魚類を適度に（米国の基準で1週間あたり1～2サービングサイズ程度）摂取することで，心血管死が36％減少，全死亡率が17％低下するという。臨床研究では，高中性脂肪血症の改善，うつ病の改善が示されている。

『EPA（エイコサペンタエン酸）』『クリルオイル（オキアミ油）』の項も参照のこと。

用途・適応	高中性脂肪血症改善／認知症予防／心血管疾患予防／動脈硬化性疾患予防
格付け	有効性 ☆☆☆　安全性 ○○○
主要成分	DHA（ドコサヘキサエン酸，docosahexaenoic acid）
作用機序	【臨床研究】高中性脂肪血症の改善，うつ病の改善，動脈硬化性疾患予防。【疫学】心血管疾患の減少，加齢黄斑変性症（AMD）の減少，認知症の進展抑制。
用法・用量	臨床研究では，1日あたり数百mgから1gあるいは2g程度の投与が多い。脂質異常症患者に対して4gのDHAを投与した臨床試験もある。一次予防目的の場合，魚油からのオメガ3系脂肪酸摂取量は，DHAとEPAの合計にて1日あたり250 mgで十分であるという総説がある。『日本人の食事摂取基準（2005年版）』では「n-3系脂肪酸」としての基準が設定されており，目標量は，30～49歳の成人男性で2.6 g以上，同世代の女性で2.2 g以上である。
慎重・注意	共通する作用機序を有する成分との併用に注意。
有害事象	適正使用における許容性は高い。
相互作用	現時点では，医薬品との相互作用による有害事象は報告されていない。

鉄　iron

英 iron　化 Fe

概要　成人の体内での鉄貯蔵量は，男性で4～5 g，女性でその7割

ほどである。鉄の多くは、赤血球中のヘモグロビン（血色素）中にヘム鉄（機能鉄）として存在する。鉄は、赤血球中のヘモグロビンを構成する因子であり、酸素を運搬する機能をもつ。また、鉄の一部は、筋肉中にミオグロビンとして存在し、筋肉における酸素の運搬や、体内の酸化・還元反応に関与する。

一般に、鉄は吸収効率が低い。そのため、月経の出血で鉄が失われる女性では、鉄が不足しないように注意する。ただし、過剰の鉄は活性酸素による酸化障害と相関することが知られており、必要以上の摂取は好ましくない。

鉄補給による効果として、鉄欠乏性貧血の予防と改善、鉄欠乏の小児にみられる高次機能障害の改善、腎不全患者における造血因子製剤の効果促進等があげられる。鉄欠乏に伴う症状が認められる場合、あるいは月経のある年代の女性において鉄欠乏性貧血の予防・改善を目的とする場合、目安量にしたがって摂取する。

なお、食品に含まれるビタミンやミネラル、タンニン酸等の成分が、鉄の吸収効率に影響を与えるというデータが知られている。そのため、鉄欠乏に伴う病態が改善しない場合には、それらの成分による影響も考慮して摂取方法に注意する。

本邦では、ヘム鉄を関与成分とした特定保健用食品（トクホ）が認可されており、「鉄の補給を必要とする貧血気味の人に適します」といった表示例がある。

用法・用量 『日本人の食事摂取基準（2005年版）』による1日あたりの推奨量（RDA）は、30〜49歳の成人男性で 7.5 mg、同世代の女性で月経なしの場合は 6.5 mg、月経ありの場合は 10.5 mg である。また、30〜49歳での上限量は、男性 55 mg、女性 40 mg である。なお、上限量については、通常の食品による食事で一時的にこの量を超えたからといって健康障害がもたらされるものではない。「栄養素等表示基準値」は、7.5 mg と設定されている。「栄養機能食品」の規格基準において、上限値 10 mg、下限値 2.25 mg とされている。

慎重・注意 共通する作用機序を有する成分との併用に注意。

有害事象 適正使用における許容性は高い。高用量を摂取するとき、稀に胃腸障害等を生じることがある。過剰の鉄は好ましくないため、必要以上には摂取しない。

相互作用 鉄と一部の医薬品との相互作用が知られており、併用に注意する（医薬品の添付文書を確認する）。

メモ 「栄養機能食品」としての鉄の栄養機能表示は、「鉄は、赤血球を作るのに必要な栄養素です」である。

デュナリエラ　Dunaliella

和 デュナリエラ抽出物，デュナリエラカロテン，ドナリエラ
英 Dunaliella　**学** *Dunaliella salina, Dunaliella bardawil*

概　要　デュナリエラとは藻類の一種であり，β-カロテンを多く含有するために天然型β-カロテンの健康食品素材として用いられる。デュナリエラ由来カロテノイド類の吸収を検討したヒト臨床試験によると，全トランス型β-カロテンおよびα-カロテンがよく吸収された。このときの血中β-カロテンは全トランス型の増加が認められ，9-シス型は変化しなかったという。なお，デュナリエラのβ-カロテンは全トランス型および9-シス型である。
基礎研究において，デュナリエラ由来β-カロテンによる抗酸化作用や免疫調節作用，抗がん作用が示されている。ラットを用いた亜急性毒性試験において，デュナリエラ由来カロテンのNOAEL値（副作用非発現量，無毒性量）は，雄では696 mg/kg/日，雌では2,879 mg/kg/日と推定された。一般に，適正使用における許容性は高いと考えられる。
『β-カロテン』の項も参照のこと。

用途・適応　天然型β-カロテンの補給

格付け　有効性 ☆☆☆　安全性 ○○○

田七人参　*Panax notoginseng*

和 田七人参（でんしちにんじん），三七人参（さんしちにんじん）
学 *Panax notoginseng, Panax pseudoginseng*

概　要　田七人参は，高麗人参（朝鮮人参）と同じくウコギ科ニンジン属の生薬であり，中国の雲南省や広西省等で栽培されている。中国医学では古くから珍重されてきた漢方薬の成分である。高麗人参とは，有効成分の種類や含有量に違いがある。
田七人参の有効成分として，サポニン配糖体に分類されるジンセノサイドがある。ジンセノサイド類ではRb1, Rg1, Rd, Re等が知られており，これらのジンセノサイドの含有量は，高麗人参よりも多いとされる。田七人参のジンセノサイドについて，個々の成分では相反する働きを有することがあり，陰陽の考えに基づく説明が行われる。たとえば，Rg1は血管新生作用を有し，Rb1は逆の作用をもつ。
基礎研究では，心臓の栄養血管である冠状動脈の拡張作用や血管抵抗の低下作用が示されており，心臓病や高血圧症に対する効果が期待される。また，不整脈に対する効果もあるとされる。その他，抗炎症作用や肝障害抑制作用，認知機能改善作用，赤血球変形能の改善作用，心筋の虚血と再還流に伴って生じる酸化的ストレスの低減作用等の効果も報告されている。

予備的な臨床研究では，網膜の出血や浮腫といった循環障害に伴う所見の改善，腎臓における微小循環改善および尿中に排泄されるアルブミン量の低下効果，肝臓細胞の再生促進作用や肝循環改善作用，疲労倦怠感や食欲不振の症状改善作用，持久運動における運動耐用能の向上作用が認められたという。その他，抗がん作用，抗真菌作用，抗酸化作用，精子の運動能改善作用等も報告されている。

伝統医療で用いられてきた生薬の成分であり，適正使用における許容性は高い。ただし，妊娠中や授乳中は利用を避ける。また，口渇感や動悸，発疹，悪心や嘔気，不眠等を認めることがある。アレルギー・過敏症，消化器系症状，皮膚症状が生じうる。現時点では，医薬品との相互作用による有害事象は報告されていない。

用途・適応 アダプトゲン作用／運動耐用能向上作用／高血圧および心疾患に対する改善作用／肝臓保護作用／不定愁訴の改善／抗がん作用／抗炎症作用／抗酸化作用

格付け 有効性 ☆☆☆　安全性 ○○○

甜茶　*Rubus suavissimus*

学 *Rubus suavissimus*　英 Sweet tea leaves, Chinese Blackberry

概要　甜茶はバラ科キイチゴ属の植物であり，葉が薬用や食用とされる。中国では，甜茶は「甘いお茶」の総称であり，いくつかの種類が知られているという。本邦においてサプリメントとして利用されているのは，中国南部の広西壮族自治区で飲用されてきた「甜葉懸鉤子（テンヨウケンコウシ）」という種類である。

甜茶に含まれる有効成分は，ポリフェノール類やルブソシド rubusoside 等が知られている。甜茶ポリフェノール（GOD 型エラジタンニン GOD ellagitannin）が，抗炎症・抗アレルギー作用をもつことが示され，花粉症・アレルギー性鼻炎に対して利用される。摂取後，比較的すみやかに効果を示すという特徴がある。

甜茶の抗アレルギー効果については，基礎研究や臨床試験が報告されている。動物実験では，甜茶によるヒスタミンの過剰分泌抑制作用，アトピー性皮膚炎の症状改善作用が示されてきた。複数の予備的な臨床研究では，アレルギー性鼻炎患者やスギ花粉症患者を対象にした試験において症状の緩和効果が報告された。

一般に，適正使用における許容性は高い。現時点では，医薬品との相互作用による有害事象は報告されていない。

用途・適応 花粉症やアレルギー性鼻炎に伴う症状の緩和／アトピー性皮膚

炎の症状改善／抗ヒスタミン作用

格付け 有効性 ☆☆☆　安全性 ○○○

銅　copper

英 copper　**化** Cu

概要 銅は必須微量元素の一つであり，脂質代謝や糖代謝に関与する。また，赤血球中のヘモグロビン合成過程において，鉄の利用を促進する働きをもつ。赤血球中のヘモグロビン合成には鉄が必須であり，鉄が利用されるためには銅を構成成分とするセルロプラスミンというタンパク質の作用が必要である（銅は，血漿中ではセルロプラスミンとして存在する）。したがって，銅が不足するとヘモグロビン合成が十分に行われず，鉄欠乏性貧血の病態を生じる。また，銅が欠乏すると高コレステロール血症を生じるため，脂質代謝における働きが注目されている。しかし，心疾患との相関は明確ではない。その他，銅は，さまざまな酵素およびタンパク質の構成成分である。

銅補給の効果として，鉄利用の促進による貧血の予防，関節炎の緩和，高コレステロール血症の予防等があげられる。

サプリメント利用時には，目安量にしたがって摂取する。一般に，銅単独のサプリメントではなく，「マルチミネラル」等といった製品に組み合わせの成分として含まれている場合が多い。なお，平均的な食事を摂っている健常者では，欠乏症は稀である。

用法・用量 『日本人の食事摂取基準（2005年版）』による1日あたりの推奨量（RDA）は，30〜49歳の成人男性で0.8 mg，同世代の女性で0.7 mg，上限量は10 mgである。なお，上限量については，通常の食品による食事で一時的にこの量を超えたからといって健康障害がもたらされるものではない。「栄養素等表示基準値」は，0.6 mgと設定されている。「栄養機能食品」の規格基準において，上限値6 mg，下限値0.18 mgとされている。

有害事象 適正使用における許容性は高い。過剰摂取時には消化器系症状等を生じることがある。

メモ 「栄養機能食品」としての栄養機能表示は，「銅は，赤血球の形成を助ける栄養素です。銅は，多くの体内酵素の正常な働きと骨の形成を助ける栄養素です」である。

冬虫夏草　*Cordyceps sinensis*

学 *Cordyceps sinensis*　**和** 冬虫夏草（トウチュウカソウ），ホクチュウソウ

概要 冬虫夏草とは，昆虫に寄生する真菌類であり，バッカク菌科に属する。中国伝統医学において利用されてきた素材であり，免

疫賦活作用や滋養強壮作用，生活習慣病予防効果がある。

有効成分として各種の多糖類が存在する。これまでに各種の基礎研究が行われており，冬虫夏草による免疫系や内分泌系，循環器系等への好影響が示されてきた。具体的には，免疫賦活作用として，NK細胞の活性化，単球やヘルパーTリンパ球の活性化，インターフェロンやインターロイキン1の産生増加が示された。また，がん細胞を移植した動物に冬虫夏草を投与したところ，延命効果が認められたというデータもある。化学療法時の副作用軽減作用が示唆されており，がん患者におけるQOL改善に効果が期待される。本邦でも冬虫夏草による効果を認めたという症例報告が知られている。さらに，抗糖尿病作用，コレステロール低下作用，肝障害や腎臓障害の改善作用，育毛（毛再生）促進作用等が示唆されてきた。動物実験では，冬虫夏草の菌糸体熱水抽出物が，総コレステロールおよびLDLコレステロールを減少させ，HDLコレステロールを増加させた。その他，健常者に投与した試験では，運動能力，抗疲労能，循環機能の向上を認めたという報告がある。

伝統医療で用いられてきた成分であり，適正使用における許容性は高い。現時点では，医薬品との相互作用による有害事象は報告されていない。

用途・適応 免疫賦活作用／滋養強壮作用／脂質異常症・糖尿病改善作用／抗疲労作用／運動能力向上作用／抗がん作用

格付け 有効性 ☆☆☆　安全性 ○○○

特定保健用食品（トクホ）Food for Specified Health Uses

和 特定保健用食品，トクホ　英 Food for Specified Health Uses

概要　「特定保健用食品（トクホ）」は，食品のもつ特定の保健の用途を表示して販売される食品である。身体機能に好影響を与える保健機能成分を含み，血圧やコレステロールの正常化に有用であることや，整腸作用を有する等の特定の保健の用途に資する旨が表示されている。「特定保健用食品」として販売するためには，食品の有効性や安全性について審査を受け，表示について監督官庁の許可を受ける必要がある。「特定保健用食品」および「条件付き特定保健用食品」には，許可マークが付されている。2009年2月20日現在，「特定保健用食品」は許可838品目，承認2品目である。「特定保健用食品」として個別に認められている例として，整腸作用，コレステロール低下作用，血圧調節作用，歯の健康維持等がある。

「特定保健用食品」は，次のように分類される。

（1）個別許可型（疾病リスク低減表示を含む）

　　　（関与成分の疾病リスク低減効果が医学的・栄養学的に確立

されている場合，疾病リスク低減表示が認められる。)
(2) 規格基準型
「特定保健用食品であって，別に定める規格基準を満たすものとして許可等を受けたものをいう」と定義される。定められた規格基準は，後述する。
(特定保健用食品としての許可実績が十分である等，科学的根拠が蓄積されている食品について，規格基準を定め審議会の個別審査なく許可。)
(3) 条件付き特定保健用食品
「特定保健用食品のうち，食生活において特定の保健の目的で摂取をする者に対し，その摂取により当該保健の目的が期待できる旨について条件付きの表示をすることとされたものをいう」と定義される。
(特定保健用食品の審査で要求している有効性の科学的根拠のレベルには届かないものの，一定の有効性が確認される食品を，限定的な科学的根拠である旨の表示をすることを条件として，許可対象と認める。)

特別用途食品　Food for Special Dietary Uses

英 Food for Special Dietary Uses

概　要　「特別用途食品」とは，「特別用途食品制度」によって定められた食品であり，病者用，乳児・幼児用，妊産婦・授乳婦用，高齢者用等の特別の用途に適する旨の表示が認められている。それぞれの表示について，健康増進法第26条に基づき，国の許可を受ける必要がある。

特別用途食品には，病者用食品，乳児用調製粉乳，妊産婦・授乳婦用粉乳，高齢者用食品等がある。特別用途食品は，乳幼児，妊産婦・授乳婦，病者等の発育あるいは健康保持，もしくは回復に供することが適当な旨を記載し，用途が限定されている。

特別用途食品の表示の許可に関して，許可基準のあるもの（許可基準型）についてはその適合性が審査され，許可基準のないもの（個別評価型）については個別の評価が行われる。許可された食品には，厚生労働大臣の許可証票が表示される。病者用食品では，単一食品と組合わせ食品がある。具体的には次の通りである。

特別用途食品：
(1) 病者用食品（許可基準型）
　① 病者用単一食品：低ナトリウム食品，低カロリー食品，低たんぱく質食品，低（無）たんぱく質高カロリー食品，高たんぱく質食品，アレルゲン除去食品，無乳糖食品
　② 病者用組合わせ食品：減塩食調製用組合わせ食品，糖尿

病食調製用組合わせ食品，肝臓病食調製用組合わせ食品，成人肥満症調製用組合わせ食品
(2) 病者用食品（個別評価型）
(3) 妊産婦用食品
(4) 乳児用食品
(5) 幼児用食品
(6) その他厚生労働省令で定める特別の用途：
　① 高齢者用食品：咀嚼困難者用食品，咀嚼嚥下困難者用食品
　② 授乳婦用食品
　③ 特定の保健の用途（特定保健用食品：個別評価型）
なお，『保健機能食品』『特定保健用食品（トクホ）』および『栄養機能食品』の項も参照のこと。

トコトリエノール tocotrienol

和 トコトリエノール　英 tocotrienol
化 tocotrienol, alpha-tocotrienol, beta-tocotrienol, delta-tocotrienol, gamma-tocotrienol

概要　トコトリエノールは，ビタミンEの一種であり，強い抗酸化作用を有することから，動脈硬化性疾患等の生活習慣病予防目的で利用される。

ビタミンEは，大きくトコフェロールとトコトリエノールの2種類に分けられ，さらにそれぞれがアルファ(α)，ベータ(β)，ガンマ(γ)，デルタ(δ) に分類される。自然界にはα-, β-, γ-, δ-トコフェロールと，α-, β-, γ-, δ-トコトリエノールの合計8種類が知られている。このうち，d-α-トコフェロールは，広く自然界に存在し，強い生物活性を有している。

一般に，ビタミンEのサプリメントは，d-α-トコフェロールを主成分とする。トコフェロールについては，『ビタミンE』および『γ-トコフェロール』の項を参照のこと。

トコトリエノールは植物性油脂の成分であり，特にパームオイルに豊富に含まれているほか，米や麦類，ココナッツの油脂成分にも存在する。ただし，キャノーラオイルやオリーブオイル，ピーナッツ，大豆等よく用いられる植物オイルには，トコトリエノールはほとんど含まれていない。

トコトリエノールは，抗酸化作用，動脈硬化予防作用，抗がん作用，免疫調節作用，コレステロール低下作用，血栓症の予防作用等が報告されている。

トコトリエノールの用量は，1日あたり100〜200 mg程度である。臨床研究では，200 mgのγ-トコフェロール単独投与の他，ビタミンEの複合剤（40 mgのα-トコフェロール＋48 mgのα-トコフェロール＋112 mgのγ-トコフェロール＋60 mgのδ-トコトリエノール）といった例がある。

豊富な食経験を有する食用の成分であり，適正使用における許容性は高い。1日あたり320 mgまでの投与では高い安全性が示されており，過剰症は知られていない。

現時点では，医薬品やサプリメント，食品との相互作用による有害事象は報告されていない。ただし，共通する作用機序を有する成分との併用には念のために注意する。また，トコトリエノールは，チトクローム P450 3A4（CYP3A4）遺伝子の発現を亢進することから，薬剤代謝に影響を与え，相互作用を生じる可能性がある。現時点では，CYPへの作用を介したトコトリエノールと医薬品との相互作用は知られていないが，念のために注意する。

用途・適応 抗酸化作用／動脈硬化予防作用／抗がん作用／免疫調節作用／コレステロール低下作用／血栓症の予防作用

格付け 有効性 ☆☆　安全性 ○○○

杜仲　*Eucommia ulmoides*

学 *Eucommia ulmoides*

概要 杜仲（トチュウ）とは，中国四川省原産のトチュウ科の落葉高木である。中国伝統医学では樹皮が薬用に利用されており，本邦でも生薬として用いられる。機能性成分は，樹皮と葉に存在するさまざまな配糖体であり，ゲニポシド酸 geniposidic acid 等が知られている。

基礎研究では，杜仲葉抽出物による高血圧改善作用，糖尿病改善作用，脂質異常症改善作用，抗酸化作用等が報告されてきた。本邦では，杜仲茶配糖体を含む食品が，血圧が高めの人を対象にした特定保健用食品（トクホ）として認可されている。作用機序として，ゲニポシド酸による副交感神経賦活を介した末梢血管弛緩作用が考えられる。なお，「杜仲茶」が健康飲料としてブームになったが，トチュウは「茶（*Camellia sinensis*）」とは異なる植物である。

伝統医療で用いられてきた成分であり，適正使用における許容性は高い。現時点では，医薬品との相互作用による有害事象は報告されていない。

用途・適応 高血圧改善作用／糖尿病改善作用／脂質異常症改善作用／抗酸化作用

格付け 有効性 ☆☆☆　安全性 ○○○

ドロマイト　dolomite

和 苦灰石，苦灰岩，白雲石，ドロマイト，炭酸カルシウムマグネシウム

英 dolomite 化 CaMg(CO$_3$)$_2$

概　要　ドロマイトとは、炭酸カルシウムマグネシウムを組成とする鉱物の名称であり、この鉱物を含む岩石名としても用いられている。ドロマイトは、サンゴや貝等が堆積して形成された石灰石中のカルシウムが、海水中のマグネシウムに置き換わることで生成したとされる。つまり、石灰石中の方解石やあられ（霰）石（化学組成はどちらも CaCO$_3$）が、マグネシウムの豊富な間隙（かんげき）水と反応し、苦灰石化（dolomitization）して生じたものである（最初からドロマイトとして堆積したケースもある）。

ドロマイトの従来の用途は、土木建築といった工業用が中心であった。その後、環境保全や土壌改良、農畜産業、電子機器関連製品において利用されてきた。さらに近年では、天然素材によるカルシウムとマグネシウムの供給源として注目され、サプリメント・健康食品への応用が行われるようになった。

ドロマイトは、カルシウムおよびマグネシウムの供給を目的としたサプリメントである。したがって、1日あたりの摂取量は、『日本人の食事摂取基準（2005年版）』にて定められたカルシウムおよびマグネシウムの推奨量（RDA）に準じる。

適正使用における許容性は高い。現時点では、医薬品との相互作用による有害事象は報告されていない。ただし、ドロマイトがカルシウムやマグネシウムの供給源であることから、これらのミネラルとの相互作用が問題となる医薬品との併用には注意が必要である。

『カルシウム』『マグネシウム』の各項も参照。

用途・適応　カルシウムおよびマグネシウムの補給

格付け　有効性 ☆☆☆　安全性 ○○○

トンカットアリ　*Eurycoma longifolia*

和 ナガエカサ、トンカットアリ、トンカット・アリ　英 Tongkat Ali
学 *Eurycoma longifolia*　別 Ali's Walking Stick, Malaysian Ginseng

概　要　トンカットアリ（トンカット・アリ、tongkat ali）は、マレーシアの民間療法において、男性の強壮目的で利用されてきた薬用植物である。不妊症や勃起障害に対して利用される。

トンカットアリの根には、有効成分としてクアシノイド類 quassinoids やアルカロイド類、トリテルペン類が存在する。生物活性を有するクアシノイド類として、eurycomanone や eurycomanol 等が知られている。

基礎研究では、強壮作用、抗マラリア作用、抗潰瘍作用、細胞毒性作用、細胞増殖抑制作用、抗腫瘍作用、アポトーシス誘導

作用が報告されてきた。また，動物に投与した実験では，トンカットアリによる催淫作用が示唆されている。予備的な臨床研究では，強壮作用が示されているが，質の高い臨床試験は十分ではない。

一般に，短期間では効果が期待できないので，継続して利用する。東南アジア各国の民間療法で用いられてきたハーブであり，適正使用における許容性は高いと考えられる。なお，マレーシアでの調査によると，トンカットアリ製品の一部に重金属汚染が見出された。本邦では，トンカットアリの名称を利用したマレーシア産の製品において，ED治療薬が検出されたという報告がある。したがって，信頼のできるメーカーの製品を選ぶことが重要であろう。

用途・適応 強壮作用／催淫作用

格付け 有効性 ☆☆　安全性 ○○○

ナイアシン　niacin

和 ナイアシン，ニコチン酸，ニコチン酸アミド　英 niacin

概要 ナイアシンとは，ニコチン酸とニコチン酸アミドの総称であり，いずれもビタミンB群に分類される（ナイアシンはニコチン酸の別称であり，ナイアシンアミドはニコチン酸アミドの別称である）。ニコチン酸は，ピリジンのモノカルボン酸誘導体である。ナイアシンは，酸化還元酵素に関与する補酵素として働く。食事中のニコチン酸アミドは，脱アミノ化を受けてニコチン酸となる。細胞質において，ニコチン酸はアデニリル化等を介して，補酵素であるニコチンアミドアデニンジヌクレオチド（NAD^+）を生成し，NAD^+はさらにリン酸化されてニコチンアミドアデニンジヌクレオチドリン酸（$NADP^+$）を生成する。NAD^+と$NADP^+$は多くの酸化還元酵素の補酵素である。

ナイアシン欠乏症として，皮膚炎・消化管障害・精神神経障害を主症状とするペラグラ pellagra が生じうる。ただし，本邦では欠乏症は稀である。国民健康・栄養調査によると，ナイアシンは平均的な食事でほぼ充足されている。

ナイアシン（ニコチン酸）の補給は，①ニコチン酸欠乏症（ペラグラ）の予防と改善，②ニコチン酸の需要が増大し，食事からの摂取が十分ではないとき（消耗性疾患，妊産婦，授乳婦，激しい肉体労働時等），③口角炎，口内炎，舌炎，接触性皮膚炎，急・慢性湿疹，光線過敏性皮膚炎，メニエール症候群，末梢循環障害（レイノー病），耳鳴り，難聴の疾患のうちニコチン酸の欠乏または代謝障害が関与すると推定される場合等に効果が期待できる。

用法・用量 『日本人の食事摂取基準（2005年版)』による1日あたりの推奨量（RDA）は，30〜49歳の成人男性で15 mgNE（ナイアシン当量），同世代の女性で12 mgNE，上限量は300 mgNE（ニコチン酸アミドとして），100 mgNE（ニコチン酸として）である。なお，上限量については，通常の食品による食事で一時的にこの量を超えたからといって健康障害がもたらされるものではない。『栄養素等表示基準値』は，11 mgと設定されている。『栄養機能食品』の規格基準において，上限値60 mg，下限値3.3 mgとされている。

メモ 「栄養機能食品」としての栄養機能表示は，「ナイアシンは，皮膚や粘膜の健康維持を助ける栄養素です」である。

ナットウキナーゼ　nattokinase

英 nattokinase

概要 ナットウキナーゼとは，納豆に見出された血栓溶解活性を有する酵素である。納豆1パック（50 g）には，ウロキナーゼに匹敵する効果があるという。

ナットウキナーゼは，ウロキナーゼ等の血栓溶解酵素と比べて分子量が小さく，一本鎖構造のポリペプチドである。しかし，そのままで吸収されるほどには小さくなく，タンパク分解酵素の働きによってある程度の大きさのペプチド断片まで分解される。そのペプチドの中に，血栓溶解活性をもつ分子があると考えられている。ナットウキナーゼが腸管から吸収されて血液中に検出されたという基礎研究データもある。このため，ナットウキナーゼは，ペプチドであるにも関わらず，経口摂取によって血栓溶解酵素としての働きを発揮する。経口摂取されたナットウキナーゼの作用時間は，短い場合で4時間，長い場合には8〜12時間であるという。予備的な臨床研究では，真性グロブリン分解時間の短縮や真性グロブリン線溶活性の上昇が認められ，血栓溶解活性が増強されることが報告された。

通常の食材に由来する成分であり，適正使用における許容性は高い。現時点では，医薬品との相互作用による有害事象は報告されていない。ただし，ナットウキナーゼの有する働きからの推測により，抗凝固薬・血小板機能抑制薬との理論的な相互作用の可能性が考えられており，併用時には臨床所見や検査指標の経過観察を行う。なお，納豆やビタミンKを含む食品は，ワルファリンとの併用を避ける。一方，サプリメントの場合，ビタミンKを取り除いた製品であれば利用が可能である。

用途・適応 血栓溶解作用／脳梗塞・脳塞栓症予防／血小板凝固抑制作用

格付け 有効性 ☆☆　安全性 ○○○

難消化性デキストリン　indigestible dextrin

英 indigestible dextrin

概　要　デキストリンとは，デンプンを酸や酵素等によって加水分解して得られるさまざまな中間生成物の総称である。デキストリンは，水溶性であり粘着性を示し，糊剤・乳化剤・増粘剤等として利用される。デキストリンには，グルコースのポリマーであるマルトデキストリン，グルコースが環状に重合したシクロデキストリン等がある。難消化性デキストリンは，デンプンに酸を加えて加熱し，α-アミラーゼおよびグルコアミラーゼで分解処理した後に得られる難消化性画分（食物繊維画分）である。

基礎研究および臨床研究において，難消化性デキストリンによる整腸作用（便秘改善作用）や食後血糖上昇抑制作用が示されている。本邦では，難消化性デキストリン（食物繊維として）を関与成分とする特定保健用食品（トクホ）が認可されており，整腸作用や食後過血糖抑制作用の表示が許可されている。

用途・適応　整腸作用（便秘改善）／食後過血糖抑制作用

格付け　有効性 ☆☆☆☆　安全性 ○○○

主要成分　難消化性デキストリン

作用機序　整腸作用／食後過血糖抑制作用

用法・用量　臨床研究における投与量は1日あたり4～6g前後が多い。特定保健用食品（規格基準型）の関与成分としての「難消化性デキストリン（食物繊維として）」の1日摂取目安量は，3～8g。

慎重・注意　共通する作用機序を有する成分との併用に注意。

有害事象　難消化性デキストリンは，炭水化物/食物繊維として分類される成分であり，適正使用における許容性は高い。

相互作用　現時点では，医薬品との相互作用による有害事象は報告されていない。

苦瓜　*Momordica charantia*

学 *Momordica charantia*　別 Karela, Kerala, Momordique
和 苦瓜（ニガウリ），ツルレイシ　英 bitter melon, bitter cucumber, bitter gourd

概　要　苦瓜は，伝統医療において，血糖コントロールを改善する目的で，糖尿病の治療に利用されてきた。一般的な利用部位は果実であり，果汁や抽出物もしくは粉末が投与される。その他，葉や茎に由来するハーブ茶が用いられることもある。

有効成分として，インスリン様ポリペプチドであるポリペプチド-P（polypeptide-P）が存在する。これは，植物インスリン（plant insulin）あるいはP-インスリンとも呼ばれる分子である。

苦瓜由来の成分による血糖降下作用，食後過血糖抑制作用が基礎研究や小規模な臨床試験において報告されてきた。苦瓜の果汁を用いた，2型糖尿病患者を対象にした臨床試験での効果が示されている。

用途・適応 2型糖尿病

格付け 有効性 ☆☆☆　安全性 ○○○

主要成分 インスリン様ポリペプチド（ポリペプチド-P；polypeptide-P, 植物インスリン；plant insulin, P-インスリン）。フラボノイド類。charantin。特有のタンパク質である momorcharin。MAP30（Momordica Anti-HIV Protein）。

作用機序 【基礎研究】血糖降下作用／glucose-6-phosphatase および fructose-1,6-bisphosphatase 活性抑制作用／インスリン分泌促進作用／糖尿病性腎障害改善作用／免疫調節作用／抗ウイルス作用／抗腫瘍作用／エネルギー代謝回転亢進作用。【臨床研究】血糖降下作用／抗腫瘍作用

用法・用量 確立されていない。臨床研究では，2型糖尿病に対して，苦瓜果実の果汁 50 mL（果実約 200 g に相当）を投与したケース，経口糖負荷試験 30 分前に果汁 100 mL を投与したケース等。

慎重・注意 共通する作用機序を有する成分との併用に注意。

有害事象 適正使用における許容性は高い。文献上，苦瓜摂取によるアレルギー・過敏症は報告されていない。ただし，理論上，苦瓜の近縁種（たとえば，甘露メロンやカサバ，カンタロープといった一部のメロン類）に過敏症のある場合には，苦瓜に対してもアレルギーを生じうるとされる。

相互作用 現時点では，医薬品との相互作用による有害事象は報告されていない。

ニコエン　NICO-N

英 NICO-N

概要 ニコエン（NICO-N）とは，11 種類の生薬や果物から抽出された機能性成分であり，体内からニコチンを排泄する機能をもつ。ニコエンとは，メーカーによる造語で，「Nicotine End」という意味を表すという。

ニコエンは，野菜や果物，生薬に由来する植物の機能性成分を配合した製品であり，有効成分はさまざまな種類のポリフェノール類と考えられる。ニコエンの原材料となるのは，リンゴ，レモン，カリン，銀杏，セロリ，緑茶，クコ，キキョウ，甘草，桑の葉，陳皮の 11 種類である。

喫煙により体内に取り込まれたニコチンは，無害なコチニンと，

発がん物質であるニトロサミン等の成分に転換される。ニコエンは，コチニンの尿中への排泄促進と，ニトロサミンへの転換抑制という作用をもつ。予備的な臨床試験では，喫煙者にニコエンを投与した結果，喫煙後に尿中排泄コチニン（ニコチン代謝産物）が増加したという。発がん物質であるニトロサミンの生成抑制に関しては，基礎研究において，ニコエンが，ニトロサミン類生成過程であるニトロ化反応を抑制することが示された。その他，ニトロサミン類で誘導された肺がん前段階の腫瘍（過形成や腺腫）の発生率の抑制，ニトロサミン類によって生じる突然変異の抑制，抗酸化作用等が認められている。

なお，ニコエンのサプリメントは，禁煙補助剤ではない。また，タバコには，ニコチン以外に多くの発がん物質が含まれている。間接喫煙による健康被害が問題となっている現在，喫煙の規制および禁煙が最優先されるべきであろう。

一般に，適正使用における許容性は高いと考えられる。現時点では，医薬品との相互作用による有害事象は報告されていない。

用途・適応 ニコチン排泄促進作用

格付け 有効性 ☆☆　安全性 ○○○

乳果オリゴ糖　lactosucrose

和 乳果オリゴ糖，ラクトスクロース　**英** lactosucrose, beta-D-galactosylsucrose

概要 乳果オリゴ糖（ラクトスクロース）とは，ラクトース（乳糖 lactose）とスクロース（ショ糖 sucrose, サッカロース）を構成糖として有するオリゴ糖（三糖）である。乳果オリゴ糖は，プレバイオティクス prebiotics としての機能性が注目されており，消化酵素の影響を受けず（難消化性）に大腸まで到達し，有用菌であるビフィズス菌を増加させ，悪玉菌を抑制するという特徴をもつ。

なお，オリゴ糖は，2～10個程度の単糖がグリコシド結合で連なった炭水化物である。また，ショ糖（スクロース）は，ブドウ糖（グルコース）と果糖（フルクトース fructose）とが脱水縮合した二糖類である。乳糖（ラクトース）は，加水分解でグルコースとガラクトース（単糖類の一種）になる。

ヒト臨床研究において，乳果オリゴ糖による消化管からのカルシウム吸収促進作用，炎症性腸疾患（クローン病）の症状改善作用等が報告されている。

本邦では，乳果オリゴ糖を関与成分とする特定保健用食品（トクホ）が認可されており，「腸内のビフィズス菌を適正に増やし，お腹の調子を良好に保つ」といった表示例がある。

一般に，適正使用における許容性は高い。

なお，『オリゴ糖』の項も参照のこと。

用途・適応	整腸作用／ビフィズス菌の増加
格付け	有効性 ☆☆☆☆　安全性 ○○○

乳酸菌　*Lactobacillus* species

和 乳酸菌，乳酸桿菌，乳酸球菌，ビフィズス菌　英 Lactobacillus
学 *Lactobacillus* species, *Bifidobacterium* species (ビフィズス菌)

概要　乳酸菌とは，糖類を分解して乳酸を産生する菌の総称である。ビフィズス菌（*Bifidobacterium* species）やアシドフィルス菌（*Lactobacillus acidophilus*）がよく知られている。腸内フローラ（腸内細菌叢）のバランスを改善し，宿主に有益な作用をもたらすプロバイオティクスとして，乳酸菌が注目されている。乳酸菌の機能性として，免疫調節作用，アレルギー症状軽減作用，炎症性腸疾患改善作用，整腸作用等がある。なお，オリゴ糖は乳酸菌が利用する糖類であり，善玉菌の栄養源としてサプリメントにも配合されている。

乳酸菌は，発酵乳や発酵製品，乳酸菌飲料，乳製品等に利用されている。代表的な菌種として，はっ酵乳・乳酸菌飲料に用いられる乳酸桿菌の *Lactobacillus delbrueckii* や *Lactobacillus helveticus*，乳酸球菌の *Lactococcus lactis* がある。また，*Lactobacillus acidophilus* や *Lactobacillus casei* といった乳酸桿菌，*B. breve* や *B. bifidum* といったビフィズス菌（*Bifidobacterium*）が知られている。

乳酸菌の作用を検証した臨床研究が数多く報告されており，下痢の予防や治療といった整腸作用，抗生物質の服用によって生じる下痢の治療，抗ピロリ菌作用，アトピー性皮膚炎の改善，カンジダ性腟炎の再発予防効果が示されている。

本邦では，乳酸菌を含む製品が，医療用医薬品・一般用医薬品・特定保健用食品として認められている。一般に，適正使用における許容性は高い。また，医薬品・サプリメント・食品との相互作用による有害事象は報告されていない。

用途・適応	整腸作用（下痢の予防・治療，腸のぜん動運動の調整，腸内細菌叢のバランス調整，有害菌の増殖抑制作用）／腸内細菌叢の異常によって生じる症状の改善／免疫賦活作用／アレルギー軽減作用／炎症性腸疾患改善作用／ピロリ菌抑制作用
格付け	有効性 ☆☆☆☆　安全性 ○○○

ニンニク　*Allium sativum*

和 セイヨウニンニク　英 ガーリック，garlic　学 *Allium sativum*

概要　通常の食材であるニンニク（ガーリック）は，サプリメントの

成分としても広く利用されている。臨床試験では、脂質異常症（総コレステロール、中性脂肪、LDLコレステロール）や高血圧症の改善作用、動脈硬化の予防と進展抑制が示されてきた。また、ニンニクの摂取量が多いと、胃がんや大腸がん、前立腺がんの発症が少ないという疫学データがある。サプリメントとしては、①（凍結乾燥）ニンニク粉末、②熟成ニンニク抽出物（AGE：Aged Garlic Extract）、③ニンニク精油等がある。

用途・適応 脂質異常症／高血圧／動脈硬化の予防と進展抑制／抗がん作用

格付け 有効性 ☆☆☆　安全性 ○○○

主要成分 新鮮なニンニクは、アミノ酸の一種であるアリイン alliin を含む。アリイン自体は無臭であるが、ニンニクを切る（つぶす）ことで細胞が破壊されると、アリイナーゼ alliinase の作用によってアリシン allicin に変化する。アリシンは、空気に触れることで S-アリルメルカプトシステインやアリルシステインに変わる。アリシンから生じる脂溶性の化合物として、アリルスルフィド類、アリルメチルスルフィド類、ビニルジチイン、アホエン等がある。

作用機序 【基礎研究】抗血小板作用／抗菌・抗ウイルス・抗真菌作用／免疫調節作用（T細胞増殖刺激作用、IL-2 および TNFα 放出促進作用等）／抗酸化作用／抗がん作用／アポトーシス誘導作用／血管弛緩作用／肝臓保護作用／LDLコレステロール酸化阻害作用／血管内皮細胞保護作用／HMG-CoA 還元酵素阻害作用（S-allyl-L-cysteine 等による作用）。【臨床研究】抗血小板作用／高血圧の改善／脂質異常症の改善（総コレステロール、LDL、中性脂肪の低下）。動脈硬化の予防と進展抑制／前立腺がん随伴症状の改善。【疫学】胃がん・大腸がん・前立腺がん予防。

用法・用量 脂質異常症や高血圧に対しては、ニンニク抽出物を 600 〜 1,200 mg/日にて投与（多くの臨床試験は 600 〜 900 mg/日であり、これは 3.6 〜 5.4 mg/日のアリシンに相当）。

慎重・注意 共通する作用機序を有する成分との併用に注意。

有害事象 適正使用における許容性は高い。用量依存的な消化器症状（悪心・嘔吐・胸焼け・下痢等）の発生が知られており、特に生ニンニク摂取時に認められる。

相互作用 次の医薬品に関して、相互作用の可能性が考えられている。■チトクローム P450 の分子種のうち、CYP2E1、3A4 に関連する薬剤（CYP と医療用医薬品との関連については巻末の別表参照）。■イソニアジド（INH）。■非ヌクレオシド系逆転写酵素阻害薬（NNRTIs）。■抗凝固薬・抗血小板薬・ワルファリン。■サキナビルメシル酸塩製剤（サキナビル、HIV プロテアーゼ阻害薬）。

ニンニク+卵黄　egg yolk-enriched garlic extract

和 ニンニク+卵黄，ニンニク・卵黄複合食品
英 egg yolk-enriched garlic extract, egg yolk-garlic extract complex

概要　ニンニク卵黄複合食品は，九州地方南部の伝統食品であり，有効成分として，ニンニクに存在するファイトケミカル類，卵黄に含まれる脂質等が考えられる。

基礎研究において，卵黄添加にんにく末（egg yolk-enriched garlic powder, EGP）は，用量依存的にLDLコレステロール酸化を抑制し，活性酸素の発生を有意に抑制したという報告がある。

ニンニク・卵黄複合食品を用いた予備的なヒト臨床研究では，軽症高コレステロール血症患者における総コレステロールおよびLDLコレステロールの低下（改善）作用，中高年における四肢末梢血管の血行改善作用，中高年者における脳機能改善（浜松方式高次脳機能スケール改善）作用，更年期女性における更年期に付随する精神神経症状の改善作用，スギ花粉症発症遅延作用および症状軽減作用が示唆された。

豊富な食経験を有する食用の成分であり，適正使用における許容性は高い。

なお，『ニンニク』『レシチン』の項も参照のこと。

用途・適応　抗酸化作用／健康保持作用／生活習慣病予防作用

ノコギリヤシ　*Serenoa repens*

学 *Serenoa repens*　**和** ノコギリヤシ，ノコギリ椰子，ソー・パルメット，ノコギリパルメット
英 saw palmetto

概要　ノコギリヤシ（ソー・パルメット）は，北米産のヤシ科の植物であり，果実が薬用として前立腺肥大症（BPH）に対して広く利用されている。ドイツのコミッションEでは，軽症から中等度のBPH（ステージI, II）への有効性を認めている。作用機序として，5α-reductase阻害作用（テストステロンからジヒドロテストステロンへの転換を阻害），エストロゲン作用，抗アンドロゲン作用，抗炎症作用等が報告されている。多くの臨床試験でもBPHへの有効性が示されており，また，安全性は比較的高いと考えられている。

ノコギリヤシはBPHに伴う諸症状を改善，つまり，尿流率・尿流量の増加，残尿の減少，夜間頻尿の改善等の効果を示す。これらの効果は，抗アンドロゲン作用をもつ医薬品（finasteride等）と同等の作用であり，かつ副作用は少ない。たとえば，19報の臨床試験では合計7,210名が被験者となり，17報の試験においてノコギリヤシの効果が認められたという。

用途・適応	前立腺肥大症の予防と治療
格付け	有効性 ☆☆☆☆　安全性 ○○○
主要成分	フラボノイド類やタンニン類，ステロイドサポニン，揮発油，各種の脂肪酸類等。
作用機序	【基礎研究】5α-還元酵素（5α-reductase）阻害作用，アンドロゲン受容体に対する阻害作用，ヒトα_1-アドレナリン受容体の阻害作用，前立腺上皮細胞に対する抑制作用，前立腺組織でのDHT低下作用，エストロゲン受容体に対する競合作用，前立腺上皮細胞におけるアポトーシスの誘導や細胞増殖の抑制作用，抗アンドロゲン作用。【臨床研究】前立腺肥大症に伴う諸症状の改善。尿流率・尿流量の増加，残尿感の減少，抗エストロゲン作用，排尿痛の低減，夜間頻尿の改善，抗炎症作用，抗滲出作用等。
用法・用量	1日あたり320 mg（80〜90% liposterolic content）を投与。
慎重・注意	共通する作用機序を有する成分との併用に注意。
有害事象	適正使用における許容性は高い。
相互作用	現時点では，医薬品との相互作用による有害事象は報告されていない。ただし，次の医薬品に関して，理論的な相互作用の可能性が考えられている。■チトクロームP450（CYP2D6, 3A4）に関連する薬剤（CYPと医療用医薬品との関連については巻末の別表参照）。■抗アンドロゲン作用薬・アンドロゲン作用薬。■エストロゲン作用薬。■抗凝固薬・血小板機能抑制薬。■降圧薬・昇圧薬。以上の医薬品との併用は慎重に行い，医師の監視下に関連指標をモニターすること。
メモ	適応となるのはBPHの軽度から中等度（ステージ I, II）であり，BPHのステージIIIや前立腺がんは適応ではない。

ノニ　*Morinda citrifolia*

学 *Morinda citrifolia*　**和** ヤエヤマアオキ，インディアンマルベリー
英 Noni, Tahitian Noni

概要　ノニ（学名 *Morinda citrifolia*）は，東南アジア原産で，果実が可食部である。本邦でも沖縄・八重山諸島等に自生する。ノニは，その果実や根，葉が薬用部分であり，ポリネシア諸島の国々における伝統医療において，鎮痛消炎作用のほか，種々の効果をもつ万能薬として用いられてきたという。

ノニの有効成分として，米国農商務省のファイトケミカル・データベースには，アントラキノン類 anthraquinones に属するダムナカンタール damnacanthal，アルカロイド類やテルペン類，フラボノイド類が登録されている。具体的には，ウルソール酸

ursolic acid やルチン rutin, ビタミン C, カリウム等が存在する。果汁に含まれるカリウム濃度は 56.3 mEq/L であるという。基礎研究では, 抗菌作用, 抗ウイルス作用, 免疫賦活作用, 抗がん作用, 降圧作用, 鎮痛作用, 糖尿病改善作用, 抗酸化作用が報告されている。

なお, ノニの作用メカニズムとして, キセロニン xeronine・システムという仮説が提唱されている。キセロニンは, アルカロイドの一種であり, ノニの有効成分の一つ, プロキセロニン proxeronine からプロキセロナーゼという酵素の働きで作り出される。このキセロニンが, 体内で働くさまざまな酵素等のタンパク質に作用することで, 効果を発揮するという。ただし, これらの物質の同定や解析に関して, 医学文献での報告は知られておらず, 仮説に対する疑問もある。

伝統医療で用いられてきた成分であり, 一般に, 適正使用における許容性は高いと考えられる。なお, カリウム摂取制限を指示されていた慢性腎不全の患者が, 毎食後にノニジュースを摂取した結果, 血中のカリウム値が上昇したという例がある。ただし, 一般的なノニジュースのカリウム含有量は, オレンジジュースと同程度であり, 健常者が生活習慣病予防の目的で摂取する場合には, 特に問題が生じるとは考えにくい。現時点では, 医薬品との相互作用による有害事象は報告されていない。

用途・適応 抗酸化作用

格付け 有効性 ☆☆　安全性 ○○

パセリ　*Petroselinum crispum*

学 *Petroselinum crispum*　**医** Parsley, Common Parsley, Garden Parsley

概要 パセリは, セリ科の香味野菜であり, 葉, 種子, 根が食用および薬用に利用される。欧米では, さまざまな消化管系疾患や腎臓泌尿器系疾患等に用いられてきた。本邦では, 新鮮葉が薬味として食用に用いられる。

有効成分として, フラボン類のアピゲニン apigenin を含み, 抗酸化作用や抗炎症作用を示す。種子由来の油脂には, 消臭作用をもつアピオール apiole やピネン pinene といった精油成分が存在し, 口臭対策のサプリメントとして利用される。

通常の食材に由来する成分であり, 適正使用における許容性は高い。米国では GRAS（generally recognized as safe）とされている。ただし, パセリに含まれるアピオール apiole やミリスチシン myristicin といった成分は, 大量摂取・過剰摂取により毒性を生じうる。また, パセリには, 子宮刺激作用, 堕胎作用があるとされる。伝統医療においては, パセリは, 腎疾患患者には禁忌とされてきた。また, 理論的には, 浮腫や高血圧を悪

化させる可能性がある。

現時点では，医薬品との相互作用による有害事象は報告されていない。ただし，パセリの有する働きからの推測により，ワルファリン・アスピリン（アセチルサリチル酸）・利尿薬との理論的相互作用の可能性が考えられている。したがって，これらの医薬品と併用する際には，必要に応じて臨床所見や検査指標の経過観察を行う。

用途・適応	消臭作用／抗酸化作用
格付け	有効性 ☆☆　安全性 ○○○

発芽玄米　germinated brown rice

英 germinated brown rice, pre-germinated brown rice(PGBR), germinated rice

概　要　発芽玄米とは，玄米に水分を含ませ，わずかに発芽させた米である。発芽玄米では，胚芽中の各種酵素が活性化されており，種子として休眠状態にある玄米に比べて，栄養素の種類や含有量に有益な変化が生じている。基礎研究や臨床研究において，発芽玄米による生活習慣病の予防や改善作用が報告され，機能性食品素材として注目されるようになった。

玄米に含まれるミネラル類は，フィチン酸と結合した形で存在し，そのままでは吸収されにくい。白米や玄米に比べて，発芽玄米ではミネラル等の栄養素が吸収されやすい形になっている。また，発芽玄米では，発芽段階でグルタミン酸からガンマ・アミノ酪酸（GABA）が産生されるため，玄米や白米に比べて数倍の GABA を含有する。GABA の含有量が多いため，高血圧改善作用等が示唆される。

基礎研究では，脳内セロトニン増加による抗うつ作用，コレステロール低下作用，認知機能改善作用，糖尿病改善作用，慢性アルコール性肝障害抑制作用，抗がん作用が示されている。

発芽玄米では，白米や玄米と比べて，米アレルギーの原因となるアレルゲンタンパク質が減少しており，アレルギーを生じにくい。これは，発芽玄米の製造過程における発芽・加熱処理による。なお，アレルゲンタンパク質は減少するが，総タンパク質の栄養価に変化は認められないことから，栄養学的な問題は生じないと考えられる。

その他，予備的な臨床研究では，発芽玄米による食後過血糖の抑制作用が示されている。

通常の食材成分であるため，適正使用における許容性は高い。現時点では，医薬品との相互作用による有害事象は報告されていない。

用途・適応	糖尿病改善（食後過血糖改善）作用／脂質異常症の予防や改善

／アトピー性皮膚炎の予防や改善／肥満の改善／生活習慣病の予防

白金ナノコロイド colloidal platinum

和 白金ナノ粒子,白金ナノコロイド,プラチナナノコロイド **英** colloidal platinum

概　要　白金ナノコロイド（プラチナナノコロイド,白金ナノ粒子）は,白金を微粒子（コロイド粒子）としてナノメートル単位のサイズにした素材であり,抗酸化作用を有する。一般に,コロイドcolloid（膠質）とは,極微細な粒子が液体・固体・気体の中に分散している状態をさす。白金は食品添加物としての利用が認められており,白金ナノコロイドがサプリメント・健康食品の成分として用いられている。

従来,白金は酸化還元反応の触媒として知られており,基礎研究において,白金ナノコロイドの抗酸化作用が示されている。また,広く利用されてきた抗腫瘍薬のシスプラチンは,白金製剤である。ただし,白金イオンであり,白金ナノコロイドとは異なる。

製品化された白金ナノコロイドは,平均直径が2ナノメートル程度であり,ショ糖（サッカロース）のような有機分子よりは大きく,タンパク質の分子よりは小さい。負の電荷を有する。2ナノメートル程度のサイズであること,また,分子表面が親水性であることから,（飲作用 pinocytosis 以外では）白金ナノコロイドは生体膜を透過しないとされる。

白金ナノコロイドは,過酸化水素,DCIP,DPPH に対する還元作用を示すことから,生体内において抗酸化作用を示すと考えられる。基礎研究において,糖尿病モデルマウスでの臓器障害進展抑制作用・抗酸化作用,パーキンソン病モデルマウスでの脳内過酸化脂質量の抑制作用が報告されている。

白金は食品添加物として認可されており,適正使用における許容性は高いと考えられる。

用途・適応　抗酸化作用

発酵バガス sugar cane bagasse

別 バガス,サトウキビ粕　**英** sugar cane bagasse

概　要　バガス bagasse とは,サトウキビを圧搾した後に得られる繊維成分である。サトウキビ圧搾粕であるバガスは,セルロース（46〜63％）,リグニン（16〜22％）,ペントザン（25〜33％）等で構成される。このバガスを発酵処理した機能性食物繊維が発酵バガスであり,機能性成分としてキシロオリゴ糖を含有する。

発酵バガスの機能性は、キシロビオースやキシロトリオースといったキシロオリゴ糖の整腸作用、フェルラ酸による抗酸化作用に基づくと考えられる。基礎研究では、バガスよりも発酵バガスにおいて強い抗酸化作用が示されている。ヒト臨床試験では、腸内環境改善作用（ビフィズス菌数増加作用）、食後過血糖抑制作用、中性脂肪低下作用、抗酸化作用（尿中 8-OHdG 低下）等が認められた。

一般に、適正使用における許容性は高い。動物を用いた安全性試験では、急性毒性試験、亜急性毒性試験、変異原性試験のいずれにおいても問題は認められなかった。現時点では、医薬品との相互作用による有害事象は報告されていない。

なお、『キシロオリゴ糖』の項も参照のこと。

はとむぎ *Coix lacryma-jobi*

学 *Coix lacryma-jobi* 別 ヨクイニン（薏苡仁） 和 鳩麦（ハトムギ）
英 Job's tears, coix seed

概　要　はとむぎは、イネ科ジュズダマ属の植物であり、種子が健康食品や茶飲料として利用されている。一方、漢方では、種子がヨクイニン（薏苡仁）として薬用に用いられてきた。

有効成分として、種子にはコイキセノライド（コイクセノリド）coixenolide が見出されている。その他、植物ステロールやγ-トコフェロール等が存在する。

基礎研究において、マクロファージ活性化作用、抗炎症作用、抗がん作用、抗肥満作用・脂質代謝改善作用が示されている。予備的な臨床試験では、末梢リンパ球サブセットに対する影響が示唆された。

日本薬局方には、ヨクイニン（薏苡仁）として収載されている。漢方では、種皮（殻）を取り除いた成熟種子が、利尿や消炎、鎮痛、排膿、疣贅、湿疹等に対して用いられてきた。

本邦では、ヨクイニンを含む漢方エキス製剤が医療機関で処方される。食用としては、はとむぎ由来のサプリメント・健康食品が美肌や美容、滋養強壮目的で利用されている。

伝統医療で用いられてきた成分であり、適正使用における許容性は高い。現時点では、医薬品との相互作用による有害事象は報告されていない。

用途・適応　美肌・美容（サプリメント）／利尿・消炎・鎮痛・排膿・強壮等（漢方）

格付け　有効性 ☆☆☆　安全性 ○○○

バナバ　*Lagerstroemia speciosa*

学 *Lagerstroemia speciosa*　**和** オオバナサルスベリ，バナバ　**英** banaba

概　要　バナバは，熱帯地方に分布するミソハギ科の落葉広葉樹であり，フィリピンの伝統医療では抗糖尿病作用を有する薬用植物として，その葉を煎じた茶が利用されてきた。バナバとは，フィリピン等の東南アジア原産のサルスベリ（crepe myrtle，百日紅）属のタガログ語名である。
薬用に利用されるのは主に葉であり，有効成分としてコロソリン酸 corosolic acid やタンニン類が見出されている。基礎研究では，血糖降下作用や抗肥満作用，抗酸化作用等が報告され，予備的な臨床試験では2型糖尿病に対する血糖改善作用が示されてきた。

用途・適応　2型糖尿病

格付け　有効性 ☆☆☆　安全性 ○○○

主要成分　トリテルペン類のコロソリン酸，lagerstroemin・flosin B・reginin A 等のエラジタンニン類 ellagitannins，valoneaic acid dilactone 等。

作用機序　【基礎研究】血糖降下作用／食後血糖改善作用／脂肪細胞へのブドウ糖取り込み促進作用／インスリン受容体βサブユニットのチロシンリン酸化および Erk 活性促進作用／キサンチン酸化酵素 Xanthine oxidase（XOD）阻害作用／抗肥満作用。【臨床研究】糖尿病改善作用。

用法・用量　コロソリン酸1％含有として標準化したバナバ葉抽出物製品を用いた臨床研究では，2型糖尿病患者に1日 32 mg あるいは 48 mg を投与。1錠中にバナバ葉熱水抽出物を 125 mg 含有するサプリメント製品を利用した臨床研究では1日9錠を投与。

慎重・注意　共通する作用機序を有する成分との併用に注意。

有害事象　適正使用における許容性は高い。

相互作用　現時点では，医薬品との相互作用による有害事象は報告されていない。

パパイア　*Carica papaya*

和 パパイア，パパイア濃縮物　**英** papaya　**学** *Carica papaya*

概　要　パパイアの未熟果実や葉，種子には，パパインと総称されるプロテアーゼ（タンパク質分解酵素）が含まれる。タンパク質分解活性および胃粘膜保護作用等のため，消化補助剤として利用される。パパインは，papain, chymopapain, papaya proteinase III（PPIII），papaya proteinase IV（PP IV）等でスーパーファ

ミリーを構成する。東南アジアにおける民間療法では，パパイア抽出物が，消化補助剤として，あるいは寄生虫駆除のために広く利用されてきた。また，タンパク質分解酵素活性を利用した調理法では，パパイア種子が用いられる。

タンパク質分解酵素活性を応用した補完医療では，パパインやパンクレアチン pancreatin，トリプシン trypsin，キモトリプシン chymotrypsin，ブロメライン bromelain といった酵素剤が利用され，抗炎症作用や免疫調節作用が報告されている。本邦では，ブロメラインおよびトリプシンを有効成分とする医薬品が1960年代に承認（薬価収載）され，現在も炎症緩解用酵素製剤とされている。

基礎研究では，パパインの胃粘膜保護作用，利尿作用，血圧降下作用，消化性潰瘍予防作用等の報告がある。予備的な臨床研究では，パパイア抽出物が手術や外傷に伴う炎症および痛みを軽減すると報告されてきた。また，喉頭炎に対する抗炎症効果や，胃石に対する治療効果等も報告されている。

一般に，適正使用における許容性は高い。米国では GRAS（generally recognized as safe）とされている。なお，精製していないパパイア抽出物に対して，皮膚症状や胃腸障害といったアレルギー症状や過敏症が現れることがある。

パパイア抽出物とワルファリンとの相互作用を否定できない症例が1例報告されている。ただし，作用機序は不明であり，パパイア抽出物の摂取と因果関係は必ずしも明確ではない。念のため，パパイアサプリメントとワルファリンとの併用には注意し，INR等の関連指標をモニタリングする。

『タンパク質分解酵素』の項も参照のこと。

用途・適応 消化補助作用／抗炎症作用

格付け 有効性 ☆☆ 安全性 ○○○

バラ花弁 *Rosa centifolia*

和 バラ（薔薇） 英 rose 学 *Rosa centifolia*（バラ）
別 バラ花弁（花びら）抽出物，バラの花エキス

概要 バラ（薔薇）には，ポリフェノール類が含まれており，抗アレルギー活性が示されている。野生種のバラ（*Rosa centifolia*）の花弁（花びら）を加熱抽出した成分が，バラの花エキスあるいはバラ花弁抽出物として，花粉症対策のサプリメントに用いられるようになった。

主要成分はポリフェノールの一種，オイゲニイン eugeniin（オイゲニン）等であり，花粉症やアレルギー性鼻炎の症状改善が報告されている。オイゲニインは，①IgE抗体が肥満細胞と結合するのを防ぎ，②肥満細胞からのヒスタミンの放出を抑制す

る，という作用をもつ。その他，血小板の凝集を抑える働きや，抗ウイルス作用も示されている。

予備的な研究において，オイゲニインによる抗アレルギー効果が報告されている。具体的には，バラの花の熱水抽出成分が，ヒト IgE 抗体-IgE 受容体結合阻害やヒスタミン遊離抑制といった作用を示したという。

花粉症等アレルギー症状対策のサプリメントとして，1 日あたり 400 〜 800 mg のバラ花弁抽出物を摂取する。花粉症・アレルギー性鼻炎に対しては，甜茶やシソの実油等との併用も可能である。

一般に，適正使用における許容性は高いと考えられる。現時点では，医薬品との相互作用による有害事象は報告されていない。

用途・適応 花粉症・アレルギー性鼻炎・アトピー性皮膚炎に伴う症状の緩和作用／抗酸化作用

格付け 有効性 ☆☆　安全性 ○○○

バリン　valine

英 valine

概要 バリンは，必須アミノ酸の一つである。バリンは，その分子構造上の特徴から，ロイシン，イソロイシンとともに分岐鎖アミノ酸（BCAA；branched chain amino acid）と総称される。BCAA は，安静時のヒト筋肉組織において，タンパク質合成速度の亢進およびタンパク質崩壊速度の抑制により，タンパク質同化作用を示す。また，持久運動からの回復期においても，BCAA は，ヒト筋肉組織においてタンパク質同化作用を示す。これらの働きは，タンパク質合成調節において，情報伝達機構に関与する各種の分子への作用を介して発現する。

詳細は，『分岐鎖アミノ酸』の項を参照。

ハルウコン　*Curcuma aromatica*

和 キョウオウ, 姜黄, 春ウコン, ハルウコン　学 *Curcuma aromatica*

概要 ウコンという名称は，一般に，アキウコン（*Curcuma longa*, 秋ウコン，鬱金，ターメリック），ハルウコン（*Curcuma aromatica*, 春ウコン，キョウオウ），ムラサキウコン（*Curcuma zedoaria*, 紫ウコン，ガジュツ，莪朮），ジャワウコン（*Curcuma xanthorrhiza*, クスリウコン，クニッツ，テムラワク）等をさす。これらのウコン類では，クルクミノイド類や精油の種類および含有量における違いが認められる。

ハルウコン（*Curcuma aromatica*）の主要成分は，セスキテルペン類や各種の精油である。根茎から curcumol, tetramethylpyrazine, 1,2-hexadecanediol, neocurdione, isoprocurcumenol, 9-oxo-neoprocurcumenol といった成分が単離された。根茎由来の精油には、curdione, germacrone, 1,8-cineole, beta-elemene, linalool といった成分が見出されている。

ハルウコンに関する基礎研究では、抗炎症作用、抗酸化作用、抗がん作用、血管新生阻害作用、高コレステロール血症改善作用、エストロゲン受容体への相対親和性等が報告されてきた。

なお、ウコン類の生薬名について、日本漢方と中国では「ウコン」と「キョウオウ」が逆になっている。つまり、学名 *Curcuma longa* のアキウコンは、中国名では根茎の一般名を姜黄（きょうおう）、塊根の一般名を郁金（うこん）といい、同じ *Curcuma longa* の日本漢方における根茎の一般名が鬱金（うこん）である。

通常、日本では、アキウコン（*Curcuma longa*）に関して、一般生薬名称として根茎がウコン、鬱金、アキウコン等と称される。一方、ハルウコン（学名 *Curcuma aromatica*）では、根茎の一般名がハルウコンあるいはキョウオウとされる。

ウコンのサプリメントは、アキウコン（*Curcuma longa*, ターメリック）の根茎を利用していることが多い。アキウコンはクルクミンの含有量が多く、ハルウコンは精油が多い。ガジュツは芳香性健胃薬として利用される。

ウコンに関する研究データの多くは、アキウコンを中心としたものである。その他、ハルウコンやムラサキウコン、ジャワウコンを利用した研究も知られている。

『ウコン』（秋ウコン）、『ムラサキウコン』、『クルクミン』、『ジャワウコン』の項も参照のこと。

バレリアン　*Valeriana officinalis*

学 *Valeriana officinalis*　**和** セイヨウカノコソウ, カノコソウ, キッソウコン, ワレリア　**英** valerian

概要　バレリアン（セイヨウカノコソウ）は、不眠や情動不安に対して広く利用されてきた薬用植物である。臨床試験では、睡眠の質および時間の改善（睡眠潜時の短縮）が認められている。不眠の程度が強いほど、効果も高いとされる。単回投与でも効果が期待できるが、数週間単位での投与のほうが継続的な改善効果を得られる。

通常の摂取目安量の範囲内では、バレリアンには、鎮静作用は認められず、ベンゾジアゼピン系医薬品と比較して、反応時間や集中力、協調等への影響もないとされる。ただし、摂取後2～3時間は覚醒状態や思考過程への影響を認めるという報告もあり、慎重に利用する。摂取後の機械の操作や運転等は念のた

用途・適応	不眠（症）／不安
格付け	有効性 ☆☆☆　安全性 ○○○
主要成分	バレレン酸 valerenic acid や valepotriates, kessanes, valerenal, valeranone といった成分が知られている。なお、バレリアンには、イソ吉草酸 isovaleric acid 等による特有の臭いがある。
作用機序	【基礎研究】睡眠時間の延長／抗けいれん作用／細胞増殖抑制作用。【臨床研究】睡眠障害の改善（睡眠導入および睡眠の質の改善）作用／鎮静作用。
用法・用量	●睡眠障害（入眠障害）や睡眠の質の改善に対しては、400〜900 mg のバレリアン抽出物（1.5〜3.0 g のハーブに相当。バレリアンは根を利用）を、就寝30分前から1時間前に投与。●バレリアン抽出物 120 mg とレモンバーム（lemon balm, *Melissa officinalis*）抽出物 80 mg を併用し、1日3回、30日間投与した試験がある。●不安に対しては、ストレス下の被験者に 100 mg を投与した臨床試験がある。
慎重・注意	共通する作用機序を有する成分との併用に注意。
有害事象	適正使用における許容性は高い。稀に、頭痛、眩暈、（効果の）残存等が生じる。
相互作用	現時点では、医薬品との相互作用による有害事象は報告されていない。ただし、バレリアンの有する働きからの推測により、次の医薬品に関して、理論的な相互作用の可能性が考えられている。■チトクローム P450 の分子種のうち、CYP3A4 に関連する薬剤（CYP と医療用医薬品との関連については巻末の別表参照）。■催眠・鎮静薬。■選択的セロトニン再取り込み阻害薬（SSRI）。■塩酸ロペラミド。■β遮断薬。以上の医薬品との併用は慎重に行い、医師の監督下に関連指標をモニターすること。
メモ	逆説的な現象として、バレリアン投与時に睡眠障害が悪化するケースが臨床上経験される。この作用機序は不明である。バレリアンによる副作用として不眠症をあげる場合もある。

パントテン酸　pantothenic acid

英 pantothenic acid

概要	パントテン酸は、補酵素 A（CoA、コエンザイム A）の構成成分であり、ビタミン B 群の1つに分類される。パントテン酸は、パントイン酸（pantoic acid）とβアラニンの結合により産生される。多くの食品に広く分布し、欠乏症は稀である。パントテン酸は、腸管から容易に吸収され、体内で代謝を受け、補酵

素Aが作り出される。パントテン酸は，クエン酸回路の反応や脂肪酸の合成と酸化に関与し，エネルギー代謝における重要な役割を担っている。

用法・用量 『日本人の食事摂取基準（2005年版）』による1日あたりの目安量は，30〜49歳の成人男性で6 mg，同世代の女性で5 mgである。なお，上限量は設定されていない。「栄養素等表示基準値」は，5.5 mgと設定されている。「栄養機能食品」の規格基準において，上限値30 mg，下限値1.65 mgとされている。

メ　モ 「栄養機能食品」としての栄養機能表示は，「パントテン酸は，皮膚や粘膜の健康維持を助ける栄養素です」である。

ビール酵母　brewer's yeast

学 *Saccharomyces cerevisiae*　別 Baker's yeast　英 brewer's yeast

概　要 ビール酵母とは，ビール類の製造過程で，アルコール発酵を行う酵母である。ビール類は，麦芽を煮た麦汁を発酵させて作られる。ビール酵母は，麦汁の栄養素を吸収しながら増え，糖分をアルコールと炭酸ガスに変換してビールを作り出す。これをアルコール発酵と呼ぶ。発酵終了時には，麦汁由来の栄養分を含有している。

ビール産生過程の副産物として生じるビール酵母から，苦味成分やアルコール分を除き，乾燥させ粉末状にした製品が，ビール酵母サプリメントとして利用される。有効成分として，アミノ酸やビタミンB群，各種のミネラル類，グルカンやマンナンといった糖類，食物繊維をバランスよく含み，栄養補給や滋養強壮に利用されてきた。

ドイツのコミッションEでは，抗菌作用や貪食作用促進が記載されている。また，食欲不振や慢性皮膚疾患への利用が認められている。ビール酵母由来サプリメントがPMS（月経前症候群）の症状軽減に効果があるとする臨床試験が報告されている。

ビール酵母に含まれるグルタチオンは，抗酸化作用をもつため，生活習慣病の予防に効果が期待される。また，有害物質を抱合して体外に排泄するという解毒作用もある。ビール酵母の細胞壁には，食物繊維成分があり，整腸作用をもつ。また，免疫力を高めるβグルカンも含まれている。さらに，細胞膜にはエルゴステロールという脂質成分があり，コレステロールの低下作用やカルシウムの吸収促進作用をもつ。その他，ビール酵母と分岐鎖アミノ酸の併用により，運動選手のパフォーマンスが向上したという予備的な研究報告がある。

ビール酵母に由来する機能性成分は，本邦でも医薬品として利用されてきた。たとえば，1930年，ビール酵母に由来する「エビオス錠」が製造されている。エビオス錠（医薬部外品）は，

栄養補給や胃腸障害の改善に対して用いられている。「日本薬局方」には，「乾燥酵母」として収載されており，「ビタミンB群，タンパク質の需要が増大し，食事からの摂取が不十分な際の補給」に効能・効果が認められている。

一般に，適正使用における許容性は高い。有害事象として，胃腸障害や頭痛，アレルギー・過敏症が知られている。また，クローン病がビール酵母によって増悪するというデータがある。現時点では，医薬品との相互作用による有害事象は報告されていない。

用途・適応 栄養補給や滋養強壮／胃腸障害の予防と改善

格付け 有効性 ☆☆☆　安全性 ○○○

ヒアルロン酸　hyaluronic acid

英 hyaluronic acid

概要 ヒアルロン酸は，皮膚（表皮と真皮）や軟骨，関節液といった体組織に存在するムコ多糖類である。優れた保水機能があり，皮膚の弾力性や粘弾性，保湿性を保つために重要とされる。ヒアルロン酸は，関節軟骨や関節液ではクッションとして働き緩衝作用を示す。また，目の硝子体にも含まれる。

皮膚のヒアルロン酸は，加齢とともに減少するため，美容目的に利用されるアンチエイジング（抗加齢）用サプリメントとして注目されている。皮膚（真皮）は，膠原線維のコラーゲン，弾力線維のエラスチンおよびムコ多糖類で構成されている。皮膚は，線維組織の間をムコ多糖類が満たしている構造をもつ。ヒアルロン酸はムコ多糖類であり，保水機能をもつことから，皮膚の弾力性を保つ働きがある。ヒトの皮膚におけるヒアルロン酸量は，30歳代以降から少なくなり，40歳代以降では急速に減少する。それに伴い，皮膚の粘弾性も低下することが示されている。

表皮内のヒアルロン酸は，多くが角層に存在する。ヒアルロン酸は，親水性と疎水性の両方の性質をもつことから，天然の保湿成分としての働き以外に，セラミド等細胞間脂質と共同で皮膚の機能を維持することも考えられる。なお，ヒアルロン酸は，コラーゲンよりも代謝回転が速いという特徴がある。

ヒアルロン酸の機能として，抗酸化物質として働いたり，免疫系に影響を及ぼしたりということも示唆されている。さまざまな細胞において，ヒアルロン酸に結合する受容体が見出されており，細胞内情報伝達機構の解析が進められている。

体組織の構成成分であり，適正使用における許容性は高い。

用途・適応 皮膚の保湿性・粘弾性の維持／皮膚や関節軟骨の機能の維持

ビオチン　biotin

和 ビオチン，ビタミンH　**英** biotin

概　要　ビオチンは，多くの食品に広く存在するイミダゾール誘導体であり，ビタミンB群の一つに分類される。ビオチンは，糖代謝やアミノ酸代謝，脂肪酸合成等に関与する必須栄養素である。ビオチンは，いくつかのカルボキシラーゼ酵素の補酵素として機能する。たとえば，糖新生に重要なピルビン酸カルボキシラーゼや，脂肪酸合成の律速酵素であるアセチル-CoA カルボキシラーゼ等がある。

　ヒトでは，ビオチン要求量の多くが腸内細菌によって産生されるため，欠乏症は稀である。生卵の過剰摂取がビオチン欠乏を生じうることが知られている。卵白は熱に不安定なタンパク質のアビジン avidin を含む。これは，ビオチンと強く結合する性質を有しており，その腸管での吸収を阻害する。

用法・用量　『日本人の食事摂取基準（2005 年版）』による1日あたりの目安量は，30〜49 歳の成人男性で 45 μg，同世代の女性で 45 μg である。なお，上限量は設定されていない。「栄養素等表示基準値」は，45 μg と設定されている。「栄養機能食品」の規格基準において，上限値 500 μg，下限値 14 μg とされている。

メ　モ　「栄養機能食品」としての栄養機能表示は，「ビオチンは，皮膚や粘膜の健康維持を助ける栄養素です」である。

ピクノジェノール　pycnogenol

学 *Pinus pinaster*（フランス海岸松）　**別** French Marine Pine Bark Extract, Pine Bark Extract, Oligomeric Proanthocyanidins, OPC, flavangenol
和 フランス海岸松樹皮抽出物，ピクノジェノール，フラバンジェノール　**英** pycnogenol

概　要　ピクノジェノールとは，フランス南西部に自生する「フランス海岸松」という松の樹皮抽出物に由来するサプリメントである。有効成分として各種のフラボノイド類を含んでおり，各種の生活習慣病の予防，静脈循環不全の改善，月経前症候群（PMS）の症状改善，血管の弛緩による高血圧の改善といった効果が報告されている。

　ピクノジェノールには，プロアントシアニジン proanthocyanidin（プロシアニジン procyanidin）と総称される多種類のフラボノイドが存在する。ピクノジェノール投与による効果は，これらのフラボノイド類による抗酸化作用および抗炎症作用に基づくと考えられている。従来，ピクノジェノールという呼称は，プロシアニジン類の総称として用いられたという。

　臨床試験では，慢性静脈不全症，糖尿病性網膜症，高コレステロール血症，高血圧，喘息，冠状動脈疾患，月経前症候群

(PMS)，勃起障害，ADHD（注意欠陥多動性障害）といった病態に対してピクノジェノールの投与が報告されている。特に慢性静脈不全症については，ピクノジェノール投与による効果が示唆されてきた。また，健常者にピクノジェノールを投与した臨床試験では，COX (cyclooxygenase)-1 および COX-2 の阻害作用が報告されている。

用途・適応 抗酸化作用／抗炎症作用／免疫賦活作用／慢性静脈不全症の改善作用／月経前症候群の症状改善作用／喘息の補完療法／高血圧の改善作用／運動能向上作用／ADHD（注意欠陥多動性障害）

格付け 有効性 ☆☆☆　安全性 ○○○

主要成分 プロアントシアニジン proanthocyanidin（プロシアニジン procyanidin）

作用機序 【基礎研究】抗炎症作用／抗酸化作用／LDL コレステロールの酸化抑制／血小板凝集抑制／NK 細胞活性亢進／T リンパ球および B リンパ球の機能亢進。【臨床研究】慢性静脈不全症／糖尿病性網膜症／高コレステロール血症／高血圧／喘息／冠状動脈疾患／月経前症候群（PMS）／勃起障害／ADHD（注意欠陥多動性障害）。

用法・用量 臨床試験では，1 日あたり 100 mg，120 mg，150 mg（分 3）が多い。婦人科系疾患では 30 〜 60 mg/日，高血圧症では 200 mg/日にて投与。

慎重・注意 共通する作用機序を有する成分との併用に注意。

有害事象 適正使用における許容性は高い。

相互作用 現時点では，医薬品との相互作用による有害事象は報告されていない。ただし，抗凝固薬・血小板機能抑制薬や免疫抑制薬，抗がん薬との理論的な相互作用の可能性が考えられている。したがって，これらの医薬品と併用する際には，必要に応じて臨床所見や検査指標の経過観察を行う。

ビタミン A　vitamin A

和 ビタミン A　英 vitamin A　別 レチノール retinol

概要 ビタミン A（またはレチノール retinol）は，脂溶性ビタミンの一種であり，視覚の機能維持に関与する。ビタミン A とは，動物由来でビタミン A の生物作用を有する物質を総称する一般名である。これらは，エステル型レチノール（レチノールエステル retinol ester）として肝臓に貯蔵される。ビタミン A（レチナール）は，体内では，レチノール retinol，レチナール retinal，レチノイン酸 retinoic acid として存在する。これらのうち，レチノールのみがビタミン A 作用のすべてを有しており，他の 2

つは部分的作用を有する。

食事に含まれるビタミンAとして，レバーや肝油等動物性食品に含まれるビタミンAや，緑黄色野菜に多く含まれるβ-カロテン（体内で必要に応じてビタミンAに変換されるプロビタミンA）がある。カロテノイドのなかでは，β-カロテンがもっとも効率よくビタミンAに変換される。α-カロテンやγ-カロテン，β-クリプトキサンチンといったカロテノイドもプロビタミンA（ビタミンA前駆体）であるが，β-カロテンと比べると，効率は低い。また，リコピン，ルテイン，ゼアキサンチン等のカロテノイドは非プロビタミンAである。

ビタミンAは，皮膚や粘膜の機能維持，免疫機能や生殖機能の維持，網膜の機能維持において重要な役割を果たしている。

ビタミンAの欠乏症では，夜間視力障害（夜盲症）や眼球乾燥症が生じうる。また，皮膚や粘膜の異常も生じる。免疫系の調節にも影響する。一方，ビタミンAの過剰摂取は中毒症を生じる。急性中毒では悪心・嘔気や頭痛，慢性中毒では肝機能異常や神経系への影響が知られている。

サプリメントでは，過剰症を生じないβ-カロテンの利用が行われることが多い。β-カロテンはビタミンAの前駆体であるだけでなく，それ自体が抗酸化作用をもつ成分である。ビタミンAもβ-カロテンも脂溶性成分であり，油に溶けた状態のほうが吸収されやすい（つまり食事と一緒に摂るとよい）。

用法・用量　『日本人の食事摂取基準（2005年版）』による1日あたりの推奨量（RDA）は，30～49歳の成人男性で750 μgRE，同世代の女性で600 μgRE，上限量は3,000 μgREである。なお，上限量については，通常の食品による食事で一時的にこの量を超えたからといって健康障害がもたらされるものではない。「栄養素等表示基準値」は，450 μgと設定されている。「栄養機能食品」の規格基準において，上限値600 μg（2,000 IU），下限値135 μg（450 IU）とされている。

慎重・注意　共通する作用機序を有する成分との併用に注意。

有害事象　適正使用における許容性は高い。

相互作用　ビタミンAと一部の医薬品との相互作用が知られており，併用に注意する（医薬品の添付文書を確認する）。

メモ　「栄養機能食品」としての栄養機能表示は，「ビタミンAは，夜間の視力の維持を助ける栄養素です。ビタミンAは，皮膚や粘膜の健康維持を助ける栄養素です」である。

ビタミンB群　vitamin B complex

英 vitamin B complex

概要 ビタミンは，必須微量栄養素である。ビタミンC以外の水溶性ビタミン類はすべてビタミンB群に属する。これらは，一般に，体内での需要に応じた量は合成されず，食事から供給される必要がある。ビタミンB群に分類されるビタミン類は，体内では酵素反応における補酵素として機能する分子が多い。

ビタミンB群は，①チアミン thiamin（ビタミンB_1），②リボフラビン riboflavin（ビタミンB_2），③ナイアシン niacin（ニコチン酸とニコチン酸アミド，ビタミンB_3），④パントテン酸 pantothenic acid（ビタミンB_5），⑤ピリドキシン pyridoxine（ビタミンB_6），⑥ビオチン biotin，⑦コバラミン cobalamin（ビタミンB_{12}），⑧葉酸 folic acid（プテロイルグルタミン酸）である。

これらのビタミン類は，その水溶性の性質のため，過剰摂取分は尿中に排泄される。したがって，過剰症や中毒は生じにくい。一方，体内に蓄えられる量は限られるので，推奨量や目安量に従って，食事あるいはサプリメントから確実に摂取することが必要である。なお，ビタミンB_{12}は例外的に肝臓に貯蔵され，一般に，3年程度に相当する貯蔵がある。また，過剰摂取しても胃から分泌される内因子が飽和するため吸収されない。

ビタミン欠乏症のうち，ビタミンB群に関係する疾患として，脚気（チアミン欠乏），口内炎や口角炎，舌炎，脂漏性皮膚炎（いずれもリボフラビン欠乏），ペラグラ（ナイアシン欠乏），末梢神経障害（ピリドキシン欠乏），巨赤芽球性貧血（コバラミンあるいは葉酸欠乏）等が知られている。

各ビタミンBの項目も参照のこと。

ビタミンB_1　vitamin B_1

和 ビタミンB_1，チアミン　**英** vitamin B_1, thiamin

概要 ビタミンB_1（チアミン thiamin）は，糖代謝の促進や神経機能の維持に関与する水溶性ビタミンである。ビタミンB_1は，ピリミジン置換体とチアゾール置換体がメチレン基を介して結合した構造を有し，遊離型，チアミン2リン酸，カルバニオン型が存在する。活性型チアミンであるチアミン2リン酸は，活性化アルデヒド単位が転移される酵素反応において，補酵素として働く。具体的には，糖質や分岐鎖アミノ酸の代謝における各種酵素（ピルビン酸脱水素酵素やα-ケトグルタル酸脱水素酵素，トランスケトラーゼ transketolase）の補酵素である。

ビタミンB_1（チアミン）欠乏は，脚気を生じる。ビタミンB_1は，全粒の穀類や肉類がよい供給源であり，精製した小麦粉，白米，砂糖類といった食品の偏食によって生じうる。脚気の初期症状は，末梢神経障害や食欲減退であり，進行すると，心血管系や

神経系，筋肉組織に障害を来す。

ビタミンB_1の補給は，ビタミンB_1欠乏症（脚気）やウェルニッケ脳症の予防や改善に効果がある。疫学研究では，食事由来のチアミン摂取量が多いと，核白内障の発生リスクが低いというデータが示されている。

用法・用量 『日本人の食事摂取基準（2005年版）』による1日あたりの推奨量（RDA）は，30〜49歳の成人男性で1.4 mg，同世代の女性で1.1 mgである。なお，上限量は設定されていない。「栄養素等表示基準値」は，1.0 mgと設定されている。「栄養機能食品」の規格基準において，上限値25 mg，下限値0.30 mgとされている。

慎重・注意 共通する作用機序を有する成分との併用に注意。

有害事象 適正使用における許容性は高い。稀に，アレルギー・過敏症として皮膚症状等を生じうる。

相互作用 医薬品との相互作用による有害事象は知られていない。ただし，経口避妊薬，フロセミド等のループ利尿薬，フェニトイン，フルオロウラシル，メトホルミンの投与は，体内のビタミンB_1濃度に影響を与える可能性がある。

メモ 「栄養機能食品」としての栄養機能表示は，「ビタミンB_1は，炭水化物からのエネルギー産生と皮膚や粘膜の健康維持を助ける栄養素です」である。

ビタミンB_2 vitamin B_2

和 ビタミンB_2, リボフラビン 英 vitamin B_2, riboflavin

概要 ビタミンB_2は，エネルギー代謝に関与する水溶性ビタミンの一種であり，ヘテロ環状イソアロキサジン環に糖アルコールのリビトールが付いた構造を有する。ビタミンB_2は，体内では活性型リボフラビンであるフラビンモノヌクレオチド（FMN）やフラビンアデニンジヌクレオチド（FAD）に転換され，酸化還元酵素の配合族として作用する。フラビンタンパク質酵素は，アミノ酸や脂肪酸，炭水化物の代謝に関与する重要な酸化還元反応を触媒する。

ビタミンB_2は皮膚や粘膜の機能維持に関与することから，ビタミンB_2欠乏では，口角炎や口内炎，口唇炎，舌炎，脂漏性皮膚炎等を生じる。

白内障や片頭痛に対する効果が報告されてきた。疫学研究では，食事由来のビタミンB_2摂取量が多いと，核白内障の発生リスクが低いというデータが知られている。臨床研究でも白内障予防効果が示された。また，高用量（400 mg/日）のビタミンB_2が片頭痛の発生頻度を有意に減少させたという臨床研究が報告さ

れている。

用法・用量 『日本人の食事摂取基準（2005年版）』による1日あたりの推奨量（RDA）は、30～49歳の成人男性で1.6 mg、同世代の女性で1.2 mgである。なお、上限量は設定されていない。「栄養素等表示基準値」は、1.1 mgと設定されている。「栄養機能食品」の規格基準において、上限値12 mg、下限値0.33 mgとされている。

有害事象 適正使用における許容性は高い。ただし、高用量摂取では、消化器系症状を生じうる。

メモ 「栄養機能食品」としての栄養機能表示は、「ビタミンB_2は、皮膚や粘膜の健康維持を助ける栄養素です」である。

ビタミンB_6 vitamin B_6

和 ビタミンB_6, ピリドキシン　英 vitamin B_6, pyridoxine

概要 ビタミンB_6（ピリドキシン）は、アミノ酸代謝や糖質代謝に関与する水溶性ビタミンの一種である。ビタミンB_6は、ピリドキシン、ピリドキサール、ピリドキサミンという3タイプのピリジン誘導体と、それぞれに相当するリン酸塩の総称である。

ピリドキサールリン酸は、活性型ビタミンB_6であり、アミノ酸代謝に関与する複数の酵素の補酵素として作用する。また、グリコーゲン分解の過程に関与する酵素の補酵素としても働く。

ビタミンB_6投与（100～200 mg/日）は、葉酸およびビタミンB_{12}との併用によって、食後の高ホモシステイン血症を改善するという報告があり、心血管系の健康維持に対する働きが期待される。

ビタミンB_6の経口投与では、月経前症候群（PMS）に伴う症状の改善、つわりの改善、腎臓結石の再発リスクの低減、ジスキネジー症状の改善といったデータが示されている。また、フルオロウラシル（抗がん薬）投与中の転移性大腸がん患者における手掌足底紅斑異感覚症（palmar-plantar erythrodysesthesia）の改善や、小児における多動性脳機能障害の改善が示唆されている。その他、血中ピリドキシン値の高い喫煙者は、肺がんのリスクが低いという疫学データが知られている。

用法・用量 『日本人の食事摂取基準（2005年版）』による1日あたりの推奨量（RDA）は、30～49歳の成人男性で1.4 mg、同世代の女性で1.2 mg、上限量は60 mgである。なお、上限量については、通常の食品による食事で一時的にこの量を超えたからといって健康障害がもたらされるものではない。「栄養素等表示基準値」は、1.0 mgと設定されている。「栄養機能食品」の規格基準において、上限値10 mg、下限値0.30 mgとされている。

有害事象 適正使用における許容性は高い。高用量・長期間の投与によって，悪心・嘔吐や食欲不振といった消化器系症状，頭痛，光過敏症，末梢神経障害，乳房痛を生じることがある。その他，アレルギー・過敏症による皮膚障害，横紋筋融解症が報告されている。

相互作用 ビタミン B_6 と一部の医薬品との相互作用が知られており，併用に注意する（医薬品の添付文書を確認する）。

メ モ 「栄養機能食品」としての栄養機能表示は，「ビタミン B_6 は，たんぱく質からのエネルギー産生と皮膚や粘膜の健康維持を助ける栄養素です」である。

ビタミン B_{12}　vitamin B_{12}

和 ビタミン B_{12}，コバラミン，シアノコバラミン　**英** vitamin B_{12}, cobalamin

概 要 ビタミン B_{12}（コバラミン）は，ビタミンB群に分類される必須栄養素（水溶性ビタミン）の一つであり，分子構造の中心にコバルトイオンをもつ環状構造（コリン環）を有する。ビタミン B_{12} は微生物によって合成され，動物ではメチルコバラミン methylcobalamin，アデノシルコバラミン，ヒドロキソコバラミン hydroxocobalamin として肝臓に貯蔵される。ビタミン B_{12} の市販標準品はシアノコバラミンである。

ビタミン B_{12} は，胃粘膜の壁細胞から分泌される内因子と結合し，回腸の受容体部位を介して吸収される。吸収されたビタミン B_{12} は，血漿タンパク質のトランスコバラミンIIと結合し，組織へ輸送される。肝臓では，トランスコバラミンIと結合して肝臓に蓄えられる。

ビタミン B_{12} は，体内では補酵素として働く。特に，糖新生や核酸合成といった過程で重要な作用を有する。ビタミン B_{12} は，葉酸と共に造血（核酸合成）に関与しており，不足すると悪性貧血（巨赤芽球性貧血）を生じる。

ビタミン B_{12} の摂取は，高ホモシステイン血症を改善し，心血管疾患や脳血管疾患等動脈硬化性疾患のリスクを減らすと考えられる。高ホモシステイン血症に対しては，ビタミン B_{12} に葉酸やビタミン B_6 が併用投与される。ただし，動脈硬化性疾患に対する一次予防および二次予防効果については議論がある。

用法・用量 『日本人の食事摂取基準（2005年版）』による1日あたりの推奨量（RDA）は，30〜49歳の成人男性で 2.4 μg，同世代の女性で 2.4 μg である。なお，上限量は設定されていない（過剰摂取しても胃から分泌される内因子が飽和するため吸収されない）。「栄養素等表示基準値」は，2.0 μg と設定されている。「栄養機能食品」の規格基準において，上限値 60 μg，下限値

0.60 μg とされている。

有害事象 適正使用における許容性は高い。高用量・長期間の投与によって，消化器系症状や神経系症状を生じることがある。アレルギー・過敏症を生じうる。

相互作用 ビタミン B_{12} と一部の医薬品との相互作用が知られており，併用に注意する（医薬品の添付文書を確認する）。

メモ 「栄養機能食品」としての栄養機能表示は，「ビタミン B_{12} は，赤血球の形成を助ける栄養素です」である。

ビタミンC vitamin C

和 ビタミンC，アスコルビン酸　英 vitamin C　化 L-ascorbic acid

概要 ビタミンC（アスコルビン酸）は，新鮮な野菜や果物，特に柑橘類の成分が壊血病を予防することから発見された水溶性ビタミンの一種である。代表的な抗酸化ビタミンであり，美白・美肌・しみの予防といった作用，風邪や動脈硬化性疾患，がんに対する作用に関して注目されている。

ビタミンCの摂取による効果として，風邪症候群の罹病期間短縮，上部消化管（食道・胃）・乳がんの発症リスク抑制，高血圧の予防や改善，胆嚢疾患の発症リスク抑制，女性における末梢循環不全の改善，鉄の吸収促進等があげられる。

ビタミンCは，生体内において，コラーゲン合成過程でのプロリン水酸化反応，チロシン分解における酵素反応，エピネフリン合成，胆汁酸の産生といった反応に必要とされる。その他，抗ストレスホルモンである副腎皮質ホルモンの合成にはいくつかの還元的生合成が関与し，副腎皮質は大量のビタミンCを含む。ビタミンCは副腎髄質ホルモンの合成にも関与する。鉄の吸収は，ビタミンCの存在下にて有意に増加する。

ビタミンCは，感染や運動負荷，ストレス等によって必要量が増加する。また，喫煙者は非喫煙者よりも多くビタミンCが消費される。

なお，ビタミンCはシュウ酸の前駆物質である。ビタミンCの摂取によって尿中シュウ酸の排泄量が増加するため，ビタミンCの摂取と腎臓結石（シュウ酸カルシウム石）との関係が指摘されている。しかし，米国での大規模な疫学調査では，ビタミンCの摂取と腎臓結石の発症との関係は否定されている。一般に，ビタミンCを摂取することによって期待できる健康上のメリットが，デメリットを上回ると考えられる。

用途・適応 抗酸化作用／風邪症候群の罹病期間短縮／上部消化管（食道・胃）・乳がんの発症リスク抑制／胆嚢疾患の発症リスク抑制／高血圧の予防や改善／加齢黄斑変性症の予防／末梢循環不全の改

善／造影剤腎症の予防／鉄の吸収促進

格付け 有効性 ☆☆☆☆　安全性 ○○○

主要成分 アスコルビン酸（L-ascorbic acid）

作用機序 【基礎研究】抗酸化作用／抗がん作用。【臨床研究】風邪症候群の罹病期間短縮／加齢黄斑変性症の予防／女性における末梢循環不全の改善／高血圧の予防・改善／（ピロリ菌感染に伴う）胃炎の抑制／2型糖尿病における微量アルブミン尿の減少／造影剤腎症の予防／抗がん作用／動脈硬化性疾患の予防。【疫学】抗がん作用／動脈硬化性疾患の予防／白内障のリスク低下作用。

用法・用量 『日本人の食事摂取基準（2005年版）』による1日あたりの推奨量（RDA）は，30〜49歳の成人男性で100 mg，同世代の女性で100 mgである。なお，上限量は設定されていない。「栄養素等表示基準値」は，80 mgと設定されている。「栄養機能食品」の規格基準において，上限値1,000 mg，下限値24 mgとされている。

有害事象 適正使用における許容性は高い。高用量の摂取時に，悪心，嘔吐，下痢，頭痛，疲労感，不眠等を生じることがある。

相互作用 ビタミンCと一部の医薬品との相互作用が知られており，併用に注意する（医薬品の添付文書を確認する）。

メ　モ 「栄養機能食品」としての栄養機能表示は，「ビタミンCは，皮膚や粘膜の健康維持を助けるとともに，抗酸化作用を持つ栄養素です」である。

ビタミンD　vitamin D

和 ビタミンD（カルシフェロール），ビタミンD_2（エルゴカルシフェロール），ビタミンD_3（コレカルシフェロール）　英 vitamin D
化 vitamin D_2：ergocalciferol，vitamin D_3：cholecalciferol

概　要 ビタミンDは，カルシウムおよびリン酸の代謝に重要な役割をもつ脂溶性ビタミンの一つである。ビタミンDは，腸管からのカルシウム吸収を促進し，骨の再構築を促す。
ビタミンDの欠乏症として，乳幼児におけるくる病や，成人における骨軟化症等が知られている。さらに，高齢者では，骨粗鬆症が問題になる。
ビタミンDの摂取による効能として，消化管からのカルシウムとリンの吸収の促進作用，骨からのカルシウムの動員，骨へのカルシウムの沈着促進，骨の再構成・形成の促進，腎臓におけるカルシウムとリンの再吸収の促進等があげられる。
ビタミンDの前駆体はデヒドロコレステロールであり，日光（紫外線）の作用で合成される。植物にはエルゴステロール

ergosterol, 動物には 7-デヒドロコレステロール 7-dehydro-cholesterol が存在する。日光により前者はエルゴカルシフェロール（ビタミン D_2）となり，後者はコレカルシフェロール（ビタミン D_3）へと生合成される。ビタミン D_2 と D_3 は同程度の生物活性を有する。

活性型ビタミン D は，消化管からのカルシウム吸収や，腎臓尿細管でのカルシウムの再吸収を促進し，血液中のカルシウムを骨の形成・再構成に利用する。ビタミン D について，骨・カルシウム代謝の改善効果の他，高齢者における骨折の予防効果や，早期皮膚がんに対する効果等が臨床研究で示されている。

用法・用量 『日本人の食事摂取基準（2005 年版）』による 1 日あたりの目安量は，30 〜 49 歳の成人男性で 5 μg，同世代の女性で 5 μg，上限量は 50 μg である。なお，上限量については，通常の食品による食事で一時的にこの量を超えたからといって健康障害がもたらされるものではない。「栄養素等表示基準値」は，5.0 μg と設定されている。「栄養機能食品」の規格基準において，上限値 5.0 μg（200 IU），下限値 1.50 μg（60 IU）とされている。

有害事象 適正使用における許容性は高い。過剰摂取では，悪心・嘔吐といった消化器系症状，高カルシウム血症，腎臓障害等を生じうる。

相互作用 ビタミン D と一部の医薬品との相互作用が知られており，併用に注意する（医薬品の添付文書を確認する）。

メ モ 「栄養機能食品」としての栄養機能表示は，「ビタミン D は，腸管でのカルシウムの吸収を促進し，骨の形成を助ける栄養素です」である。

ビタミン E　vitamin E

和 ビタミン E，トコフェロール，トコトリエノール
英 vitamin E, tocopherol, tocotrienol
化 tocopherol (alpha-tocopherol, beta-tocopherol, delta-tocopherol, gamma-tocopherol), tocotrienol (alpha-tocotrienol, beta-tocotrienol, delta-tocotrienol, gamma-tocotrienol)

概　要 ビタミン E は，脂溶性ビタミンの一種で，強い抗酸化作用を有する。ビタミン E は，大きくトコフェロール tocopherol とトコトリエノール tocotrienol の 2 種類に分けられ，さらにそれぞれがアルファ（α），ベータ（β），ガンマ（γ），デルタ（δ）に分類される。自然界には α-, β-, γ-, δ-トコフェロールと，α-, β-, γ-, δ-トコトリエノールの合計 8 種類が知られている。このうち，d-α-トコフェロールは，広く自然界に存在し，強い生物活性を有している。一般に，ビタミン E のサプリメントは，d-α-トコフェロールを主成分とする。

ビタミン E は，代表的な抗酸化ビタミンである。ビタミン E は，体内では細胞膜に局在し，活性酸素による酸化障害を抑え，過酸化脂質の生成を抑制して動脈硬化性疾患を予防する。その他，ビタミン C の代謝に関与したり，ビタミン A やカロテン類の酸化を防いだり等の働きをもつ。

臨床研究では，ビタミン E 欠乏に付随する症状の改善，免疫調節作用，加齢黄斑変性症の予防，抗がん作用（肺がん・胃がん・大腸がん・膀胱がん・乳がん・前立腺がん），アルツハイマー病の予防，認知症の予防，月経困難症および月経前症候群の症状改善，パーキンソン病の発症予防，動脈硬化性疾患の予防といった効果が示唆されてきた。

なお，『トコトリエノール』の項も参照のこと。

用途・適応 抗酸化作用／動脈硬化性疾患予防作用／月経困難症および月経前症候群（PMS）の症状改善作用／アルツハイマー病・認知症の予防／抗がん作用

格付け 有効性 ☆☆☆☆　安全性 ○○○

主要成分 トコフェロール (tocopherol, alpha-tocopherol, beta-tocopherol, delta-tocopherol, gamma-tocopherol)

作用機序 【基礎研究】抗酸化作用／抗炎症作用／抗血小板作用／細胞膜の機能維持／免疫調節作用／細胞分化・細胞増殖抑制作用／脂質過酸化の予防作用／LDL コレステロール酸化抑制作用／抗がん作用／NO 放出増加作用／抗凝固作用。【臨床研究】ビタミン E 欠乏に付随する症状の改善／免疫調節作用／加齢黄斑変性症の予防／抗がん作用（肺がん・胃がん・大腸がん・膀胱がん・乳がん・前立腺がん）／アルツハイマー病の予防／認知症の予防／月経困難症および月経前症候群（PMS）の症状改善／パーキンソン病の発症予防。

用法・用量 『日本人の食事摂取基準（2005 年版）』による 1 日あたりの目安量は，30 〜 49 歳の成人男性で 8 mg，同世代の女性で 8 mg，上限量は男性で 800 mg，女性で 700 mg である。なお，上限量については，通常の食品による食事で一時的にこの量を超えたからといって健康障害がもたらされるものではない。「栄養素等表示基準値」は，8 mg と設定されている。「栄養機能食品」の規格基準において，上限値 150 mg，下限値 2.4 mg とされている。

有害事象 適正使用における許容性は高い。稀に，悪心，嘔吐，頭痛，疲労感，皮疹等を生じることがある。

相互作用 現時点では，医薬品との相互作用による有害事象は報告されていない。ただし，次の医薬品に関して，理論的な相互作用の可能性が考えられている。■チトクローム P450 の分子種のうち，

CYP3A4 に関連する薬剤（CYP と医療用医薬品との関連については巻末の別表参照）。■抗凝固薬・抗血小板薬。■脂質異常症治療薬（シンバスタチン，胆汁酸体外排泄促進薬，フィブラート系薬剤）。■ワルファリン。■シクロスポリン。■化学療法（抗がん薬）・放射線療法。■抗てんかん薬。■抗肥満薬（オルリスタット orlistat）

メモ 「栄養機能食品」としての栄養機能表示は，「ビタミン E は，抗酸化作用により，体内の脂質を酸化から守り，細胞の健康維持を助ける栄養素です」である。

ビタミン K　vitamin K

和 ビタミン K₁（フィロキノン），ビタミン K₂（メナキノン）
英 vitamin K₁ (phylloquinone), vitamin K₂ (menaquinone)

概要 ビタミン K は脂溶性ビタミンの一種であり，血液凝固系および骨代謝に特に関与する。ビタミン K は，植物に存在するビタミン K₁（フィロキノン phylloquinone）と，腸内細菌によって合成され動物組織に存在するビタミン K₂（メナキノン menaquinone）の 2 つに分類される。なお，ビタミン K₃（メナジオン menadione）は天然には存在しない。

ビタミン K は，肝臓における血液凝固因子（第 II，VII，IX，X）の合成に必要な補酵素である。また，骨代謝ではオステオカルシンの合成に必要とされる。ビタミン K は，血液凝固作用の維持・調節，カルシウム代謝の調節，骨粗鬆症の予防に対して利用される。

ビタミン K は，さまざまな食材に含まれており，腸内細菌叢でも合成されるため，欠乏は稀である。ただし，ビタミン K は胎盤を通過せず，新生児では腸内細菌叢が未発達のため，ビタミン K 欠乏による出血性疾患が生じうる。

用法・用量 『日本人の食事摂取基準（2005 年版）』による 1 日あたりの目安量は，30 〜 49 歳の成人男性で 75 μg，同世代の女性で 65 μg である。なお，上限量は設定されていない。『栄養素等表示基準値』は，70 μg とされている。

有害事象 適正使用における許容性は高い。

相互作用 ビタミン K は，クマリン系抗凝固薬（ワルファリン）との相互作用を有しており，ワルファリンの作用を減弱させるため，併用に注意が必要である。納豆や青汁，クロレラ，スピルリナ等ビタミン K を多く含む食品やサプリメントを摂取する場合も同様に注意する。

ビタミンP vitamin P

和 ビタミンP **英** Vitamin P, MPFF (micronized purified flavonoid fraction)
別 バイオフラボノイド類（ケルセチン，ヘスペリジン，エリオシトリン，ルテオリン，ルチン等），バイオフラボノイド複合体

| 概　要 | ビタミンPは，ケルセチンquercetinやヘスペリジンhesperidin，ルチンrutinといったフラボノイド類のファイトケミカルに対する呼称である。ビタミンの定義には合致しないため，いわゆるビタミン様物質とされる。ビタミンPは，抗炎症作用，抗酸化作用，循環改善作用，毛細血管脆弱性改善作用といった作用を有する。
フラボノイド類は，多くの植物においてアグリコンあるいは配糖体として存在する。基礎研究や疫学調査によると，ケルセチンおよびフラボノイドは，血管内皮機能を改善し，心血管疾患を予防する。さらに，予備的な臨床研究において，高血圧や虚血性心疾患の患者に投与すると血管内皮機能の改善が示されている。
ルチンは，抗酸化作用や抗炎症作用を有する。臨床研究では，ルチンおよびタンパク質分解酵素の複合剤（1剤あたりルチン100 mg，トリプシン48 mg，ブロメライン90 mgを含む製剤を1日6錠，分3）投与によって，骨関節症・関節炎に付随する症状の改善が報告されている。エリオシトリンは，レモン（*Citrus limon*）等の柑橘類に豊富なフラボノイドの一種で，抗酸化作用を有する。
バイオフラボノイド複合体の投与が内痔核の出血を寛解し再発を抑制したというランダム化比較試験が報告されている。静脈性うっ血性潰瘍（静脈性うっ滞性潰瘍 venous stasis ulcer）に対する効果も認められた。
『ケルセチン』『ヘスペリジン』『ルチン』の項も参照のこと。 |
|---|---|
| 用途・適応 | 循環改善作用／毛細血管脆弱性改善作用／血管内皮機能改善作用／心血管疾患の予防および改善作用 |
| 格付け | 有効性 ☆☆☆　安全性 ○○○ |
| 主要成分 | フラボノイド類（ケルセチン quercetin, ヘスペリジン hesperidin, ルチン rutin, エリオシトリン eriocitrin, ルテオリン luteolin 等） |
| 作用機序 | 抗炎症作用／抗酸化作用 |
| 用法・用量 | 確立されていない。 |
| 慎重・注意 | 共通する作用機序を有する成分との併用に注意。 |
| 有害事象 | 適正使用における許容性は高い。 |
| 相互作用 | 現時点では，医薬品，サプリメント，食品との相互作用による |

有害事象は報告されていない。

ヒハツ　*Piperaceae longum*

和 ナガコショウ，ロングペッパー，インドナガコショウ　学 *Piperaceae longum* L.

概　要　インド原産のコショウ科の蔓性植物で学名を *Piperaceae longum* L. という。熟した果穂をヒハツ（蓽撥）と呼ぶ。果穂は，多肉質の円筒状であり，形状から別名ナガコショウ，ロングペッパー，インドナガコショウとも呼ばれる。乾燥物がカレー等の香辛料として利用されるほか，伝統医療では芳香辛味性健胃薬として用いられてきた。サプリメントでは，冷え性の改善，循環血流改善，健胃作用を目的として利用される。
なお，『コショウ』の項も参照。

用途・適応　冷え性の改善／循環血流改善／健胃作用

格付け　有効性 ☆☆☆　安全性 ○○○

主要成分　辛味成分のピペリン piperine, piperlongmine, piperlongminine 等。

作用機序　【基礎研究】α-グルコシダーゼ阻害活性／腫瘍細胞における血管新生抑制／肝障害抑制／放射線障害抑制／妊孕能の改善／MAO 阻害作用／抗腫瘍作用／免疫調節作用。

用法・用量　確立されていない。

慎重・注意　共通する作用機序を有する成分との併用に注意。

有害事象　適正使用における許容性は高い。

相互作用　現時点では，医薬品との相互作用による有害事象は報告されていない。ただし，コショウ成分の有する働きからの推測により，CYP3A4 や P 糖タンパク質により代謝を受ける薬剤全般との理論的な相互作用の可能性が考えられている。したがって，これらの医薬品と併用する際には，必要に応じて臨床所見や検査指標の経過観察を行う。

メ　モ　コショウ科には 12 属 3000 種ほどが知られており，それらの多くは熱帯地域に分布する。香辛料として一般的なコショウ（胡椒）は，ヒハツと同じコショウ科の *Piperaceae nigrum* L. である。インド原産の蔓性低木。未熟果実が胡椒 pepper, 黒胡椒（クロコショウ）black pepper と呼ばれる。成熟果実の果皮を除いた種子が白胡椒（シロコショウ）white pepper である。どちらも，伝統医学では芳香辛味性健胃薬として用いられてきた。有効成分として，辛味成分ピペリン piperine, 精油 *l*-phellandrin 等が存在する。

ビルベリー　*Vaccinium myrtillus*

学 *Vaccinium myrtillus*　和 ブルーベリー　医 bilberry, blueberry

概　要　ビルベリーは，コケモモ属ツツジ科の植物であり，果実にアントシアニン anthocyanin 類を豊富に含む。アントシアニンは植物の花や果皮等に含まれる色素であり，ファイトケミカルの一種である。アントシアニンはアントシアニジン anthocyanidin の配糖体である。

ビルベリー果実に由来する標準化された抽出物が，目の健康維持，微小循環の改善，血管疾患等に対して使用される。臨床研究は，糖尿病性網膜症，糖尿病性腎障害，慢性静脈機能不全症，白内障，夜間視力の改善といった疾患や病態に対して実施されてきた。

アントシアニジンを 25 〜 36 ％含有するビルベリー VMA (*Vaccinium myrtillus* anthocyanoside) が，標準化された有効成分としてサプリメントに利用される。

なお，ブルーベリーはコケモモ属のベリー類の総称であり，食用として利用される種（*Vaccinium angustifolium, V. corymbosum, V. pallidum, V. virgatum* 等）をさす。一方，サプリメントとして用いられるのは，野生種の *Vaccinium myrtillus*（ビルベリー bilberry）である。「ブルーベリー」と表記のあるサプリメントでも，原材料・有効成分は「ビルベリー」に由来するのが一般的である。

用途・適応　高血圧性網膜症／糖尿病性網膜症／眼精疲労／慢性静脈機能不全症

格付け　有効性 ☆☆☆　安全性 ○○○

主要成分　ビルベリーの「果実」抽出物に存在する有効成分は，アントシアニン類 anthocyanins，フラボノイド類 flavonoids，ハイドロキノン hydroquinone，ロエアノル酸 loeanolic acid，ネオミルティリン neomyrtillin，タンニン類 tannins，トリテルペノイド類のウルソル酸（ウルソール酸）ursolic acid 等である。

作用機序　【基礎研究】抗酸化作用／抗潰瘍作用／胃粘膜保護作用／抗炎症作用／抗浮腫作用／微小血管障害改善作用／糖尿病改善作用／高血圧改善作用／脂質代謝改善作用／抗がん作用。【臨床研究】高血圧性網膜症／糖尿病性網膜症／眼精疲労／慢性静脈機能不全症。

用法・用量　1 日あたり 80 〜 480 mg（分 2 〜 3）の標準化抽出物（25％あるいは 36％アントシアニジン含有）を 4 〜 8 週間投与。一般的な推奨量は 1 日 160 mg（分 2）。

慎重・注意　共通な作用機序を有する成分との併用に注意。

有害事象　適正使用における許容性は高い。ビルベリーは，米国では

GRAS (generally recognized as safe) とされている。

相互作用 現時点では，医薬品との相互作用による有害事象は報告されていない。

ビワ（枇杷） *Eriobotrya japonica*

和 びわ，ビワ，枇杷　英 Loquat, Japanese medlars　学 *Eriobotrya japonica*

概要 ビワ（枇杷）は，バラ科ビワ属の常緑高木であり，本邦では関東以西において広く植栽され，果実（液果）が可食部である。ビワの乾燥葉・種子・果実は，漢方や中国伝統医学等において薬用に用いられてきた。ビワの生薬名は，乾燥葉が「枇杷葉（ビワヨウ）」，種子が「枇杷仁（ビワニン）」である。

有効成分として，ビワの種子および葉には青酸配糖体の一種，アミグダリン amygdalin が存在する。生薬としてのビワ（枇杷葉・枇杷仁）は，アミグダリンが薬効成分の一つであり，経口摂取によって去痰作用や鎮咳作用等を示す。ただし，アミグダリンは，過剰摂取によって健康被害を生じうる。

ビワ葉において，ウルソール酸（ursolic acid），オレアノール酸（oleanolic acid），マスリン酸（maslinic acid），tormentic acid, hyptadienic acid といったトリテルペン類の産生が報告されている。これらは，オレアナン oleanane 型，ウルサン ursane 型，ルパン lupane 型であり，抗炎症作用や抗腫瘍作用を示す。ビワ葉には，トリテルペン類の一種，コロソリン酸 corosolic acid が存在し，脂肪細胞分化に影響を与える。

ビワの花において，オレアノール酸（oleanolic acid），トリテルペノイドのウルソール酸（ursolic acid），アミグダリンが単離されている。

ビワの果実において，ポリフェノール類が同定されている。

基礎研究では，ビワの葉あるいは種子による多彩な作用が報告されてきた。ビワ乾燥葉（枇杷葉）に関する基礎研究では，糖尿病モデル動物での高血糖改善作用，呼吸器疾患モデル動物でのビワ乾燥葉（枇杷葉）由来トリテルペン類による炎症性サイトカイン類減少（抗炎症）作用，*in vitro* での抗がん作用，抗酸化作用が示されている。

ビワ種子抽出物に関する基礎研究では，アドリアマイシン誘導性腎障害モデルラットでの酸化障害抑制作用，肝障害モデルラットでの肝機能改善作用，抗酸化作用が認められた。

ビワの「果実」は豊富な食経験を有する食用の成分であり，一般に，安全性は高いと考えられる。ビワの「種子」や「葉」は，伝統療法で用いられてきた生薬成分であり，適正使用における許容性は高いと考えられる。

用途・適応 抗酸化作用／去痰・鎮咳作用／糖尿病改善作用／抗炎症作用

フィーバーフュー　*Tanacetum parthenium*

学 *Tanacetum parthenium*, *Chrysanthemum parthenium*, *Matricaria parthenium*
和 夏白菊, ナツシロギク　英 feverfew, midsummer daisy

概　要　フィーバーフューは，欧米で何世紀にもわたり利用されてきた伝統的なハーブであり，特に慢性的な片頭痛の予防に用いられる。有効成分はセスキテルペン・ラクトン類と考えられ，フィーバーフューの葉に存在する。パルセノライド parthenolide 等39種類以上の成分が見つかっており，それらが協同して働くことで，効果を発揮すると推測されている。フィーバーフューの片頭痛に対する効果に関して，欧米では複数の臨床試験が報告されており，片頭痛の予防および発作回数の減少に効果があると考えられる。たとえば，147名を対象にフィーバーフューを12週間投与した臨床試験では，1ヵ月に4回以上の片頭痛を認める患者群において予防効果が認められたという。

用途・適応　片頭痛の予防／片頭痛の発作回数の減少作用

格付け　有効性 ☆☆☆　安全性 ○○○

主要成分　パルセノライド parthenolide 等のセスキテルペン・ラクトン類。

作用機序　【基礎研究】血小板凝集抑制作用，血小板からのセロトニン放出抑制作用／抗炎症作用／血管れん縮抑制作用／抗ヒスタミン作用／血管内皮細胞保護作用／COX-2 (cyclooxygenase-2) 選択的阻害作用。【臨床研究】片頭痛の予防／片頭痛の発作回数の減少作用。

用法・用量　1日あたり 50〜100 mg のフィーバーフュー抽出物（パルセノライド parthenolide 0.20〜0.35％）を投与。

慎重・注意　共通する作用機序を有する成分との併用に注意。

有害事象　適正使用における許容性は高い。

相互作用　現時点では，医薬品との相互作用による有害事象は報告されていない。ただし，次の医薬品に関して，理論的な相互作用の可能性が考えられている。■チトクローム P450 の分子種のうち，CYP1A2, 2C8, 2C9, 2C19, 2D6, 3A4 に関連する薬剤（CYP と医療用医薬品との関連については巻末の別表参照）。■抗凝固薬・血小板機能抑制薬。以上の医薬品との併用は慎重に行い，医師の監視下に関連指標をモニターすること。

フィッシュオイル（魚油）　fish oil

英 fish oil

概　要　フィッシュオイル（魚油）は，DHA（ドコサヘキサエン酸，docosahexaenoic acid）および EPA（エイコサペンタエン酸，

eicosapentaenoic acid あるいは IPA イコサペンタエン酸, icosapentaenoic acid, イコサペント酸) を主な有効成分とする。DHA および EPA は，イワシやサバ等の青魚に多く含まれる多価不飽和脂肪酸の一つである。中性脂肪値を改善し，動脈硬化性疾患を予防する作用をもつ。抗凝固作用，抗アレルギー・抗炎症作用といった働きも知られている。

疫学研究では，魚油の摂取と，心血管疾患の減少，加齢黄斑変性症（AMD）の減少，認知症の進展抑制との関連が示されている。小児では，血中 DHA の低値と ADHD との関連が示唆されている。DHA および EPA の豊富な種類の魚類を適度に（米国の基準で 1 週間あたり 1～2 サービングサイズ程度）摂取することで，心血管死が 36％減少（95％ CI, 20～50％, p＜0.001），全死亡率が 17％低下（95％ CI, 0～32％, p＝0.046）するという。

臨床研究では，高中性脂肪血症の改善，うつ病の改善が示されている。

『EPA（エイコサペンタエン酸）』『DHA（ドコサヘキサエン酸）』『クリルオイル（オキアミ油）』の項も参照のこと。

用途・適応 高中性脂肪血症改善／認知症予防／心血管疾患予防／動脈硬化性疾患予防

格付け 有効性 ☆☆☆　安全性 ○○○

主要成分 n-3 系脂肪酸（DHA，EPA）

作用機序 脂質代謝改善／動脈硬化抑制／抗凝固作用／抗アレルギー・抗炎症作用

用法・用量 臨床研究では，1 日あたり数百 mg から 1 g あるいは 2 g 程度の投与が多い。高脂血症（脂質異常症）患者に対して 4 g の DHA あるいは EPA を投与した臨床試験もある。一次予防目的の場合，魚油からのオメガ 3 系脂肪酸摂取量は，DHA と EPA の合計にて 1 日あたり 250 mg で十分であるという総説が発表されている。『日本人の食事摂取基準（2005 年版）』による 1 日あたりの「n-3 系脂肪酸」の目標量は，30～49 歳の成人男性で 2.6 g 以上，同世代の女性で 2.2 g 以上である。

慎重・注意 共通する作用機序を有する成分との併用に注意。

有害事象 適正使用における許容性は高い。

相互作用 現時点では，医薬品との相互作用による有害事象は報告されていない。ただし，オメガ 3 系脂肪酸の有する働きからの推測により，抗凝固薬や脂質異常症（治療）薬，高血圧（治療）薬との理論的な相加作用の可能性が考えられている。したがって，これらの医薬品と併用する際には，必要に応じて臨床所見や検査指標の経過観察を行う。

プエラリア・ミリフィカ　*Pueraria mirifica*

学 *Pueraria mirifica*
別 white kwao keur, white kwao krua, 白ガウクルア, ガウクルア, グァウクルア

概　要　プエラリア・ミリフィカとは，タイやミャンマーの北部に自生しているマメ科クズ属の植物の学名である。現地では白ガウクルア（white kwao keur, white kwao krua）と呼ばれており，タイの伝統医療で用いられてきた薬用植物である。なお，タイにてガウクルア（グァウクルア）と呼ばれるハーブには，白ガウクルア（学名 *Pueraria mirifica*），赤ガウクルア（学名 *Butea superba*），黒ガウクルア（学名 *Mucuna collettii*）といった種類がある。なお，本邦で食用に利用される葛（学名 *Pueraria lobata*）は，同じクズ属であり近縁種にあたる。

有効成分として，女性ホルモン様の作用をもつ植物エストロゲン・イソフラボン類が見出されている。これまでの研究により，プエラリア・ミリフィカのイソフラボン類におけるエストロゲン活性が示されてきた。

タイの伝統医学では，更年期の女性に対する強壮剤として，他のハーブと組み合わせて利用されてきた。近年では，女性の豊胸や美肌といった美容目的での利用も知られている。

なお，白ガウクルアが女性用，赤ガウクルアが男性用という考えもあるが，基本的にはどちらも男女共に使うことができる。タイの伝統医学では，赤ガウクルアは作用が強いので，女性には白ガウクルアを使うのが一般的であるという。タイの伝統医学では，経口摂取以外では，乾燥粉末の塗布による経皮吸収による処方も知られている。

予備的な臨床研究では，更年期の女性37名を対象に，1日あたり50 mg（n = 20）あるいは100 mg（n = 17）のプエラリア・ミリフィカ含有カプセルが6ヵ月間投与された結果，Greene climacteric scale（更年期不定愁訴の指標）の低下（改善），血清エストラジオールの変動が認められた。このとき，FSHおよびLHに変動は示されなかった。また，プエラリア・ミリフィカによる脂質異常の改善を示した臨床研究では，閉経後の女性19名を対象に2ヵ月間投与の結果，投与前値に比べて，血中HDLコレステロールおよびapolipoprotein（apo）A-1の有意な増加（各34%と40%），LDLおよびapo Bの有意な低下（各17%と9%）を認めた。

用途・適応　更年期障害改善作用／脂質異常症改善作用／美容・美肌／女性ホルモン様作用

格付け　有効性 ☆☆　安全性 ○○○

主要成分　イソフラボン類（非配糖体）（ダイゼイン daidzein, ゲニステイン genistein, kwakhurin, coumestrol, (+)-tuberosin），イソ

フラボン配糖体類（daidzin, プエラリン puerarin, ミリフィシン mirificin）等が存在。その他，puemiricarpene や pterocarpene。

作用機序 【基礎研究】女性ホルモン様作用／ERαおよびERβを介する作用。【臨床研究】更年期障害改善作用／美容・美肌作用／脂質異常症改善作用。

用法・用量 確立されていない。予備的な臨床研究では，1日あたり50〜100 mg のプエラリア・ミリフィカが投与された。

慎重・注意 共通する作用機序を有する成分との併用に注意。

有害事象 適正使用における許容性は高い。

相互作用 現時点では，医薬品との相互作用による有害事象は報告されていない。ただし，経口避妊薬・ホルモン薬・抗腫瘍性ホルモン薬といった医薬品との併用は慎重に行う。

フコイダン　fucoidan

別 sulfated alpha-L-fucan, fucan, brown algae　英 fucoidan

概要 フコイダンは，モズクやワカメ，昆布等の海藻類に存在する多糖類である。海藻のヌルヌルした成分の一つであり，生活習慣病等に対する効果が報告されている。

フコイダンは，フコースを主成分として硫酸基やウロン酸等が結合した多糖類（硫酸化ポリフコース多糖類）の総称である。原材料となる食用褐藻類（オキナワモズク，フトモズク，ヒバマタ，メカブ等）の種類によって，フコイダンの種類や含有量が異なっており，生理作用にも違いがある。

基礎研究では，フコイダンの抗酸化作用，アポトーシス誘導による抗がん作用，抗菌作用等が示されてきた。また，フコイダンの皮膚創傷修復作用に関しては，実験モデルにおける効果が示唆されている。その他，胃粘膜保護作用や胃潰瘍治癒促進作用についての報告もある。フコイダンは，難消化性の多糖類であるため，腸管内で胆汁酸によるコレステロールの吸収を阻害し，その結果，血中コレステロール低下作用を示すと考えられる。一般の食材に近い成分であり，適正使用における許容性は高い。現時点では，医薬品との相互作用による有害事象は報告されていない。

用途・適応 抗凝固作用／コレステロール低下作用／創傷治癒促進作用／胃粘膜保護作用

格付け 有効性 ☆☆　安全性 ○○○

ブドウ種子エキス　grape seed extract

英 grape seed extract　　**学** *Vitis vinifera*（ブドウ）

概　要　ブドウ種子には，有効成分としてプロアントシアニジン類 proanthocyanidin やレスベラトロール（リスベラトロール）resveratrol，プロシアニジンが存在する。基礎研究では，抗酸化作用，抗炎症作用，抗がん作用が示されている。ブドウ種子エキスを用いた予備的な臨床研究において，LDL コレステロールの酸化抑制作用，脂質異常症改善作用，血管内皮機能の改善作用，抗肥満（摂取エネルギーの有意な低下）作用，抗酸化作用，静脈循環不全の改善作用，肝斑 chloasma（シミ）改善作用が報告されている。その他，ブドウ種子エキスを含む複合サプリメント剤による肌質改善効果が示されている。

用途・適応　抗酸化作用／血管内皮機能改善作用／摂取エネルギー抑制作用／高コレステロール血症改善作用／肌質改善作用／肝斑改善作用

格付け　有効性 ☆☆　　安全性 ○○○

主要成分　プロアントシアニジン類 proanthocyanidin，レスベラトロール（リスベラトロール）resveratrol。

作用機序　抗酸化作用／抗炎症作用

用法・用量　臨床研究では，プロアントシアニジン換算で 200 mg あるいは 400 mg を投与，ブドウ種子エキス（GSE）を 1 日あたり 2 g（ポリフェノール量 1 g）投与，300 mg のプロシアニジン procyanidin を投与といった例がある。

慎重・注意　共通する作用機序を有する成分との併用に注意。

有害事象　適正使用における許容性は高い。

相互作用　現時点では，ブドウ種子エキスと医薬品・サプリメント・食品との相互作用による有害事象は報告されていない。ただし，ブドウに由来する成分（赤ワイン抽出物）に関して，理論的な相互作用が想定されている。
詳細は『赤ワイン抽出物』の項を参照のこと。

フラクトオリゴ糖　fructooligosaccharide

英 fructooligosaccharide

概　要　フラクトオリゴ糖とは，果糖（フルクトース，フラクトース，fructose）とブドウ糖（グルコース glucose）から構成されるオリゴ糖の一種である（オリゴ糖は，2 ～ 10 個程度の単糖がグリコシド結合で連なった炭水化物）。フラクトオリゴ糖は，自然界では多くの植物性食品に存在する。

フラクトオリゴ糖は，プレバイオティクス prebiotics としての機能性が注目されており，消化酵素の影響を受けず（難消化性）に大腸まで到達し，有用菌であるビフィズス菌を増加させ，悪玉菌を抑制するという特徴をもつ。また，フラクトオリゴ糖は，カルシウムの吸収促進や，イソフラボン類の吸収促進という作用も示唆されている。

ヒト臨床研究において，フラクトオリゴ糖による整腸作用，カルシウム吸収促進作用，マグネシウム吸収促進作用が報告されている。また，クローン病患者における整腸作用を示した研究も知られている。一方，過敏性腸症候群の患者を対象にした試験では，有意な効果は認められなかった。閉経後の女性を対象にした試験において，フラクトオリゴ糖は，銅の吸収を促進したが，亜鉛およびセレンの吸収には影響を与えなかったという。なお，『オリゴ糖』の項も参照のこと。

用途・適応	整腸作用／ビフィズス菌の増加
格付け	有効性 ☆☆☆☆　安全性 ○○○
主要成分	フラクトオリゴ糖
作用機序	【臨床研究】整腸作用，カルシウム吸収促進作用，マグネシウム吸収促進作用。
用法・用量	臨床試験では，1日あたり2.5 g，5.0 g，7.5 g，10 gのフラクトオリゴ糖を投与，20 gのフラクトオリゴ糖を2週間投与，15 gのフラクトオリゴ糖を3週間投与，10 gのフラクトオリゴ糖を5週間投与といった例がある。
慎重・注意	共通する作用機序を有する成分との併用に注意。
有害事象	適正使用における許容性は高い。
相互作用	現時点では，医薬品との相互作用による有害事象は報告されていない。
メモ	本邦では，フラクトオリゴ糖を関与成分とする特定保健用食品（トクホ）が認可されており，「腸内のビフィズス菌を適正に増やし，おなかの調子を良好に保つとともに，カルシウムとマグネシウムの吸収を促進する食品です」といった表示例がある。

プラセンタ placenta

和 プラセンタ，胎盤　英 placenta

概要　プラセンタ（胎盤）には，各種のアミノ酸，ミネラル，核酸成分，サイトカイン類が存在する。薬理作用は，特定の単一成分によるものではなく，複数の成分のシナジーに基づくと考えられる。本邦では，ヒト胎盤は医薬品，ウシ・ヒツジ・ブタの胎盤は非医薬品として区分される。

ブタ由来プラセンタエキスを用いたヒト臨床試験では，肌質（保湿）機能改善作用，美肌（シミ抑制）作用が認められている。ヒトプラセンタ製剤（注射薬）を用いたヒト臨床試験では，①慢性肝炎および肝硬変における肝機能の改善（肝逸脱酵素の低下），②更年期障害患者における症状の改善，③初産の褥婦における乳汁分泌不全の改善が報告されている。

本邦では，ヒト胎盤が医薬品成分として認められており，「滋養強壮，虚弱体質，肉体疲労，病中病後，胃腸障害，栄養障害，発熱性消耗性疾患，産前産後等の場合の栄養補給」といった効能効果を表示するOTC製剤（内服薬）がある。また，ヒト胎盤を成分とする注射薬も医薬品として認められており，「慢性肝疾患における肝機能の改善」あるいは「更年期障害，乳汁分泌不全」を効能効果として処方される。

用途・適応	肌質改善作用／美肌作用／肝機能改善作用／滋養強壮作用
格付け	有効性 ☆☆　安全性 ○○○
主要成分	各種のアミノ酸（アスパラギン酸，アラニン，アルギニン，イソロイシン，グリシン，グルタミン酸，シスチン，スレオニン，セリン，チロシン，バリン，フェニルアラニン，ヒスチジン，プロリン，リジン，メチオニン，ロイシン），ミネラル（ナトリウム，カリウム，カルシウム，マグネシウム，リン，鉄），核酸成分（アデニン，グアニン，シトシン，チミン，ウラシル），その他の生理活性物質（サイトカイン類）等。
作用機序	【基礎研究】紫外線による皮膚障害抑制作用／チロシナーゼ阻害（メラニン生成抑制）作用／肝細胞増殖（肝再生）促進作用／脂肪肝改善作用／肝障害抑制作用／組織呼吸促進作用／創傷治癒促進作用／抗疲労作用／硝子体および球結膜下出血の吸収促進作用。【臨床研究】肌質（保湿）機能改善作用，美肌（シミ抑制）作用。
用法・用量	確立されていない。
慎重・注意	共通する作用機序を有する成分との併用に注意。
有害事象	適正使用における許容性は高い。健康食品素材であるブタ（豚）プラセンタエキスの安全性を検討した基礎研究が報告されており，毒性は認められなかった。ただし，タンパク質・アミノ酸を含有する生物製剤であるため，体質によってはアレルギーや過敏症等の発現が想定される。なお，医薬品では稀に，発疹・発熱・掻痒感・悪心・悪寒といった過敏症を生じうるとされる。
相互作用	現時点では，医薬品との相互作用による有害事象は報告されていない。

ブラック・コホシュ *Cimicifuga racemosa*

和 ブラック・コホシュ，ブラックコホッシュ，ラケモサ
学 *Cimicifuga racemosa* **別** *Actaea racemosa* **英** black cohosh

概　要 ブラック・コホシュとは，北米原産のキンポウゲ科の植物である。更年期障害に伴う症状に対して，欧米においてよく利用されている。

ブラック・コホシュの薬用部分は根であり，さまざまなトリテルペン配糖体が知られている。初期の研究では，イソフラボン類である formononetin が存在するという報告もみられる。ただし，近年の研究報告では，ブラック・コホシュにおけるイソフラボン類の存在は否定的である。同様に，初期の基礎研究では，ブラック・コホシュ抽出物によるエストロゲン様活性が示唆されているが，近年の研究では否定的である。

10 報の臨床試験において，合計 1,371 名の被験者が対象となり，ブラック・コホシュの作用が検証された。その結果，9 報の試験において更年期障害症状（発汗過多，ほてり等）に対する改善効果が報告されている。

用途・適応 更年期障害に伴う症状の改善

格付け 有効性 ☆☆☆　安全性 ○○○

主要成分 トリテルペン配糖体（actein, cimicifugoside, cimigoside, 27-deoxyactein, deoxyacetylacteol, racemoside, cimiracemoside 等）

作用機序 【基礎研究】女性ホルモン調節作用。【臨床研究】更年期障害症状改善作用／骨代謝改善作用。

用法・用量 1 日あたり 40 ～ 160 mg（分 2）を投与。

慎重・注意 共通する作用機序を有する成分との併用に注意。

有害事象 適正使用における許容性は高い。ただし，妊娠中および授乳中の利用については，安全性が確立されていないため，念のために避ける。

相互作用 現時点では，医薬品との相互作用による有害事象は報告されていない。ただし，次の医薬品に関して，理論的な相互作用の可能性が考えられている。■チトクローム P450 の分子種のうち，CYP2D6 および 3A4 に関連する薬剤（CYP と医療用医薬品との関連については巻末の別表参照）。■抗がん薬（cisplatin, docetaxel, doxorubicin）。以上の医薬品との併用は慎重に行い，医師の監視下に関連指標をモニターすること。

メ　モ オーストラリアおよび英国において，ブラック・コホシュ製品摂取との関連が疑われる肝障害症例が報告されている。これらを受け，欧州医薬品審査庁や英国医薬品医療製品規制庁では，

ブラック・コホシュ利用に関する勧告や警告の追加，注意喚起等を行った。一方，ブラック・コホシュの市販製品を解析した研究によると，ブラック・コホシュではなく，類似した別のハーブを含有する製品が見出されたという。したがって，現時点での対応として，ブラック・コホシュを利用する際には，適切な品質の製品を，用法・用量を守って摂取するようにし，必要に応じて肝機能等の経過観察を行うことが望ましい。

プルーン prune

和 植物名：セイヨウスモモ（西洋すもも），乾燥果実名：プルーン
英 prune（乾燥果実名：プルーン），plum（植物名：プラム）
学 *Prunus domestica*（セイヨウスモモ）

概　要　プルーンは，セイヨウスモモの果実（乾燥果実）であり，果汁飲料やドライフルーツ等として食用に利用されている。欧米では，プルーンは適度な緩下作用を有する食材として広く認知されている。

プルーンは，食物繊維，果糖，ソルビトール，ポリフェノール類等を含む。プルーン（乾燥果実）には，100 g あたり約 7.2 g の食物繊維が存在する（五訂食品成分表）。ただし，果汁飲料（プルーンジュース）製品では，一般に不溶性食物繊維が除かれている。プルーンの緩下作用は，ソルビトールによるとされる。ソルビトール含有量は，乾燥果実では 14.7 g/100 g，果汁では 6.1 g/100 g である。

ポリフェノール類の含有量は，100 g あたり 184 mg と比較的豊富である。クロロゲン酸（chlorogenic acid）や neochlorogenic acid 等が含まれており，抗酸化作用を有する。クリプトクロロゲン酸（cryptochlorogenic acid）も見出されている。

プルーンは，食物繊維，果糖，ソルビトールが豊富であるため，食後血糖値の上昇を緩徐にすると考えられる。その他，カリウム含有量は乾燥果実可食部 100 g あたり 480 mg と豊富である。基礎研究では，プルーン由来ポリフェノール類によるヒト LDL 酸化抑制作用，プルーン由来食物繊維による高コレステロール血症改善作用が示唆された。その他，ヒト大腸がん細胞アポトーシス誘導作用，抗酸化作用が報告されている。

予備的な臨床研究において，高コレステロール血症の改善および緩下作用が示されている。

豊富な食経験を有する食用の成分であり，適正使用における許容性は高い。現時点では，医薬品との相互作用による有害事象は報告されていない。

用途・適応　緩下作用／抗酸化作用／コレステロール低下作用

格付け　有効性 ☆☆　安全性 ○○○

メモ 植物名はセイヨウスモモ（学名 *Prunus domestica*），プルーン（prune）はセイヨウスモモの果実（乾燥果実）名である。

プロポリス propolis

英 bee propolis, propolis

概要 プロポリスとは，蜜蜂がユーカリやポプラ等の樹木から集めた植物成分に，蜜蜂の分泌物が合わさって作られた物質である。プロポリスは強い殺菌作用および抗酸化作用をもっており，蜜蜂はプロポリスを巣の構築物として用いることで，腐敗や微生物の害から巣の内部を守っている。

有効成分はフラボノイド系ファイトケミカルであり，基礎研究では，抗菌作用や抗ウイルス作用，抗酸化作用，抗炎症作用といった多彩な効果が示されている。本邦でも数多くの基礎研究が行われており，抗腫瘍作用，肝臓保護作用，胃粘膜保護作用，放射線防御作用，抗菌・抗ウイルス作用が報告されてきた。

プロポリスは，原産地によって植物に由来する成分が異なる。これは，蜜蜂が集めてくる樹脂が，地域によって異なる植生を反映するためである。プロポリスの形状は，カプセルや錠剤，ゲル状の製品，チンキ等がある。プロポリスでは，アルコールあるいは水による抽出方法が一般的である。

用途・適応 抗菌・抗ウイルス・抗真菌作用／抗酸化作用／抗炎症作用／肝臓保護作用／上気道炎

格付け 有効性 ☆☆　安全性 ○○○

主要成分 フラボノイド類（ケルセチン quercetin, ピノセンブリン pinocembrin, ピノバンクシン pinobanksin, ガランギン galangin, ケンフェロール kaempferol, クリシン chrysin, ナリンゲニン naringenin 等）。テルペン類。

作用機序 【基礎研究】抗菌作用・抗ウイルス作用／抗酸化作用／抗炎症作用／抗腫瘍作用／肝臓保護作用／胃粘膜保護作用／放射線防御作用。【臨床研究】胃粘膜保護作用／上気道炎／（外用）抗ウイルス作用，抗真菌作用。

用法・用量 臨床研究では 500 mg/日の経口投与，50 mg/mL のプロポリスを 10.0 mL あるいは 15.0 mL（分2）の経口投与等がある。ただし，経口投与による用法・用量は必ずしも確立されていない。外用として3〜5％プロポリス含有液の外用例あり。プロポリス含有歯磨き粉としての利用例あり。

慎重・注意 共通する作用機序を有する成分との併用に注意。

有害事象 適正使用における許容性は高い。ただし，発疹等の皮膚症状や胃腸障害といったアレルギー症状や過敏症が現れることがある。

相互作用 現時点では、医薬品との相互作用による有害事象は報告されていない。ただし、プロポリスの有する働きからの推測により、次の医薬品に関して、理論的な相互作用の可能性が考えられている。■チトクローム P450 の分子種のうち、CYP1A2, 2B1, 3A4, 2E1 に関連する薬剤（CYP と医療用医薬品との関連については巻末の別表参照）。以上の医薬品との併用は慎重に行い、医師の監視下に関連指標をモニターすること。

分岐鎖アミノ酸　branched chain amino acid

和 分岐鎖アミノ酸　英 BCAA, branched chain amino acid
別 バリン、ロイシン、イソロイシン

概　要　分岐鎖アミノ酸（BCAA）は、バリン、ロイシン、イソロイシンの3種類の必須アミノ酸の総称である。筋タンパク質同化作用等の機能性が示されており、サプリメントの成分として広く利用されている。

筋肉組織の主なタンパク質はアクチンとミオシンであり、これらのタンパク質の維持における重要な構成アミノ酸が分岐鎖アミノ酸である。BCAA は、安静時のヒト筋肉組織において、タンパク質合成速度の亢進およびタンパク質崩壊速度の抑制により、タンパク質同化作用を示す。また、持久運動からの回復期においても、BCAA は、ヒト筋肉組織においてタンパク質同化作用を示す。

BCAA サプリメントの機能性は、筋肉組織におけるタンパク質同化作用に関連する。BCAA の摂取によって、筋タンパク質の異化状態が改善される。運動前の BCAA 摂取は、運動後に生じる遅発性筋肉痛および筋疲労を有意に減少させる。

BCAA の機能性を検証した研究において、糖代謝や脂質代謝における調節作用が示唆されている。また、BCAA は肝不全に伴う肝性脳症の発症予防や改善に利用されており、本邦では分岐鎖アミノ酸製剤が「食事摂取量が十分にもかかわらず低アルブミン血症を呈する非代償性肝硬変患者の低アルブミン血症の改善」に対して承認されている。その他、予備的な臨床研究において、BCAA 投与による遅発性ジスキネジー（運動障害）症状改善作用、躁病の症状軽減作用、脊髄小脳変性症の症状改善作用が報告されている。

用途・適応　筋タンパク質同化作用／遅発性筋肉痛抑制作用／筋疲労減少作用／糖代謝改善作用／脂質代謝改善作用／肝性脳症予防・改善作用／遅発性ジスキネジー症状改善作用／躁病の症状軽減作用／脊髄小脳変性症の症状改善作用

格付け　有効性 ☆☆☆　安全性 ○○○

主要成分 バリン，ロイシン，イソロイシン。

作用機序 タンパク質同化作用

用法・用量 臨床試験では1日あたり2～6g程度の投与が多い。たとえば，Ile：Leu：Val＝1：2.3：1.2の割合で合計5.5g含むBCAAを投与した臨床研究がある。

慎重・注意 共通する作用機序を有する成分との併用に注意。

有害事象 適正使用における許容性は高い。高用量での投与例として，1日あたり60gのBCAAを7日間投与したランダム化比較試験では，特に問題となる有害事象は認められていない。ただし，肝疾患や神経変性疾患，各種の代謝異常症といった基礎疾患を有する患者に対する投与では，副作用や有害事象が示唆されている。

相互作用 現時点では，医薬品との相互作用による有害事象は報告されていない。

β-カロテン　β-carotene

英 β-carotene

概要 β-カロテンは，植物に存在するプロビタミンA（ビタミンA前駆体）である。β-カロテンは，レチナール retinal（別名レチナルデヒド retinaldehyde）の2分子が，アルデヒド端で結合した分子である。カロテノイドのなかでは，β-カロテンがもっとも効率よくビタミンAに変換される。ビタミンAは，皮膚や粘膜の機能維持，免疫機能や生殖機能の維持，網膜の機能維持において重要な役割を果たしている。また，β-カロテンはビタミンAの前駆体であるだけでなく，それ自体が抗酸化作用をもつため，生活習慣病予防を目的としてサプリメントに利用される。なお，『ビタミンA』の項も参照のこと。

用法・用量 「栄養機能食品」の規格基準において，上限値7,200μg，下限値1,620μgとされている。脂溶性成分であり，油に溶けた状態のほうが吸収されやすい（つまり食事と一緒に摂る）。サプリメントでは，マルチカロテンとして複数のカロテノイドを含む製品を利用する。具体的には，α-カロテン，β-カロテン，リコピン，ルテイン/ゼアキサンチン等の組み合わせがある。

慎重・注意 共通する作用機序を有する成分との併用に注意。

有害事象 適正使用における許容性は高い。過剰摂取では高カロテン血症による柑皮症（色素沈着による肌の黄染）を生じる。

相互作用 一部の医薬品とβ-カロテンとの相互作用が報告されている。念のため，次の医薬品との併用時には注意する。まず，コレスチラミン cholestyramine は，血中ビタミンE，β-カロテン，リ

コピンの濃度を有意に低下させる。これは，胆汁酸体外排泄促進薬による吸収阻害と考えられる。一方，抗肥満薬のオルリスタット orlistat（リパーゼ阻害薬）投与では，β-カロテンの血中濃度に有意な変化は生じなかったという。その他，冠状動脈疾患に対して医薬品（シンバスタチンとナイアシン）を投与中の場合，β-カロテンを含む抗酸化薬（1,000 mgのビタミンC ＋ 800 IUのα-トコフェロール，25 mgの天然β-カロテン，100 μgのセレン）によって，医薬品の効果が減弱するという報告がある。

メモ 「栄養機能食品」としての栄養機能表示は，「β-カロテンは，夜間の視力の維持を助ける栄養素です。β-カロテンは，皮膚や粘膜の健康維持を助ける栄養素です」である。

なお，合成β-カロテンサプリメントをハイリスク群（喫煙者やアスベスト曝露者）に投与したRCT（ランダム化比較試験）において，肺がんによる死亡率が上昇した例が知られている。サプリメントについて否定的な解説では必ず言及されるRCTである。その後の研究により，β-カロテンの単独投与あるいは高用量投与では，プロオキシダント作用が示唆されている。現在，β-カロテン含有サプリメントを利用する際には，β-カロテンを単独の有効成分とするサプリメントよりは，マルチカロテンとして複数のカロテノイド（α-カロテン，β-カロテン，リコピン，ルテイン/ゼアキサンチン等）をバランスよく摂取することが推奨されている。

ヘスペリジン hesperidin

英 hesperidin **化** hesperetin-7-O-rutinoside

概要 ヘスペリジンは，柑橘系の果物等に多く存在するフラボノイド系ファイトケミカルの一種である。疫学研究では，ヘスペリジンの摂取が少ないことと，毛細血管脆弱，四肢疼痛や夜間けいれんといった症状との関連が知られている。

基礎研究では，ヘスペリジンによる抗酸化作用や高脂血症（脂質異常症）改善作用が示されている。臨床研究では，ヘスペリジンを含むフラボノイド類を投与した予備的な試験において，脂質異常症患者における脂質代謝改善作用が示された。また，タンパク質分解酵素製剤とヘスペリジンとの併用によって，慢性静脈不全の症状改善が認められた。これは，ヘスペリジンあるいはフラボノイド類が，リポキシゲナーゼ lipoxygenaseやシクロオキシゲナーゼ cyclooxygenase，ホスホリパーゼ phospholipaseの活性阻害を介した抗炎症作用を有するためと考えられる。同様に，ヘスペリジンを含むタンパク質分解酵素製剤を用いた臨床研究において，糖尿病患者における代謝改善作用

が示唆されている。
なお,『ケルセチン』『ビタミン P』『ルチン』の項も参照のこと。

用途・適応 抗炎症作用／抗酸化作用／循環改善作用／冷え症改善作用／毛細血管脆弱性改善作用／血管内皮機能改善作用／心血管疾患の予防および改善作用

格付け 有効性 ☆☆☆　安全性 ○○○

主要成分 ヘスペリジンは配糖体（hesperetin-7-O-rutinoside）であり、アグリコンはヘスペレチン hesperetin。

作用機序 【基礎研究】抗酸化作用／抗炎症作用／脂質異常症改善作用。
【臨床研究】脂質異常症改善作用。

用法・用量 確立されていない。

慎重・注意 共通する作用機序を有する成分との併用に注意。

有害事象 豊富な食経験を有する食用の成分であり、適正使用における許容性は高い。なお、バイオフラボノイド複合体を投与した臨床研究では、胃炎や下痢、腹痛等の消化器系症状、頭痛が報告されている。

相互作用 現時点では、医薬品との相互作用による有害事象は報告されていない。

紅麹　*Monascus purpureus*

学 *Monascus purpureus*　和 紅麹（ベニコウジ）　英 red yeast rice

概要 紅麹（ベニコウジ）は、モナスカス（*Monascus*）属の麹菌（モナスカス・パーパレウス *Monascus purpureus*）を米に植菌し発酵して得られた製品であり、中国や他のアジア諸国では、着色料等の食材として伝統的に利用されてきた。

紅麹には有効成分としてモナコリン類 monacolins が見出されており、コレステロール合成を阻害する。特にモナコリン K（Monacolin K）は、HMG-CoA 還元酵素の阻害作用を示す。モナコリン K は、メビノリン mevinolin あるいはロバスタチン lovastatin としても知られており、これらは高コレステロール血症に用いられる医薬品の成分である。

紅麹は、8～12週間の投与で、総コレステロールおよび LDL を有意に減少させる。また、紅麹による高血圧改善作用も報告されている。

なお、基礎研究では、紅麹投与による組織中の CoQ10（コエンザイム Q10）濃度の低下が示されている。そのため、CoQ10 の併用が推奨される。

用途・適応 コレステロール低下作用／高血圧改善作用

格付け	有効性 ☆☆☆☆　安全性 ○○○
主要成分	紅麹には，10種類のモナコリン類（別名 mevinic acid）が含まれており，それらの中でもっとも高濃度に存在するのがモナコリン K である。モナコリン K は，mevinolin あるいは lovastatin としても知られる。その他，ステロール類（βシトステロール，カンペステロール，スティグマステロール，サポゲニン），イソフラボン類，各種脂肪酸も含まれる。
作用機序	【基礎研究】HMG-CoA 還元酵素阻害作用／コレステロール低下作用／高血圧改善作用。【臨床研究】高コレステロール血症改善作用，高血圧改善作用。
用法・用量	臨床試験での用量は 2.4 g/日が一般的。なお，2.4 g の紅麹は，重量比で 0.4％（9.6 mg）のモナコリン類を含み，そのうち 0.2％（4.8 mg）はモナコリン K（ロバスタチン）とされる。
慎重・注意	共通する作用機序を有する成分との併用に注意。
有害事象	適正使用における許容性は高い。なお，紅麹の作用機序はスタチン系薬剤と類似しているため，スタチン系薬剤と同様に横紋筋融解症の副作用が考えられる。
相互作用	現時点では，医薬品との相互作用による有害事象は報告されていない。ただし，紅麹の有する働きからの推測により，次の医薬品に関して，理論的な相互作用の可能性が考えられている。■チトクローム P450 の分子種のうち，CYP3A4 に関連する薬剤（CYP と医療用医薬品との関連については巻末の別表参照）。■脂質異常症治療薬；ジェムフィブロジル（gemfibrozil）。■スタチン系薬剤。■甲状腺ホルモン薬（levothyroxine）。以上の医薬品との併用は慎重に行い，医師の監視下に関連指標をモニターすること。

保健機能食品　Food with health claims

英 Food with health claims

概要　保健機能食品とは，厚生労働省の「保健機能食品制度」によって設定された食品である。一定の条件を満たした食品を「保健機能食品」と称することが認められている。「いわゆる健康食品」とは異なり，保健機能食品は，健康強調表示・ヘルスクレームの表示が認められた食品である。

保健機能食品は，厚生労働省の許可の有無や食品の目的，機能等の相違によって，「特定保健用食品（トクホ）」と「栄養機能食品」の 2 つのカテゴリーに分類される。厚生労働省は，「特定保健用食品（トクホ）」と「栄養機能食品」をそれぞれ次のように定義し，説明している。

特定保健用食品（トクホ）：

「特定保健用食品は、身体の生理学的機能や生物学的活動に影響を与える保健機能成分を含み、食生活において特定の保健の目的で摂取をするものに対し、その摂取により当該保健の目的が期待できる旨の表示をする食品である。食品を特定保健用食品として販売するには、個別に生理的機能や特定の保健機能を示す有効性や安全性等に関する国の審査を受け許可（承認）を得なければならない。」

栄養機能食品：

「栄養機能食品は、身体の健全な成長、発達、健康の維持に必要な栄養成分（ミネラル、ビタミン等）の補給・補完を目的としたもので、高齢化や食生活の乱れ等により、通常の食生活を行うことが難しく、1日に必要な栄養成分を摂取できない場合等に、栄養成分の補給・補完の目的で摂取する食品である。栄養機能食品と称して販売するには、国が定めた規格基準に適合する必要があり、その規格基準に適合すれば国等への許可申請や届出の必要はなく、製造・販売することができる。」

「保健機能食品制度」以外で、厚生労働省によって、特定のヘルスクレームや効果の表示が許可される食品として「特別用途食品」がある。特別用途食品は、「特別用途食品制度」によって規定されており、病者用食品、妊産婦・授乳婦用食品、乳児用・幼児用食品、高齢者用食品がある。また、「保健機能食品」のうち「特定保健用食品（トクホ）」は、特別用途食品に分類される。なお、『特別用途食品』『特定保健用食品（トクホ）』および『栄養機能食品』の項も参照のこと。

ホスファチジルセリン　phosphatidylserine

英 phosphatidylserine, PS

概要　ホスファチジルセリンは、リン脂質の一種であり、ヒトでは脳や神経組織に豊富に存在する。神経細胞膜やミトコンドリア等において、情報伝達機構に重要な役割を果たしている。ホスファチジルセリンは、生合成されるほか、食事にも由来する。

これまでの研究において、ホスファチジルセリンは、アセチルコリン、セロトニン、ドパミンといった神経伝達物質を増加させることが示されてきた。予備的な臨床試験では、アルツハイマー病や認知機能障害、記憶障害に対する効果が示唆されている。通常の食材に由来する成分であり、適正使用における許容性は高い。ただし、300〜600 mg/日といった高用量の投与時には、胃腸障害や不眠といった有害事象の報告がある。

現時点では、医薬品との相互作用による有害事象は報告されていない。ただし、ホスファチジルセリン投与によりアセチルコ

リン代謝に影響を与える可能性がある。したがって，アセチルコリンエステラーゼ阻害薬，コリン作動薬，抗コリン薬等の医薬品と併用する際には，必要に応じて臨床所見や検査指標の経過観察を行う。

用途・適応	アルツハイマー病／認知症／認知機能障害
格付け	有効性 ☆☆　安全性 ○○○

ボラージ　*Borago officinalis*

学 *Borago officinalis*
和 瑠璃苣(ルリヂシャ，ルリジサ)，ボリジ，ルリジシャ，ボラゴソウ，ボレイジ　英 borage

概　要　ボラージ（ボリジ）は，ムラサキ科の1～2年草であり，種子，花，葉といった部分が利用される。特に，種子から得られる脂質（ボラージ油）には，オメガ6系脂肪酸の一種であるγ-リノレン酸（GLA, gamma linolenic acid）が20～26％含まれる。ボラージの花や葉には有意な量のGLAは存在しない。ボラージ油の薬理作用はGLAに依存する部分が大きく，抗炎症作用が知られている。たとえば，GLAは，IL-1β産生を抑制することで関節リウマチへの効果が期待できる。また，GLAは，DGLA（dihomogammalinolenic acid）に代謝され，抗炎症作用を示す。この作用のため，ボラージ油が関節リウマチやアトピー性皮膚炎に利用される。PMS（月経前症候群）やADHD（注意欠陥多動性障害 attention deficit hyperactivity disorder）といった病態では，GLAあるいはDGLA等の脂肪酸の体内濃度が低下しているという報告がある。そこで，GLAが，PMSやADHDに対しても用いられてきた。
ボラージ油の薬理作用として，血小板凝集抑制作用，脂質代謝改善作用，抗エストロゲン作用，免疫賦活作用に関する報告がある。
臨床試験では，関節リウマチ，重症急性呼吸器症候群，アトピー性皮膚炎といった疾患に対するボラージ油の働きが検証されてきた。減量後の体重維持（リバウンド抑制）作用も報告されている。
なお，『ガンマ(γ)-リノレン酸』の項も参照のこと。

用途・適応	関節リウマチ／重症急性呼吸器症候群／アトピー性皮膚炎／減量後の体重維持（リバウンド抑制）作用
格付け	有効性 ☆☆　安全性 ○○○
主要成分	γ-リノレン酸（GLA, gamma linolenic acid）
作用機序	抗炎症作用／血小板凝集抑制作用／脂質代謝改善作用／免疫賦活作用

用法・用量	確立されていない。
慎重・注意	共通する作用機序を有する成分との併用に注意。
有害事象	適正使用における許容性は高い。
相互作用	現時点では，医薬品との相互作用による有害事象は報告されていない。ただし，ボラージあるいは GLA（γ-リノレン酸）の有する働きからの推測により，次の医薬品に関して，理論的な相互作用の可能性が考えられている。■チトクローム P450 の分子種のうち，CYP3A4 に関連する薬剤（CYP と医療用医薬品との関連については巻末の別表参照）。■抗凝固薬・血小板機能抑制薬。■肝障害性医薬品。■ NSAIDs。■フェノチアジン phenothiazine 誘導体。以上の医薬品との併用は慎重に行い，医師の監視下に関連指標をモニターすること。

ポリグルタミン酸 polyglutamic acid

英 polyglutamic acid

概　要	ポリグルタミン酸とは，多数のグルタミン酸が結合したポリマーであり，負の電荷を有する。ポリグルタミン酸には，ポリ-α-グルタミン酸（poly-alpha-glutamic acid）とポリ-γ-グルタミン酸（poly-gamma-glutamic acid）の 2 種類が知られている。納豆の粘質物には，ポリ-γ-グルタミン酸が含まれている。 ポリグルタミン酸は，カルシウムが他の物質と難溶性の複合体を形成することを阻害する作用をもつため，ポリグルタミン酸の経口摂取によって，腸管でのカルシウム吸収が増加する。 納豆の粘質物によるカルシウム吸収への効果が，in vitro および in vivo において検証されている。in vitro 研究によると，納豆粘質物は，カルシウムとリンの複合体形成を阻害することで，カルシウムの可溶性を亢進する。ラットを用いた研究では，ポリグルタミン酸を主成分とする納豆粘質物の投与によって，小腸におけるカルシウムの可溶性亢進が認められている。 本邦では，ポリグルタミン酸を関与成分とする特定保健用食品（トクホ）が認可されている。
用途・適応	カルシウム吸収促進作用
格付け	有効性 ☆☆　安全性 ○○○
主要成分	ポリ-α-グルタミン酸（poly-alpha-glutamic acid），ポリ-γ-グルタミン酸（poly-gamma-glutamic acid）。
作用機序	カルシウムの可溶性亢進作用
用法・用量	特定保健用食品では，ポリグルタミン酸 53 mg とカルシウム 200 mg を含む製品がある。
慎重・注意	共通する作用機序を有する成分との併用に注意。

| 有害事象 | 適正使用における許容性は高い。 |
| 相互作用 | 現時点では,医薬品との相互作用による有害事象は報告されていない。 |

ポリフェノール polyphenol

和 ポリフェノール,多価フェノール　**英** polyphenol

概要 ポリフェノールとは,ベンゼン環等の芳香環に複数の水酸基(-OH基,ヒドロキシ基)を有する化合物の総称である。植物には数千種類以上のポリフェノール類が見出されており,数百種類以上は食用の植物に含まれている。植物では,ポリフェノール類が紫外線や害虫・病原菌から防御するために産生される。ヒトは,ポリフェノール類を経口摂取することによって,それらの抗酸化作用や抗炎症作用に基づく効能効果を得ると考えられている。ポリフェノール類は,通常,アグリコンという骨格構造に糖が結合した配糖体として植物性食品に存在する。一般に,ポリフェノール類は,経口摂取後,消化酵素によって糖がはずれ,アグリコンとして機能性を発揮することが多い。

ポリフェノール類は,フェノール環の数による機能や構造の違いに基づき分類される。具体的には,フラボノイド類 flavonoids やリグナン類 lignans 等がある。フラボノイド類は,フラボノール類 flavonols(ケルセチン quercetin,ケンフェロール kaempferol,ミリセチン myricetin 等),フラボン類 flavones(アピゲニン apigenin,ルテオリン luteolin 等),イソフラボン類 isoflavones(ダイゼイン daidzein,ゲニステイン genistein,グリシテイン glycitein 等),フラバノン類 flavanones(ヘスペレチン hesperetin,ナリンゲニン naringenin 等),アントシアニジン類 anthocyanidins,フラバノール類 flavanols(カテキン類 catechins)等に分類される。また,フラボノイドが重合したプロアントシアニジン類 proanthocyanidins がある。

疫学研究において,植物性食品の摂取が多いと動脈硬化性疾患やがんのリスクが低いという相関が示されてきた。これらの疾患の発症機序には酸化障害や炎症が関与することから,ポリフェノール類の抗酸化作用および抗炎症作用による疾患リスク低減効果が考えられている。

通常の植物性食品に含まれる成分であり,一般に,適正使用における許容性は高い。

なお,関連項目として,『赤ワイン抽出物』『ウコン』『黒大豆種皮抽出物』『ケルセチン』『コーヒー』『シソ』『茶』『ピクノジェノール』『ビタミンP』『ヘスペリジン』『リンゴポリフェノール』『ルチン』等も参照のこと。

| 用途・適応 | 抗酸化作用／抗炎症作用／抗がん作用／動脈硬化性疾患予防 |

格付け 有効性 ☆☆☆　安全性 ○○○

マイタケ　*Grifola frondosa*

学 *Grifola frondosa*　**和** マイタケ, 舞茸　**英** Maitake, Dancing Mushroom

概　要　マイタケ（舞茸）は，サルノコシカケ科に属する食用のキノコである。マイタケの成分が，がんや糖尿病，高脂血症（脂質異常症）といった生活習慣病に対する効果を示すとされる。
基礎研究では，免疫賦活作用，抗腫瘍作用，抗菌作用，血糖降下作用，高血圧改善作用，高脂血症（脂質異常症）改善作用等が報告されている。
予備的な臨床研究によると，ステージⅡ〜Ⅳのがん患者に対してマイタケ抽出物投与の結果，腫瘍組織の縮小や症状の改善が認められた割合は，肝がん患者では58.3%，乳がん患者では68.8%，肺がん患者では62.5%であった。一方，白血病や胃がん，脳腫瘍では10〜20%程度の改善率であったという。また，マイタケを抗がん薬と併用した場合，化学療法単独に比べて免疫応答細胞の活性が1.2〜1.4倍に高まるというデータもある。ただし，ヒトを対象にした質の高い臨床試験は十分ではなく，今後の研究成果が期待される。

用途・適応　抗がん作用／免疫賦活作用／糖尿病・高脂血症（脂質異常症）・高血圧の改善作用

格付け　有効性 ☆☆　安全性 ○○○

主要成分　主な有効成分は多糖類のβグルカンであり，1,3-βグルカンや1,6-βグルカンが特徴的。αグルカン，エルゴステロール，リン脂質等も存在。多糖類を含むMD-フラクション(MD-fraction)やD-フラクション（D-fraction）による抗腫瘍作用が高いという。

作用機序　【基礎研究】免疫賦活作用／抗腫瘍作用／抗菌作用／血糖降下作用／高血圧改善作用／高脂血症（脂質異常症）改善作用。【臨床研究】抗がん作用（補完療法）。

用法・用量　確立されていない。

慎重・注意　共通する作用機序を有する成分との併用に注意。

有害事象　適正使用における許容性は高い。

相互作用　現時点では，医薬品との相互作用による有害事象は報告されていない。

メ　モ　現時点では，がん治療とマイタケとの相互作用による有害事象は報告されていない。したがって，「適切な品質管理のもとに製造された製品」を「アレルギー・過敏症を有しない」対象者に，医師の監視下で併用する場合，マイタケ製品をがん治療の補完療法として利用することが考えられる。ただし，有効性や安全

性についての評価は，今後の科学的根拠次第で変更となりうる。また，費用対効果の視点からの判断も重要であろう。

マカ　*Lepidium meyenii*

学 *Lepidium meyenii*　和 マカ，マカマカ，ペルー人参
英 Maca, Maca Maca, Peruvian Ginseng

概要　マカは，ペルー原産のアブラナ科の植物であり，根が薬用部分である。マカは，標高4,000～4,500メートルの中央アンデス地域にて産出され，3000年以上の間，食用野菜および薬用植物として利用されてきた。また，伝統医療において生殖能力・妊孕力向上のために用いられてきた。さらに，家畜の繁殖力向上にも使われてきたという。

マカに含まれる多価不飽和脂肪酸であるmacaeneやmacamideが，生殖能力の向上や勃起障害の改善に関与すると考えられている。

基礎研究では，マカ投与によって，正常マウスにおける交尾回数の増加，勃起障害ラットの勃起潜時短縮，精子形成能の促進や精子運動率の亢進，高地曝露による精巣障害の予防，雌マウスにおける妊孕力の向上作用が報告されてきた。

臨床試験では，健康な成人男性にマカを投与した結果，射精あたりの精子数，運動精子数，精子運動率の増加・亢進が認められている。このとき，黄体形成ホルモン，卵胞刺激ホルモン，プロラクチン，17α-ハイドロキシプロゲステロン，テストステロン，17β-エストラジオールの各ホルモンの血中濃度に変化はなかったという。

用途・適応　生殖能力・妊孕力の向上／滋養強壮

格付け　有効性 ☆☆　安全性 ○○○

主要成分　薬用部分は根である。有効成分としてアルカロイド類 alkaloids，ステロイド類 steroids，グルコシノレート類 glucosinolates，イソチオシアネート類 isothiocyanates，macamidesが存在する。主なマーカー成分として，macamideとmacaeneの2種類の多価不飽和脂肪酸が知られている。これらのマーカーの割合は0.15～0.84％であり，1日摂取量に換算すると1.52～14.88 mgに相当する。

作用機序　【基礎研究】滋養強壮作用／勃起障害症状改善作用／性行動促進作用／精子形成促進作用／精子運動能亢進作用／妊孕力の向上作用。【臨床研究】精巣機能改善（seminal volume，射精あたりの精子数，運動精子数，精子運動率の増加・亢進）作用／性的欲求の改善作用。

用法・用量　サプリメント製品の標準化は行われていない。対象者の病態に

応じて，適宜，増減する。成人男性を対象にした臨床試験では，1,500 mg あるいは 3,000 mg のマカが分 3 にて 12 週間投与された例がある。

慎重・注意 共通する作用機序を有する成分との併用に注意。

有害事象 適正使用における許容性は高い。

相互作用 現時点では，医薬品との相互作用による有害事象は報告されていない。

マグネシウム magnesium

英 magnesium　化 Mg

概　要 マグネシウムはミネラルの一種である。体内に存在するマグネシウムの半分は骨に含まれている。マグネシウムはさまざまな酵素の働きに不可欠であり，また，細胞内の電解質のバランスを保つためにも重要な役割を果たしている。保健効果として，虚血性心疾患のリスクを抑えること等が報告されている。

体内における酵素反応に関与しており，エネルギー産生の調節やタンパク質の合成等を行う。細胞レベルでは，たとえば，マグネシウムは，電解質の濃度を調節するイオンチャンネルで働く酵素に欠かせないミネラルである。その他，骨の成長や維持にも必要とされる。

マグネシウム補給の効果として，高血圧や高コレステロール血症，心疾患等の生活習慣病に対する効果，腎臓結石（カルシウム石）の予防効果，月経前症候群（PMS）に伴う症状の予防，妊娠時に生じる下肢けいれんの治療等があげられる。

用法・用量 『日本人の食事摂取基準（2005 年版）』による 1 日あたりの推奨量（RDA）は，30 ～ 49 歳の成人男性で 370 mg，同世代の女性で 280 mg である。なお，上限量については，通常の食品からの摂取の場合，上限量は設定されていない。通常の食品以外からの摂取量の上限量は，成人の場合 350 mg/日，小児では 5 mg/kg 体重/日とされている。「栄養素等表示基準値」は，250 mg と設定されている。「栄養機能食品」の規格基準において，上限値 300 mg，下限値 75 mg とされている。

慎重・注意 共通する作用機序を有する成分との併用に注意。

有害事象 適正使用における許容性は高い。高用量の摂取時に消化器系症状等を生じうる。

相互作用 マグネシウムと一部の医薬品との相互作用が知られており，併用に注意する（医薬品の添付文書を確認する）。

メ　モ 「栄養機能食品」としての栄養機能表示は，「マグネシウムは，骨の形成や歯の形成に必要な栄養素です。マグネシウムは，多

くの体内酵素の正常な働きとエネルギー産生を助けるとともに，血液循環を正常に保つのに必要な栄養素です」である。

マテ *Ilex paraguariensis*

学 *Ilex paraguariensis*
別 Jesuit's Tea, Maté Folium, Paraguay Tea, St. Bartholemew's Tea, Yerba Maté
和 マテ，イエルバ・マテ　英 mate

概要 マテ（イエルバ・マテ）は，南米原産のモチノキ科の常緑樹であり，現地では伝統的にマテ茶として飲用の嗜好品として利用されてきた。南米の伝統医療では，滋養強壮や疲労回復に用いられる。

有効成分として，カフェインやテオブロミン，テオフィリンといったアルカロイド類が見出されている。

基礎研究では，抗酸化作用や脂肪分解促進作用，脂質異常症改善作用，抗腫瘍作用，神経障害抑制作用が報告されている。

抗肥満作用を検証した臨床試験では，マテ・ガラナ・ダミアナという3種類のハーブ複合剤を肥満者に投与した結果，減量効果が認められたという報告がある。

用途・適応 抗酸化作用／脂肪分解促進作用／脂質異常症改善作用

格付け 有効性 ☆☆　安全性 ○○○

主要成分 有効成分として，カフェイン，テオブロミン，テオフィリン，スクアレン（スクワレン），スティグマステロール，ビタミンC・E，チアミン，リボフラビン，リン・鉄・カルシウムといったミネラル，タンニン類が存在する。ケンフェロールやケルセチン，ルチンといったフラボノイド類，サポニン類，アミン類も含まれている。マテのカフェイン含有濃度は0.5〜0.8％である。

作用機序 【基礎研究】抗酸化作用／脂肪分解促進作用／高脂血症（脂質異常症）改善作用／抗糖尿病作用／抗肥満作用／抗腫瘍作用。【臨床研究】抗肥満作用／抗酸化作用。

用法・用量 伝統的なマテ茶としての摂取量では，個人差が大きい。一般に，80〜120 mgのカフェインを含む量に相当するマテ茶を摂取しているという。抗肥満作用を検証した臨床研究では，ハーブ複合剤（マテの葉抽出物112 mg，ガラナ *Paullinia cupana* の種子抽出物95 mg，ダミアナ *Turnera diffusa* var. *aphrodisiaca* の葉抽出物36 mg）を投与した例がある。

慎重・注意 共通する作用機序を有する成分との併用に注意。

有害事象 適正使用における許容性は高い。

相互作用 現時点では，医薬品との相互作用による有害事象は報告されて

いない。

メモ マテ茶を多飲するブラジル南部，ウルグアイ，アルゼンチン北部では，マテ茶の長期摂取と食道がんとの相関が指摘されている。原因として，マテ茶を熱い状態で飲むことが考えられる。これまでの研究では，マテ茶自体には発がん性はなく，むしろ熱い茶飲料を長期間摂取することによる，食道粘膜への慢性的な刺激や損傷，高温のカフェインによる作用等が原因とされた。さらに，南米のがん症例では，肉食や喫煙，飲酒の寄与が指摘されている。

マリアアザミ　*Silybum marianum*

学 *Silybum marianum*
和 オオアザミ，マリアアザミ，オオヒレアザミ，ミルク・シスル　**英** milk thistle

概要 マリアアザミは，キク科の植物であり，種子の抽出物に含まれるシリマリン silymarin が肝臓保護作用を示す。
欧米での臨床試験では，合計 2,400 名以上が被験者となりマリアアザミの効果が検証された結果，種々の肝臓保護作用が示された。アルコール性および非アルコール性肝硬変，アルコール性肝炎，B 型あるいは C 型ウイルス性慢性活動性肝炎，急性 A 型あるいは B 型ウイルス性肝炎，薬剤性肝障害といった肝疾患患者を対象にした臨床試験において，マリアアザミによる効果が報告されている。

用途・適応 アルコール性肝障害／薬剤性肝障害／肝硬変／慢性肝炎

格付け 有効性 ☆☆☆　安全性 ○○○

主要成分 マリアアザミの薬用部分は地上部，乾燥果実，種子であり，一般に種子が利用される。マリアアザミ種子は，シリビン silybin（シリビニン silibinin）やイソシリビニン isosilybinin，シリジアニン silydianin（silidianin），シリクリスチン silychristin（silichristin）といったフラボノリグナン類 flavonolignans を 1.5～3.0％含む。これらが，シリマリン silymarin と総称される成分である。シリビンがシリマリンの 70％ を構成する。脂質として，linoleic acid, oleic acid, palmitic acid が存在する。また，カンペステロール，スティグマステロール，シトステロール等の植物ステロール類も含まれる。

作用機序 【基礎研究】肝庇護作用／肝クッパー細胞によるロイコトリエン産生阻害作用／過酸化脂質生成抑制作用／肝細胞再生促進作用／抗酸化作用／抗炎症作用／腎臓保護作用／抗がん作用／アルコール性肝障害抑制作用／化学療法補完作用。【臨床研究】肝臓保護作用／アルコール性および非アルコール性肝硬変に対する作用／アルコール性肝障害・慢性肝炎・薬剤性肝障害・急性肝

炎に対する作用。

用法・用量 臨床研究では，70% silymarin 標準化製剤が用いられ，1日あたり 200～420 mg（最大 800 mg）程度の silymarin が分2～3 にて投与された。

慎重・注意 共通する作用機序を有する成分との併用に注意。

有害事象 適正使用における許容性は高い。

相互作用 現時点では，医薬品との相互作用による有害事象は報告されていない。ただし，マリアアザミの有する働きからの推測により，次の医薬品に関して，理論的な相互作用の可能性が考えられている。■チトクローム P450 の分子種のうち，CYP2C9 と 3A4 に関連する薬剤（CYP と医療用医薬品との関連については巻末の別表参照）。■P糖タンパク質。■糖尿病治療薬。■エストロゲン製剤。■グルクロン酸抱合を受ける薬剤。以上の医薬品との併用は慎重に行い，医師の監視下に関連指標をモニターすること。

マリーゴールド　marigold

和 マリーゴールド，トウキンセンカ，キンセンカ　英 marigold, tagetes
学 *Tagetes erecta*, *Tagetes patula*, *Tagetes glandulifera*

概要 マリーゴールドは，キク科の一年草であり，花弁色素にルテインを含むことから，機能性食品素材・サプリメントの成分として利用されている。マリーゴールドの花弁は，重量比で 86% のルテインとゼアキサンチンを含有する。マリーゴールドのルテイン・ジエステルから 8 種類のモノエステルが同定されている。豊富な食経験を有する食用の成分であり，適正使用における許容性は高い。米国では GRAS (generally recognized as safe) とされている。

なお，用途・適応，作用機序，用法・用量，有害事象，相互作用等については『ルテイン』の項を参照のこと。

ミレット　*Panicum miliaceum*

学 *Panicum miliaceum*　和 黍（キビ）　英 millet

概要 ミレットとは，イネ科キビ属の黍（キビ）のことである。ミレットという呼称がイネ科の雑穀類の総称として使われることもあるが，サプリメント/健康食品では，一般にキビ（*Panicum miliaceum*）をさす。

いわゆる雑穀であるミレットは食糧（タンパク源）として議論されてきた。ミレットのタンパク質含有量は，11.6%（乾燥重量）であり，小麦と同程度であるが，ロイシンやイソロイシン，

メチオニンといった必須アミノ酸が有意に豊富である。そのため，タンパク質に関する質の指標（必須アミノ酸インデックス）によると，ミレットは小麦よりも51％高値である。

欧米や本邦では，サプリメント/健康食品としてのミレットエキス（抽出物）は，毛髪の健康維持に利用されている。毛髪，爪，皮膚にはケラチンが構成因子として存在する。ケラチンの構造上の特徴は，システインが結合したシスチンに由来する。シスチンの前駆体となるアミノ酸は，ミレットにも豊富なメチオニンである。

ミレットの有効成分として，トリテルペン類の一種，ミリアシン miliacin（miliacine）が存在する。基礎研究において，ミリアシンによる抗炎症作用やDNA障害抑制による細胞保護作用等が報告されている。

通常の食材に由来する成分であり，適正使用における許容性は高い。また，現時点では，医薬品との相互作用による有害事象は報告されていない。

用途・適応 毛髪の健康維持／抗炎症作用

格付け 有効性 ☆☆　安全性 ○○○

ムラサキウコン *Curcuma zedoaria*

和 紫ウコン，ガジュツ，莪朮　学 *Curcuma zedoaria*

概要 ムラサキウコン（ガジュツ）は，本邦では芳香性健胃薬の成分として利用されてきた。

ムラサキウコンの主要成分は，クルクミノイド類やセスキテルペン類，各種の精油である。根茎からは，クルクミン curcumin 等のクルクミノイド類，ターメロン turmerone，クルジオン curdione，フラノジエン furanodiene といったセスキテルペン類，curcumenol や dihydrocurdione 等のテルペノイド類が単離された。根茎由来の精油には，β-ターメロン beta-tumerone, 1,8-シネオール 1,8-cineole, 7-ジンジベレン 7-zingiberene といった成分が見出されている。

ムラサキウコンに関する基礎研究では，セスキテルペン類である furanodiene および furanodienone による抗炎症作用，NO（一酸化窒素）合成抑制による抗炎症作用，セスキテルペン類によるLPS誘導性プロスタグランジン E_2 産生抑制作用，TNFα 産生抑制を介した抗炎症作用，セスキテルペン類による肝細胞保護作用，がん細胞増殖抑制作用，メラノーマ細胞系を用いた実験におけるがん細胞転移抑制作用，肝細胞線維化抑制作用，抗菌作用，抗真菌作用，HMG Co-A還元酵素阻害作用，平滑筋における筋電位亢進作用，免疫調節作用が報告されてきた。

本邦では，一般用医薬品の胃腸薬に健胃成分として「ガジュツ」

が利用されている。1日あたりの用量は「ガジュツ末」として 180 mg, 200 mg, 400 mg, 600 mg, 2.7 g 等であり，分3で服用する。

メモ 一般に，ウコンという名称は，アキウコン（*Curcuma longa*, 秋ウコン, 鬱金, ターメリック），ハルウコン（*Curcuma aromatica*, 春ウコン, キョウオウ），ムラサキウコン（*Curcuma zedoaria*, 紫ウコン, ガジュツ, 莪朮），ジャワウコン（*Curcuma xanthorrhiza*, クスリウコン, クニッツ, テムラワク）等をさす。これらのウコン類では，クルクミノイド類や精油の種類および含有量における違いが認められる。

ウコン類の生薬名について，日本漢方と中国では「ウコン」と「キョウオウ」が逆になっている。つまり，学名 *Curcuma longa* のアキウコンは，中国名では根茎の一般名を姜黄（きょうおう），塊根の一般名を郁金（うこん）といい，同じ *Curcuma longa* の日本漢方における根茎の一般名が鬱金（うこん）である。通常，日本では，アキウコン（*Curcuma longa*）に関して，一般生薬名称として根茎がウコン，鬱金，アキウコン等と称される。一方，ハルウコン（*Curcuma aromatica*）では，根茎の一般名がハルウコンあるいはキョウオウとされる。

『ウコン（アキウコン）』『ハルウコン』『クルクミン』『ジャワウコン』の項も参照のこと。

メグスリノキ *Acer nikoense*

和 メグスリノキ，メグスリノキエキス　**英** nikko maple　**学** *Acer nikoense*

概要 メグスリノキは，カエデ科の落葉樹の一種であり，本邦の固有種である。樹皮が薬用部分となり，民間療法において，かすみ目や涙目といった眼症状，花粉症の症状，肝疾患に用いられる。基礎研究では，メグスリノキ樹皮抽出物において acerogenin や aceroside といった diarylheptanoids が見出されている。別の報告では，樹皮から cyclic diarylheptanoid 化合物として acerosides B_1, B_2, aceroketoside が単離され，これらは LPS 刺激マクロファージにおける NO 産生に対して抑制作用を示したという。このデータは，抗炎症作用を示唆する。なお，diarylheptanoid とは，2個のベンゼン環を挟み7個の炭素原子が鎖状に結合した骨格を有する化合物の総称である。その他，有効成分として，樹皮から rhododendroketoside, (−)-sakuraresinoside, acernikol, nikoenoside が単離された。

その他，基礎研究において，肝障害予防作用や抗がん作用，フリーラジカルのスカベンジャー作用が示されている。ただし，メグスリノキ樹皮抽出物に関して，質の高い臨床研究は報告されていない。

メグスリノキ抽出物は民間療法で用いられてきた成分であり，適正使用における許容性は高い。現時点では，医薬品・サプリメント・食品との相互作用による有害事象は報告されていない。

メモ 本邦のメグスリノキの近縁種として，中国の *Acer griseum* や *Acer mandshurica*，韓国の *Acer triflorum* が知られている。しかし，本邦のメグスリノキは，有効成分である diarylheptanoid に関して，構造上の特徴である鎖状型の centrolobol 等，diphenyl ether 型の acerogenin A 等，biphenyl 型の acerogenin E 3 等の3種類をすべて含有する。一方，近縁種では鎖状型の diarylheptanoid が見出されているのみである。

メシマコブ *Phellinus linteus*

学 *Phellinus linteus*

概要 メシマコブは，野生の桑の古木に寄生するタバコウロコタケ科のキノコである。生育するにつれて，こぶ状から扇状になり，外見はサルノコシカケに似てくるという。メシマコブという和名は，長崎県女島（メシマ）の桑の木に，こぶ状に生えていたことに由来する。

野生のメシマコブは少量しか存在せず菌糸体の採取が困難であったが，近年，栽培・培養技術が確立され，本邦でもサプリメントとしての利用が可能となった。メシマコブの中で，高い抗腫瘍作用をもつ2種類の菌株が見出され，それぞれ「PL2」「PL5」と命名された。PLとは，メシマコブの学名の頭文字に由来する。

基礎研究において，がん細胞増殖抑制効果，がん細胞転移抑制作用，抗がん薬との併用による相乗効果，抗がん薬の副作用軽減効果等が示唆されてきた。また，免疫賦活作用としては，NK細胞やマクロファージの活性化，Tリンパ球やBリンパ球の反応性増強も示されている。さらに，アポトーシス誘導作用，サイトカイン産生作用，肝保護作用等が示唆されている。その他，メシマコブによるヒト前立腺がん細胞の増殖抑制効果，メシマコブとチャーガによる抗腫瘍効果と放射線防御効果，実験的マウス敗血症性ショックの緩和効果，マウスにおけるマクロファージとリンパ球の活性化，ヒト膵臓がんに対する抗腫瘍効果等といった報告がある。

用途・適応 抗がん作用／免疫賦活作用／生活習慣病の予防や改善作用

格付け 有効性 ☆☆　安全性 ○○○

主要成分 多糖類

作用機序 がん細胞増殖抑制，がん細胞転移抑制，抗がん薬との併用による相乗効果，抗がん薬の副作用軽減効果等。

用法・用量	確立されていない。
慎重・注意	共通する作用機序を有する成分との併用に注意。
有害事象	適正使用における許容性は高い。
相互作用	現時点では，医薬品との相互作用による有害事象は報告されていない。ただし，メシマコブの有する働きからの推測により，次の医薬品に関して，理論的な相互作用の可能性が考えられている。■チトクロームP450の分子種のうち，CYP1A1, 1A2, 2B1, 2E1に関連する薬剤（CYPと医療用医薬品との関連については巻末の別表参照）。■がん治療（化学療法・放射線療法）。以上の医薬品との併用は慎重に行い，医師の監視下に関連指標をモニターすること。

メチル・スルフォニル・メタン（MSM）

別 dimethylsulfone，メチルサリフォニルメタン
英 methylsulfonylmethane, methyl-sulfonyl-methane, MSM

概 要	メチル・スルフォニル・メタンは，植物に由来する有機硫黄化合物の一種であり，近年，関節炎や花粉症に伴う症状に効果があるとして注目されている。 基礎研究において，MSMの抗酸化作用・抗炎症作用が報告されてきた。また，がん細胞増殖抑制作用や，自己免疫疾患の改善作用も示唆されている。サプリメントとしてのMSMに関して，関節炎・関節痛に効果があったという例が多数知られている。グルコサミンやコンドロイチンとの併用による効果も報告されてきた。ただし，ランダム化比較試験による検討は十分ではない。さらに，1日あたり2,600 mgのMSMを30日間投与したところ，花粉症に伴うアレルギー性鼻炎の症状緩和に効果があったという報告もある。その他，間質性膀胱炎の改善に効果がみられたという。 一般の食材・食品に含まれている成分であり，適正使用における許容性は高いと考えられる。MSMは，通常の食品の中では，牛乳（3.3 ppm），コーヒー（1.6 ppm），トマト（0.86 ppm以下）等にわずかに存在する。また，現時点では，医薬品との相互作用による有害事象は報告されていない。
用途・適応	関節炎・関節痛の改善／花粉症に伴うアレルギー性鼻炎の改善／間質性膀胱炎に対する改善作用
格 付 け	有効性 ☆☆　安全性 ○○○

メラトニン　melatonin

英 melatonin

概要　メラトニンは，脳の松果体から分泌されるホルモンであり，概日リズム（体内時計）調節に関与する。不眠症やいわゆる時差ぼけ等に利用される。また，メラトニンは抗酸化作用や免疫賦活作用を有することから，がんに対しての臨床研究も知られている。

内因性メラトニンの分泌は，夜間早朝に促進され，昼間に抑制される。サプリメントによる外因性メラトニンの投与は，内因性メラトニンを補足する作用をもつ。メラトニンは，概日リズムを司り，睡眠を促す作用をもつ。高齢者やうつ病の患者では，メラトニンの基礎分泌量の低下が認められる。内因性メラトニンの低下した高齢者における睡眠障害では，中途覚醒の例に対して効果が期待できる。

臨床研究では，欧米において不眠症に対する効果が示されており，メラトニンが睡眠の質，睡眠導入，睡眠時間のいずれも改善すると考えられる。また，群発性頭痛における効果も報告されている。本邦からの報告では，睡眠相後退症候群や時差ぼけの改善，アルツハイマー病における睡眠‐覚醒リズムの改善を認めたという。

メラトニンの抗がん作用に関して予備的な報告が知られている。たとえば，固形腫瘍患者250名を対象に，化学療法単独と，メラトニン20 mg併用療法とを比較した臨床試験では，後者のほうが優れた効果をもつことが示された。その他，肺がんや乳がん，前立腺がん，肝がん，胃がん，大腸がん，膵臓がんにおいて，メラトニンの抗がん作用が示唆されている。がん治療では，従来型の標準治療に高用量のメラトニンが併用投与される。

用途・適応　睡眠障害・不眠症の改善／入眠障害・中途覚醒・睡眠相後退症候群の改善／時差ぼけの予防と改善／抗酸化作用／抗がん作用／放射線障害防御作用／胃粘膜保護作用／抗ストレス作用／アルツハイマー病における睡眠‐覚醒リズムの改善作用

格付け　有効性 ☆☆☆　安全性 ○○○

主要成分　メラトニン（松果体ホルモン）

作用機序　【基礎研究】抗がん作用／免疫賦活作用／放射線防御作用／胃粘膜保護作用抗ストレス作用。【臨床研究】睡眠障害の改善／抗がん作用。

用法・用量　入眠障害や時差ぼけに対しては1回あたり1～3 mgを就寝前に短期的に投与。睡眠相後退症候群では，通常の睡眠時間開始時刻の数時間前に投与。非24時間睡眠覚醒症候群には睡眠相が望ましい時刻にきた時期から入眠前の一定時刻に投与。

慎重・注意　共通する作用機序を有する成分との併用に注意。

有害事象　適正使用における許容性は高い。通常の用量（1～3 mg）では，

日中に傾眠を生じることもなく，特に問題となる健康被害や有害事象は知られていない。ただし，妊娠中や授乳中の使用について，安全性は確立されていない。短期投与例では，ネガティブフィードバックによる内在性メラトニンに対する分泌抑制は認められていない。しかし，小児や若年者では，通常，内因性メラトニンの産生が十分と考えられるため，長期連用は避けるべきであろう。

相互作用 現時点では，医薬品との相互作用による有害事象は報告されていない。ただし，メラトニンの有する働きからの推測により，次の医薬品に関して，理論的な相互作用の可能性が考えられている。■チトクローム P450 の分子種のうち，CYP1A2 に関連する薬剤（CYP と医療用医薬品との関連については巻末の別表参照）。■ワルファリン・抗凝固薬・血小板機能抑制薬。■フルボキサミン fluvoxamine：選択的セロトニン再取り込み阻害薬（SSRI）。■ニフェジピン。■糖尿病治療薬。■化学療法剤・免疫抑制薬。■ベラパミル verapamil。■フルマゼニル flumazenil。■経口避妊薬。■カフェイン caffeine。■中枢神経系抑制薬。■ジアゼパム diazepam・ベンゾジアゼピン系催眠鎮静薬。以上の医薬品との併用は慎重に行い，医師の監視下に関連指標をモニターすること。

メリッサ *Melissa officinalis*

[和] メリッサ，コウスイハッカ，セイヨウヤマハッカ，レモンバーム
[英] melissa, lemon balm, bee balm　[学] *Melissa officinalis*

概要 メリッサ（別名レモンバーム）は，地中海東部地域から西アジアにかけて分布するシソ科セイヨウヤマハッカ属の多年草である。ヨーロッパでは，伝統的に薬用および食用にされてきた。鎮静作用があり，ドイツのコミッション E（薬用植物評価部会）は，メリッサの内服による適応として，神経性睡眠障害と機能性胃腸症をあげている。

臨床研究において，鎮静作用，抗ストレス作用，抗不安作用，睡眠障害改善作用，認知症における興奮状態軽減作用が示されてきた。投与例として，メリッサ抽出物の単独・単回投与による研究や，バレリアンとの併用による研究が行われている。

メリッサを乳児や小児に投与した研究がある。睡眠障害（dyssomnia および restlessness）を呈する小児に対して，メリッサとバレリアンの併用投与による改善作用が報告された。また，乳児の疳の虫・夜泣き（colicky infants）に対して，メリッサを含むハーブ複合剤による効果が示された。

メリッサの非経口投与による効果も報告されている。メリッサ由来の精油を用いたアロマセラピーの効果が報告されている。

重症認知症患者を対象にしたランダム化比較試験において，興奮状態の軽減等認知症の症状改善が認められたという。

用途・適応 神経性睡眠障害の改善／機能性胃腸症の改善／鎮静作用／抗ストレス作用／認知症における興奮状態軽減作用

格付け 有効性 ☆☆☆　安全性 ○○○

主要成分 薬用部位は葉である。モノテルペン類のシトロネラール citronellal やシトラール citral が存在。その他，セスキテルペン類やトリテルペン類。フラボノイド類では，ケルセチン，アピゲニン，ケンフェロール，ルテオリンが含まれる。

作用機序 【基礎研究】脂質代謝改善作用／抗ウイルス（単純ヘルペスウイルス1型および2型）作用／抗酸化作用／腸平滑筋弛緩作用／抗腫瘍作用／免疫調節作用。【臨床研究】鎮静作用／抗ストレス作用／認知症における興奮状態軽減作用／睡眠障害改善作用。

用法・用量 メリッサ抽出物を単回投与した臨床試験の用量は 300 mg, 600 mg, 900 mg。健常者の不眠に対するメリッサとバレリアンの併用では，メリッサ葉抽出物 80 mg とバレリアン根抽出物 160 mg を含む製剤を1〜3回投与。

慎重・注意 共通する作用機序を有する成分との併用に注意。

有害事象 適正使用における許容性は高い。米国では GRAS (generally recognized as safe) とされている。

相互作用 現時点では，医薬品との相互作用による有害事象は報告されていない。

メリロート　*Melilotus officinalis*

[学] *Melilotus officinalis*　[和] セイヨウエビラハギ　[英] Melilot, Sweet Clover

概要 メリロートは，マメ科シナガワハギ属の薬用植物である。有効成分は，抗凝固作用をもつクマリン誘導体，抗酸化作用をもつフラボノイド類（ケルセチン等），トリテルペン類（サポニン等）が中心で，その他に揮発性油脂も存在する。これらの成分が協同して働き，炎症を抑制し，体液成分の滲出による病態を改善する。その結果，静脈やリンパ管の炎症性あるいは閉塞性の浮腫に効果を発揮する。

メリロートは，リンパ系および静脈循環系の循環を改善し浮腫を抑制するサプリメントとして利用されている。ダイエット（減量）目的で用いられることもあるが，メリロートには，消化管での脂肪吸収や体内での脂肪合成を抑制したり体脂肪を減らしたりといった作用は認められない。

基礎研究では，血管やリンパ管の平滑筋弛緩作用，消化管平滑筋弛緩作用，抗炎症作用が示されてきた。予備的な臨床研究で

は，乳がん術後（腋窩リンパ節郭清術後）に上腕浮腫を生じた患者 24 名に対して，メリロートを 6 ヵ月間投与したところ，上腕の周囲長の減少（改善）および浮腫に伴う自覚症状の改善が認められたという。その他，続発性リンパ浮腫に対する効果も報告されている。

用途・適応 静脈やリンパ系の循環不全による浮腫の改善／浮腫に伴う疼痛等の症状改善

格付け 有効性 ☆☆☆　安全性 ○○○

主要成分 クマリン誘導体，フラボノイド類（ケルセチン等），トリテルペン類（サポニン等）。

作用機序【基礎研究】平滑筋弛緩作用，消化管平滑筋弛緩作用，抗炎症作用。【臨床研究】リンパ循環および浮腫の改善効果。

用法・用量 確立されていない。

慎重・注意 共通する作用機序を有する成分との併用に注意。

有害事象 適正使用における許容性は高い。

相互作用 現時点では，医薬品との相互作用による有害事象は報告されていない。ただし，メリロートの有する働きからの推測により，次の医薬品に関して，理論的な相互作用の可能性が考えられている。■抗凝固薬・血小板機能抑制薬。■肝毒性のある医薬品。以上の医薬品との併用は慎重に行い，医師の監視下に関連指標をモニターすること。

モリブデン　molybdenum

医 molybdenum　化 Mo

概要 モリブデンは必須微量元素の一つであり，豆類や肉類，乳製品に豊富に含まれている。モリブデンは，体内では肝臓や腎臓に多く存在し，酸化酵素の触媒となる酵素（キサンチンオキシダーゼ xanthine oxidase，アルデヒドオキシダーゼ aldehyde oxidase，亜硫酸オキシダーゼ sulfite oxidase 等）の補因子として作用する。亜硝酸を解毒する作用や，銅の排泄を促進する作用等をもつ。

モリブデンは，鉄利用の促進による貧血の予防，抗がん作用，ウィルソン病に対する治療といった目的で利用される。これまでに，モリブデンの摂取量が少ない地域ではがんの発生が多いという調査研究や，銅代謝異常症であるウィルソン病患者にモリブデンを投与することで症状の改善を認めたとする臨床研究等が知られている。

一般に，モリブデン単独のサプリメントではなく，「マルチミネラル」等といった製品に，組み合わせの成分として含まれてい

る場合が多い。

用法・用量 『日本人の食事摂取基準（2005 年版）』による 1 日あたりの推奨量（RDA）は，30〜49 歳の成人男性で 25 μg，同世代の女性で 20 μg，上限量は男性で 320 μg，女性で 250 μg である。なお，上限量については，通常の食品による食事で一時的にこの量を超えたからといって健康障害がもたらされるものではない。「栄養素等表示基準値」は，17 μg と設定されている。

有害事象 適正使用における許容性は高い。

相互作用 現時点では，医薬品との相互作用による有害事象は報告されていない。

モロヘイヤ　*Corchorus olitorius*

和 モロヘイヤ，タイワンツナソ　英 Jute, Jew's mellow, molokhia
学 *Corchorus olitorius*

概　要 モロヘイヤは，インドおよびアフリカ原産のシナノキ科ツナソ属の一年草である。エジプト等中近東において，葉野菜の一種として食用にされており，特徴的な滑り（ぬめり）を有する。本邦でも食用に栽培されており，比較的一般的な野菜である。また，サプリメントや健康食品，青汁製品等に利用されている。モロヘイヤには食物繊維，ビタミン類，カロテン，カリウム，カルシウム，鉄等の栄養素が豊富に存在する。モロヘイヤ葉からクロロゲン酸やケルセチン等のポリフェノール類が見出されており，抗酸化作用を示す。モロヘイヤ葉から，corchorifatty acids A, B, C, D, E, F という脂肪酸が単離されている。
モロヘイヤ種子は，カルデノライド配糖体 cardenolide glycosides を含む。
基礎研究では，モロヘイヤの葉による肝障害抑制作用や鎮痛作用，モロヘイヤの種子抽出物による抗菌作用が示されている。また，モロヘイヤ葉の凍結乾燥末による食後過血糖の抑制作用を示した動物実験およびヒト臨床試験が報告されている。
豊富な食経験を有する食用の成分であり，適正使用における許容性は高い。
なお，『青汁』の項も参照のこと。

用途・適応 抗酸化作用／食後過血糖抑制作用

格付け 有効性 ☆☆　安全性 ○○○

もろみ酢　moromi vinegar

英 moromi vinegar

概　要 「もろみ酢」とは，泡盛を蒸留した後の副産物である「もろみ粕」

を原材料として製造した食品（飲料・いわゆる健康食品）である。もろみ酢は，クエン酸や各種有機酸，アミノ酸を豊富に含むことから，機能性食品素材として疲労回復等に利用されている。なお，もろみ酢は「食酢」ではない（食酢の定義を満たさない）。

元来，泡盛は沖縄県の特産であり，その製造過程で生じるもろみ粕（カシジェーあるいはカンジュ）は，飼料や豚肉の漬け込み用に用いられてきた。もろみ粕にはクエン酸等が豊富に存在することから，その有効利用法として，沖縄県の泡盛製造業者によって「もろみ酢」製品が商品化された。

泡盛の副産物に由来するもろみ酢は，一般に次のように製造される。まず，タイ米を洗米・浸漬し，蒸米を経て黒麹菌を植菌し，米こうじとする。これに，酵母と水を加えてアルコール発酵により，「もろみ」ができる。熟成したもろみを単式蒸留で蒸留することで，泡盛の原酒ができ，このときに副産物としてもろみ粕が生じる。もろみ粕を圧搾・熟成・濾過し，殺菌後，瓶詰めしたものがもろみ酢である。この段階のもろみ酢は，一般に琥珀色の液体であるが，後の商品化の過程で黒糖等が加えられ，黒糖由来の褐色や黒褐色を呈する製品がある。

もろみ酢は，希釈して飲みやすくした飲料（清涼飲料水等）の他，有効成分を凝縮したカプセル状の健康食品（もろみ酢加工品）等，さまざまなタイプがもろみ酢商品として販売されている。また，泡盛以外に，焼酎等のもろみ粕を原材料として開発された製品もみられる。

食酢に含まれる酢酸を用いたヒト臨床試験では，抗肥満作用や高血圧改善作用が報告されている（ただし，もろみ酢は食酢ではない）。

豊富な食経験を有する食用の成分であり，適正使用における許容性は高い。

なお，『食酢』の項も参照のこと。

用途・適応 疲労回復／高血圧改善／体重増加抑制・体重減少

ヤーコン　*Smallanthus sonchifolius*

学 *Smallanthus sonchifolius* **別** llaqon, llacum, llacuma, yacumpi, aricuma, chicama
和 ヤーコン，アンデスポテト　**英** yacon

概　要　ヤーコンは，南米アンデス地方原産のキク科の植物である。伝統的に南米では，ヤーコンの塊根や塊茎が食用に利用されてきた。塊根には，フラクトオリゴ糖が豊富に含まれる。ヤーコンの葉には，カフェ酸，クロロゲン酸，フェルラ酸といったフェノール類，没食子酸やゲンチジン酸，カフェ酸誘導体であるジカフェオイルキナ酸，セスキテルペン類が見出されている。基

礎研究では，ヤーコン葉エキスによる抗酸化作用，抗菌作用，糖尿病や脂質異常症の改善作用が示されてきた。ヤーコンの葉の抽出物を経口投与した研究において血糖降下作用が見出され，糖尿病の予防および食後過血糖改善作用のためのサプリメントとして用いられるようになった。

用途・適応 糖尿病（食後過血糖の改善）

格付け 有効性 ☆☆　安全性 ○○○

主要成分 ヤーコンの塊根や塊茎は，果糖，ブドウ糖，ショ糖といった糖類を多く含む。果糖（フルクトース）のポリマーであるフラクタン類が比較的多く，それらはイヌリン型（つまり，$\beta(2 \to 1)$ fructofuranosyl-saccharose）の多糖類である。ヒトは，$\beta(2 \to 1)$ 結合を切断する酵素をもたないので，イヌリン型のフラクタン類はヒトでは消化されない。そのため，腸内細菌を介した免疫調節作用，脂質異常症や糖尿病の改善作用等が示唆されている。ヤーコンの葉は，カフェ酸，クロロゲン酸，フェルラ酸といったフェノール類，没食子酸，ゲンチジン酸，カフェ酸誘導体のジカフェオイルキナ酸，セスキテルペン類を含む。セスキテルペン類の一種，enhydrin は抗糖尿病作用を有する。

作用機序 【基礎研究】ヤーコン葉：抗酸化作用／抗菌作用／糖尿病改善作用。塊根・塊茎：脂質異常症改善作用／整腸作用。【臨床研究】ヤーコン葉抽出物：糖尿病改善作用／脂質異常症改善作用。

用法・用量 ヤーコン葉抽出物末として1日300 mg（分2〜分3）投与。

慎重・注意 共通する作用機序を有する成分との併用に注意。

有害事象 適正使用における許容性は高い。

相互作用 現時点では，医薬品との相互作用による有害事象は報告されていない。ただし，ヤーコン葉エキスの有する働きからの推測により，次の医薬品に関して，理論的な相互作用の可能性が考えられている。■チトクローム P450 の分子種のうち，CYP2B および 2E に関連する薬剤（CYP と医療用医薬品との関連については巻末の別表参照）。■糖尿病治療薬・脂質異常症治療薬。以上の医薬品との併用は慎重に行い，医師の監視下に関連指標をモニターすること。

葉酸　folic acid

和 葉酸，プテロイルモノグルタミン酸　英 folic acid, folate

概要 葉酸は，ビタミンB群に分類される必須栄養素の一つであり，プテリジン pteridine 塩基に p-アミノ安息香酸（PABA）とグルタミン酸がそれぞれ1分子結合した構造を有する。葉酸は，アミノ酸代謝や赤血球の産生，神経細胞の成長に関与する。

葉酸とは，葉酸活性を有する誘導体の総称である。食品に含まれる葉酸誘導体（プテロイルグルタミン酸）は，多くがポリグルタミン酸型であり，腸管にてモノグルタミル葉酸に分解され吸収される。さらに，葉酸レダクターゼによって，活性型葉酸であるテトラヒドロ葉酸へ還元される。なお，サプリメントの葉酸は，モノグルタミン酸型（プテロイルモノグルタミン酸）であり，ポリグルタミン酸型よりも効率よく吸収される。

葉酸の摂取は，高ホモシステイン血症を改善し，心血管疾患や脳血管疾患等動脈硬化性疾患のリスクを減らすと考えられる。たとえば，葉酸の摂取が，脳卒中の一次予防に有効であるとするメタ分析が報告されている。

妊娠初期における葉酸の摂取は，胎児の神経管欠損症（神経管閉鎖障害）のリスク低減に効果的である。米国では，1998年以来，シリアル等の食品に葉酸を添加するようになった（葉酸強化表示のあるシリアル100 gあたり葉酸140 μgを含む）。また，本邦では2000年に厚生労働省が，妊娠を計画している女性に対して，1日あたり400 μgの葉酸を摂取することを推奨している。

葉酸による抗がん作用が示唆されている。葉酸の摂取が，乳がんや大腸がん，膵臓がんの発症リスク低下と相関するという報告がある。

用法・用量 『日本人の食事摂取基準（2005年版）』による1日あたりの推奨量（RDA）は，30〜49歳の成人男性で240 μg，同世代の女性で240 μg，上限量は1,000 μgである。「栄養素等表示基準値」は，200 μgと設定されている。「疾病リスク低減表示特定保健用食品」における関与成分としての葉酸（プテロイルモノグルタミン酸）は，1日摂取目安量が400〜1,000 μgと設定されている。「栄養機能食品」の規格基準において，上限値200 μg，下限値60 μgとされている。

慎重・注意 共通する作用機序を有する成分との併用に注意。

有害事象 適正使用における許容性は高い。高用量・長期間の投与によって，消化器系症状や神経系症状を生じることがある。アレルギー・過敏症を生じうる。

相互作用 葉酸と一部の医薬品との相互作用が知られており，併用に注意する（医薬品の添付文書を確認する）。

メモ 「栄養機能食品」としての栄養機能表示は，「葉酸は，赤血球の形成を助ける栄養素です。葉酸は，胎児の正常な発育に寄与する栄養素です」である。

ヨウ素 iodine

和 ヨウ素，ヨード　英 iodine　化 I

概要　ヨウ素は，甲状腺ホルモンの構成成分となる必須ミネラルであり，甲状腺に集積する性質をもつ。コンブやワカメ等の海藻類に多く含まれている。世界各地ではヨウ素不足による甲状腺疾患がみられるが，日本では欠乏症は稀である。

摂取されたヨウ素は，腸管から吸収され，尿中に排泄される。体内に存在するヨウ素の70～80％は甲状腺に集積しており，サイロキシン（T4）やトリヨードサイロニン（T3）といった甲状腺ホルモンの構成要素となる。

これまでに数多くの研究が行われており，効果と安全性が確認されている。世界的にはヨウ素の欠乏症が問題になっており，摂取不足を予防する政策がとられている。たとえば，米国では1920年代以降，食塩にヨウ素が添加されている。

海藻類を原材料とするサプリメントを利用する場合は，食事摂取基準にしたがって利用する。

ヨウ素は欠乏しても過剰でも甲状腺の腺腫（肥大）を生じる。実際，コンブ類を大量に摂取する北海道において，過剰摂取による腺腫が報告されており，ヨウ素の上限量が1日あたり3,000 μg（3 mg）であるのに対して，北海道のある地域では80 mgも摂取していたというデータがある。ただし，ヨウ素を含むサプリメントを原因とする副作用は知られていない。海藻類等ヨウ素を含む原材料を使ったサプリメントを，摂取目安量にしたがって利用する場合には，許容性は高いと考えられる。

用法・用量　『日本人の食事摂取基準（2005年版）』による1日あたりの推奨量（RDA）は，30～49歳の成人男性で150 μg，同世代の女性で150 μg，上限量は3,000 μgである。なお，上限量については，通常の食品による食事で一時的にこの量を超えたからといって健康障害がもたらされるものではない。「栄養素等表示基準値」は，90 μgと設定されている。

慎重・注意　共通する作用機序を有する成分との併用に注意。

有害事象　適正使用における許容性は高い。

ラクチュロース lactulose

和 ラクチュロース，ラクツロース　英 lactulose
化 4-O-beta-D-Galactopyranosyl-D-fructose

概要　ラクチュロース lactulose（ラクツロース）とは，果糖（フルクトース fructose）とガラクトースからなる二糖類であり，オリゴ糖の一種である。ラクチュロースは，プレバイオティクス prebiotics としての機能性が注目されている。消化酵素の影響

を受けず（難消化性）に大腸まで到達し，有用菌であるビフィズス菌を増加させ，悪玉菌を抑制するという特徴をもつ。

ヒト臨床研究において，ラクチュロースの機能性が示されており，特に整腸作用については有効性と安全性が確立されている。ランダム化比較試験において，整腸作用，カルシウムおよびマグネシウムの吸収促進作用，軽症肝性脳症患者における認知機能と QOL の改善等が報告されてきた。

本邦では，肝不全治療薬として医薬品でも使用されている。また，ラクチュロースを関与成分とする特定保健用食品（トクホ）が認可されており，「腸内のビフィズス菌を適正に増やし，お腹の調子を良好に保つ」といった表示例がある。

なお，『オリゴ糖』の項も参照のこと。

用途・適応	整腸作用／ビフィズス菌の増加
格付け	有効性 ☆☆☆☆　安全性 ○○○
主要成分	ラクチュロース lactulose（ラクツロース）
作用機序	プレバイオティクス prebiotics として作用。
用法・用量	臨床試験では1日あたり2gあるいは4gの投与例がある。
慎重・注意	共通する作用機序を有する成分との併用に注意。
有害事象	適正使用における許容性は高い。
相互作用	現時点では，医薬品との相互作用による有害事象は報告されていない。

ラクトトリペプチド　lactotripeptide

和 ラクトトリペプチド　英 lactotripeptide　化 VPP (Val-Pro-Pro), IPP (Ile-Pro-Pro)

概要　ラクトトリペプチドとは，脱脂乳を乳酸菌（*Lactobacillus helveticus* ラクトバチルス・ヘルベティカス）や酵母（*Saccharomyces serevisiae*）等によって，乳酸発酵させて得られた酸乳（sour milk）に存在するトリペプチドである。主なトリペプチドは VPP (Val-Pro-Pro) および IPP (Ile-Pro-Pro) であり，これらは ACE 阻害活性を有し，降圧作用を示す。酸乳の ACE 阻害活性の多くがこの2種類のトリペプチドに依存する。

基礎研究および予備的な臨床研究によって，降圧作用が報告されている。たとえば，高齢の高血圧患者（その多くが降圧薬を服用中）30名を対象に行われたランダム化比較試験では，酸乳 95 mL（VPP 1.5 mg，IPP 1.1 mg 含有）あるいは偽薬が8週間投与された結果，酸乳投与群では，収縮期血圧が4週後に 9.4 ± 3.6 mmHg（$p < 0.05$），8週後に 14.1 ± 3.1 mmHg（$p < 0.01$）それぞれ有意に低下した。拡張期血圧は8週後に 6.9 ± 2.2 mmHg（$p < 0.01$）有意に低下した。このとき，偽薬群の

血圧には有意な変化は認められなかった。また，正常高値血圧あるいは軽症高血圧症の被験者それぞれ 40 名を対象に，L. helveticus による発酵乳の降圧作用を検証したランダム化偽薬対照二重盲検試験でも高血圧改善の傾向が示された。

用途・適応 高血圧改善作用

格付け 有効性 ☆☆☆　安全性 ○○○

主要成分 VPP（Val-Pro-Pro）および IPP（Ile-Pro-Pro）。

作用機序 ACE 阻害活性を有し，降圧作用を示す。

用法・用量 臨床試験での用量として，VPP 1.5 mg + IPP 1.1 mg や VPP 2.53 mg + IPP 1.52 mg といった例がある。なお，ラクトトリペプチド量は，単位重量あたりの ACE 阻害活性の力価を考慮し，「ラクトトリペプチド量（VPP 換算）= VPP + 1.7 × IPP」で求められる。トクホ製品による 1 日あたりの用量例として，LTP（ラクトトリペプチド）3.4 mg を配合した食品がある。

慎重・注意 共通する作用機序を有する成分との併用に注意。

有害事象 適正使用における許容性は高い。

相互作用 現時点では，医薬品との相互作用による有害事象は報告されていない。

メモ 本邦では，特定保健用食品（トクホ）として，ラクトトリペプチドを関与成分とする製品が許可されており，たとえば「本品はラクトトリペプチド（VPP, IPP）を含んでおり，血圧が高めの方に適した食品です」等の表示がある。

ラクトフェリン　lactoferrin

英 lactoferrin

概要 ラクトフェリンは，乳腺で合成される鉄結合性糖タンパク質の一種であり，母乳や牛乳，唾液，涙，膵液等に含まれる。特に，ヒトや牛の初乳には 7 mg/mL 程度と比較的豊富に存在するが，成熟乳では 1 mg/mL と少ない。ラクトフェリンは，免疫調節作用，抗菌・抗ウイルス作用，抗がん作用，抗酸化作用，鉄吸収調整作用を有し，サプリメント・健康食品の成分として広く利用されている。また，乳製品にも存在するタンパク質である。ラクトフェリンは，タンパク質分解酵素によって加水分解され，抗菌活性を有する塩基性抗菌ペプチド・ラクトフェリシン lactoferricin を生成する。また，ヒトラクトフェリンの分解産物として，オピオイド拮抗作用を示す 3 種類のペプチド，ラクトフェロキシン A, B, C（lactoferroxin A, B, C）が同定されている。さらに，ラクトフェリンの一次構造には，血圧調節に関与する ACE 阻害活性ペプチドの配列を有する。

ヒト臨床研究では，抗菌作用や抗ウイルス作用等を示唆する複数の報告がある。具体的には，ヘリコバクターピロリ菌に対する抗菌作用，血中C型肝炎ウイルスのRNA減少作用等が知られている。その他，人工栄養（フォーミュラ乳投与）の健康な乳児を対象に行われた偽薬対照二重盲検ランダム化試験では，ラクトフェリン追加投与群（850 mg/L）あるいは対照群（102 mg/L）にて12ヵ月間のデータが比較された結果，ラクトフェリン追加投与群において，呼吸器系疾患の発生が有意に少なく，ヘマトクリット値が有意に高値であったという。

用途・適応	免疫賦活作用／抗菌作用／抗ウイルス作用
格付け	有効性 ☆☆☆　安全性 ○○○
主要成分	ラクトフェリン（鉄結合性糖タンパク質）
作用機序	抗菌作用／抗ウイルス作用
用法・用量	臨床研究では牛ラクトフェリンが1日あたり600 mg～3.6 gの用量で8週間から12ヵ月間投与された。
慎重・注意	共通する作用機序を有する成分との併用に注意。
有害事象	適正使用における許容性は高い。米国ではGRAS（generally recognized as safe）とされている。ただし，多量摂取時は下痢や便秘等の消化器系症状，発疹，疲労感を生じることがある。
相互作用	現時点では，医薬品やサプリメント，食品との相互作用による有害事象は報告されていない。

羅布麻　*Apocynum venetum*（紅麻）

英 Luobuma leaf extract　学 *Apocynum venetum*（紅麻）
別 羅布麻葉（Luobuma），紅麻（コウマ，*Apocynum venetum*）葉

概要　羅布麻（ラフマ）とは，キョウチクトウ科の多年草である紅麻（*Apocynum venetum*）の葉を乾燥させた生薬である。中国伝統医学では羅布麻葉として，高血圧や心不全，不眠症等に用いる。有効成分として，各種のフラボノイド類が見出されている。基礎研究では，抗酸化作用，降圧作用，抗不安作用，肝臓保護作用等が報告されてきた。羅布麻に存在するisofraxidinおよびhyperinが鎮静作用を示すという報告がある。その他，運動負荷ラットにおける抗うつ作用が示されている。羅布麻は，中国やモンゴルでは茶飲料として用いられてきた。近年，日本や米国では健康食品の成分や茶飲料として利用されている。

用途・適応	高血圧改善作用／抗不安作用
格付け	有効性 ☆☆　安全性 ○○
主要成分	羅布麻（紅麻の葉）には，多数のフラボノイド類が見出されて

いる。具体的には、ケルセチン quercetin, イソケルセチン isoquercetin, ケンフェロール kaempferol, hyperin, hyperoside, カテキン catechin, gallocatechin, epigallocatechin, epicatechin, epicatechin-(4beta-8)-gallocatechin, epigallocatechin-(4beta-8)-epicatechin, procyanidin B-2, apocynin A, apocynin B, apocynin C, apocynin D, cinchonain Ia, isofraxidin 等である。また、イオノン（ionone）配糖体として、apocynosides I および II の 2 種類が存在する。紅麻の花には、kaempferol, quercetin, vanillic acid, baimaside, daucosterol が見出されている。

作用機序 【基礎研究】抗酸化作用／抗不安作用／抗うつ作用／降圧作用／AGEs（最終糖化産物）形成抑制作用／アンジオテンシン変換酵素（ACE）阻害作用／血管内皮弛緩作用。

用法・用量 確立されていない。

慎重・注意 共通する作用機序を有する成分との併用に注意。

有害事象 適正使用における許容性は高い。

相互作用 現時点では、医薬品との相互作用による有害事象は報告されていない。

リコピン lycopene

英 lycopene 別 リコペン

概要 リコピンは、カロテノイド系ファイトケミカルの一種で、トマトやピンクグレープフルーツ等の食材に多く含まれる赤い色の色素成分である。

基礎研究では、リコピンによる LDL コレステロール酸化抑制作用、肺がんや乳がん、前立腺がんの細胞増殖抑制作用が報告されている。リコピンのがんに対する効果は、疫学調査や臨床試験、基礎研究により数多く報告されてきた。疫学調査によると、食事から 1 日あたり 6 mg 以上のリコピンを摂取している人では、前立腺がんの発生率が低いという。臨床試験として、外科手術を控えた前立腺がん患者に、1 日あたり 30 mg のリコピンを 3 週間投与したところ、腫瘍組織の増殖が抑制されたという報告がある。肺がんについては、非喫煙者の男性では 12 mg、女性では 6.5 mg の食事由来のリコピンによる予防効果が認められた。また、リコピンの摂取量が多いほど、心筋梗塞のリスクが低くなることが報告されている。その他、運動誘発性喘息に対するリコピンの予防効果が示された。

一般的な食生活では、リコピンはトマトおよびトマト製品に由来する。たとえば、トマトジュース 240 mL にはリコピンが 23 mg 含まれている。ただし、吸収効率の点からは、生のトマトよ

りは加熱調理するほうが効果的である。リコピンは脂溶性であるので、食事と一緒に摂取する。

用途・適応 前立腺がんの予防および治療／肺がんの予防／虚血性心疾患の予防／運動誘発性喘息の予防と治療

格付け 有効性 ☆☆☆　安全性 ○○○

主要成分 リコピン lycopene（リコペン）

作用機序 【基礎研究】LDL コレステロール酸化抑制、肺がん・乳がん・前立腺がん細胞増殖抑制。【臨床研究】前立腺がん抑制。【疫学】肺がん・前立腺がんリスク低下。

用法・用量 1日あたりの摂取量の目安は、前立腺がん予防では6 mg、肺がん予防では6〜12 mg。前立腺がんに対する補完治療目的では30 mgのサプリメントを投与。

慎重・注意 共通する作用機序を有する成分との併用に注意。

有害事象 通常の食材に由来する成分であり、適正使用における許容性は高い。

相互作用 現時点では、医薬品やサプリメント、食品との相互作用による有害事象は報告されていない。ただし、リコピンの有する働きからの推測により、次の医薬品や食品成分に関して、理論的な相互作用の可能性が考えられている。■脂質異常症治療薬（胆汁酸体外排泄促進薬）■カロテノイド類。作用機序として、(1) 同じカロテノイド類の成分との同時投与による相互作用、(2) 脂溶性成分であることによる脂質との相互作用が考えられる。

メ　モ リコピンは、前立腺がんの腫瘍マーカーである PSA の測定系には影響を及ぼさない。

リン phosphorus

英 phosphorus　化 P

概　要 リンは、体を構成するミネラルの一つであり、体重の1％程度を占める。単体ではなく、リン酸塩として存在しており、多くはリン酸カルシウムとして骨に存在する。その他、各組織臓器や血液等にも含まれている。リンは細胞膜の構成成分として重要であり、物質の輸送やエネルギー貯蔵に関与する。血液や間質液におけるバッファーとしても重要な役割を果たしている。
通常の食生活では、リンが不足することは稀である。リンの保健効果として、骨や歯の健康維持、有酸素運動のパフォーマンス向上、腎臓結石の予防等が示唆されている。リンを必要とする状態では、リン酸カルシウム、リン酸カリウム、リン酸ナトリウム等を補う。
通常の栄養素であり、一定の安全性は担保されている。ただし、

カルシウムやカリウム，ナトリウムといったリン酸塩の種類によっては，摂取が好ましくない病態もあり注意が必要である。なお，リンを含むサプリメントに関連した健康被害は知られていない。

用法・用量 『日本人の食事摂取基準（2005 年版）』による１日あたりの目安量は，30 〜 49 歳の成人男性で 1,050 mg，同世代の女性で 900 mg，上限量は 3,500 mg である。なお，上限量については，通常の食品による食事で一時的にこの量を超えたからといって健康障害がもたらされるものではない。「栄養素等表示基準値」は，1,000 mg と設定されている。

りんご酢　apple vinegar

英 apple vinegar, apple cider vinegar

概　要 りんご酢は，醸造酢の一種であり，果実酢に分類される。元来，調味酢として利用されてきたが，近年の健康志向の高まりとともに，希釈して飲みやすくした飲料（清涼飲料水）等，さまざまなタイプの製品が販売されている。

農林水産省による「食酢品質表示基準」において，「果実酢」および「りんご酢」は，下記のように定められている。

果実酢：
　　醸造酢のうち，原材料として一種又は２種以上の果実を使用したもので，その使用総量が醸造酢１Ｌにつき果実の搾汁として 300 g 以上であるものをいう。

りんご酢：
　　果実酢のうち，りんごの搾汁の使用量が果実酢１Ｌにつき 300 g 以上のものをいう。

りんご酢には，機能性成分として酢酸が存在する。その他，有効成分として，各種の有機酸やアミノ酸，ポリフェノール（クロロゲン酸）が含まれている。

食酢に含まれる酢酸を用いたヒト臨床試験では，抗肥満作用や高血圧改善作用が報告されている。本邦では，特定保健用食品（トクホ）として，「酢酸」を関与成分とする製品が許可されている。許可を受けた表示内容として，たとえば「本品は食酢の主成分である酢酸を含んでおり，血圧が高めの方に適した食品です」がある。

豊富な食経験を有する食用の成分であり，適正使用における許容性は高い。

なお，『食酢』の項も参照のこと。

用途・適応 疲労回復／高血圧改善／体重増加抑制・体重減少

リンゴポリフェノール　apple polyphenol

和 リンゴ抽出物（リンゴポリフェノール）　英 apple polyphenol
学 *Malus domestica*, *Malus pumila* var. *domestica*（リンゴ，セイヨウリンゴ）

概　要　リンゴには多くの種類のポリフェノール（リンゴポリフェノール apple polyphenol）類が含まれており，リンゴ由来ポリフェノール（リンゴ抽出物）が機能性食品素材として利用されている。リンゴポリフェノールは，オリゴメリック・プロシアニジン（oligomeric procyanidin, OPCs）を主体とし，リンゴの皮とその皮下に多く存在する。成熟果実よりも未熟果実のほうに多く含まれている。リンゴ樹に特有のフラボノイドとして，フロリジン phloridzin が見出されている。

リンゴポリフェノールは，抗酸化作用，ビタミンE消費抑制作用を有する。基礎研究では，リンゴポリフェノールによる高コレステロール改善作用，アポトーシス誘導作用，膵リパーゼ阻害作用および脂質吸収抑制作用，抗肥満作用，脂質代謝改善作用，骨代謝改善作用，マスト細胞の脱顆粒抑制作用，抗アレルギー作用，胃粘膜保護作用が報告されている。

臨床研究では，リンゴポリフェノールによるアレルギー疾患の症状軽減効果が示されてきた。まず，スギ花粉症患者を対象にした偽薬対照二重盲検臨床試験では，リンゴポリフェノールが1日あたり500 mg，12週間投与された結果，アレルギー性鼻炎による症状が有意に軽減された。また，アレルギー性鼻炎に対する効果を示したランダム化二重盲検試験も報告されている。さらに，小児アトピー性皮膚炎の改善作用が示されている。その他，ヒトにおいて中性脂肪吸収抑制作用が示唆されている。

豊富な食経験を有する食用の成分であり，適正使用における許容性は高い。

用途・適応　抗酸化作用／アレルギー性鼻炎・アトピー性皮膚炎・スギ花粉症の症状改善作用／生活習慣病予防作用

ルチン　rutin

英 rutin　化 quercetin-3-rutinoside

概　要　ルチンは，フラボノイドに分類されるファイトケミカルの一つであり，多くの植物性食品に存在する。特に，そば（蕎麦）に多いとされ，抗酸化作用や高血圧改善作用を訴求する機能性食品素材として利用されている。

基礎研究では，ルチンおよびケルセチンによる抗酸化作用，抗炎症作用，血管内皮機能改善作用，神経細胞保護作用，脂質代謝改善作用が示されている。

臨床研究では，ルチンおよびタンパク質分解酵素の複合剤投与

による骨関節症・関節炎の付随症状の改善，バイオフラボノイド複合体の投与による内痔核の出血の寛解と再発抑制といったデータが報告されている。その他，静脈性うっ血性潰瘍（静脈性うっ滞性潰瘍 venous stasis ulcer）に対する効果も示されている。

なお，『ケルセチン』『ビタミンP』『ヘスペリジン』の項も参照のこと。

用途・適応 抗炎症作用／抗酸化作用／循環改善作用／毛細血管脆弱性改善作用／血管内皮機能改善作用／心血管疾患の予防および改善作用

格付け 有効性 ☆☆☆　安全性 ○○○

主要成分 ルチンは，ケルセチン quercetin をアグリコンとして含有し，ケルセチンのCリングの3位にβ結合によってルチノース（グルコース-ラムノース）が結合した構造である。食事に含まれるフラボノイド配糖体では，ケルシトリン quercitrin，ルチン，ロビニン robinin 等が多い。消化管において，ケルシトリンとルチンはケルセチンに，ロビニンはケンフェロール kaempferol へ分解される。

作用機序 【基礎研究】抗酸化作用／抗炎症作用／血管内皮機能改善作用／神経細胞保護作用／脂質代謝改善作用。

用法・用量 確立されていない。臨床研究では，ルチンおよびタンパク質分解酵素（1剤あたりルチン 100 mg，トリプシン 48 mg，ブロメライン 90 mg）を含む製剤を1日6錠（分3）投与した例がある。

慎重・注意 共通する作用機序を有する成分との併用に注意。

有害事象 適正使用における許容性は高い。なお，バイオフラボノイド複合体を投与した臨床研究では，胃炎や下痢，腹痛等の消化器系症状，頭痛が報告されている。

相互作用 現時点では，医薬品，サプリメント，食品との相互作用による有害事象は報告されていない。

ルテイン　lutein

囻 lutein

概要 ルテイン lutein およびゼアキサンチン zeaxanthin は，キサントフィル xanthophyll と総称されるカロテノイド系ファイトケミカルである。ルテインとゼアキサンチンは，緑黄色野菜に多く含まれる。機能性食品素材・サプリメントとしてのルテインでは，マリーゴールド等が原材料として利用される（『マリーゴールド』の項を参照）。

摂取されたキサントフィルは、ヒトでは網膜、特に黄斑に存在する。疫学調査では、食事からのルテインの摂取が多いと、加齢性黄斑変性症（AMD, age-related macular degeneration）、白内障、乳がん、大腸がんのリスクが減少するというデータが示されている。

用途・適応 網膜変性症（加齢性黄斑変性症）の予防と改善／白内障の予防／大腸がんの予防

格付け 有効性 ☆☆☆　安全性 ○○○

主要成分 ルテインはカロテノイドの一種であり、通常、異性体のゼアキサンチンと共に存在する。ルテインは、血清中のカロテノイドの11％程度、脂肪組織中のカロテノイドの20％程度を占める。

作用機序 【基礎研究】抗酸化作用／免疫調節作用。【臨床研究】抗酸化作用／眼精疲労改善作用。【疫学】網膜変性症・乳がん発症・白内障・大腸がんの発症リスク低減。

用法・用量 網膜変性症（加齢性黄斑変性症）の予防および白内障の予防には1日6 mgのルテインを摂取。網膜変性症の症状改善効果を認めた臨床研究では、1日10 mgのルテインサプリメントが12ヵ月間投与された。臨床研究で用いられた用量は1日10〜40 mgである。疫学調査では、1日6.9〜11.7 mgのルテイン摂取によって黄斑変性症および白内障の予防効果が認められた。

慎重・注意 共通する作用機序を有する成分との併用に注意。

有害事象 適正使用における許容性は高い。

相互作用 現時点では、医薬品との相互作用による有害事象は報告されていない。ただし、ルテインと他のカロテノイド類との併用による相互作用が考えられている。有害事象は知られておらず、併用は可能と考えられるが、念のため慎重に。

メモ ルテインとゼアキサンチンが豊富な食品として、緑黄色野菜等がある。また、野菜の種類による含有量の違いも知られている。たとえば、コーンはルテインが非常に豊富であり、カロテノイド総量の60％（mole％）がルテインである。その他、キウイやホウレンソウ、カボチャ等もルテインが多い。一方、ゼアキサンチンが豊富な食品としては、オレンジ・ペッパー、コーン、オレンジジュース、マンゴー等がある。
ルテインの吸収効率に関しては、高脂肪食利用時のほうが低脂肪食よりも高いことが報告されている。

霊芝　*Ganoderma lucidum*

学 *Ganoderma lucidum*　別 Ling Zhi
和 マンネンタケ，門出茸，仙草，吉祥茸，霊芝　医 reishi mushroom

概　要	霊芝は，サルノコシカケ科に属する真菌類であり，中国伝統医学では薬用に利用されてきた。有効成分として，β-D-グルカン等の多糖類や，ガノデリン酸等のトリテルペン類が豊富であり，免疫賦活作用や抗がん作用を示す。また，ヘミセルロースという食物繊維にも抗がん作用が認められる。たとえば，β-D-グルカンでは，マクロファージの活性化，TNFαやIL-10の産生促進という作用が報告されている。培養菌糸体から分離されたテルペン類には抗腫瘍作用が示されており，これはガノデリン酸の働きであると推測されている。その他，エルゴステロールやクマリン類，精油成分といった成分が同定されている。 霊芝の働きとして，血小板凝集抑制作用や高血圧改善作用が示されてきた。動物実験やヒトがん細胞を対象にした基礎研究では，霊芝による免疫賦活作用，抗がん作用，高脂血症（脂質異常症）改善作用，高血圧改善作用，抗ヒスタミン作用が報告されてきた。たとえば症例報告として，霊芝を含むキノコ類と大豆イソフラボンのサプリメントによって，前立腺がんに対する効果を認めたという研究がある。さらに最近では，血糖上昇抑制作用，放射線防御作用，抗酸化作用，メラニン合成阻害作用等が示唆されている。しかし，質の高い臨床試験は，まだ十分とはいえないため，今後の研究成果が期待される。
用途・適応	免疫賦活作用／抗がん作用／高血圧・糖尿病・脂質異常症の改善作用
格付け	有効性 ☆☆　安全性 ○○○
主要成分	β-D-グルカン等の多糖類。ガノデリン酸等のトリテルペン類。ヘミセルロース。エルゴステロール。
作用機序	【基礎研究】免疫賦活作用／抗がん作用／高脂血症（脂質異常症）改善作用／高血圧改善作用／血小板凝集抑制作用／抗ヒスタミン作用。【臨床研究】免疫賦活作用／抗がん作用／抗酸化作用／脂質代謝改善作用／神経衰弱症改善作用。
用法・用量	確立されていない。
慎重・注意	共通する作用機序を有する成分との併用に注意。
有害事象	適正使用における許容性は高い。
相互作用	現時点では，医薬品との相互作用による有害事象は報告されていない。
メモ	現時点では，がん治療と霊芝との相互作用による有害事象は報告されていない。したがって，「適切な品質管理のもとに製造された製品」を「アレルギー・過敏症を有しない」対象者に，医師の監視下で併用する場合，霊芝製品をがん治療の補完療法として利用することが考えられる。ただし，有効性や安全性についての評価は，今後の科学的根拠次第で変更となりうる。また，

レシチン lecithin

医 lecithin, phosphatidylcholine

概要 レシチンは，大豆や卵黄に含まれるリン脂質の一種であり，ヒトでは脳や神経組織，肝臓に多く存在する。レシチンは，主にホスファチジルコリン phosphatidylcholine やホスファチジルエタノールアミン phosphatidylethanolamine で構成され，細胞膜の主要成分として，さまざまな生理機能を担っている。また，レシチンは，神経伝達物質であるアセチルコリンの前駆物質である。さらに，脂質代謝を正常に維持し，肝臓を保護する働きももつ。コリンは非常に重要な栄養素であるが，適切な食事を摂っている場合には欠乏することはまずありえない。サプリメントでレシチンを摂ることによるメリットとして，肝臓および脳に対する作用が考えられる。レシチンは，アルコール性肝障害やウイルス性肝炎等において肝機能を改善する。レシチンから作られるコリンは肝臓での脂質代謝において必須である他，コリンとは別の経路においてレシチンが肝機能を保護する作用をもつ。

基礎研究では，レシチン投与によって，アルコール性肝障害に伴う肝臓の線維化や肝硬変が予防できたというデータがある。また，肝毒性のある物質や肝炎ウイルスによる肝障害に対して，レシチンの効果が報告されている。予備的な臨床試験では，C型肝炎患者にレシチンを投与すると，症状が有意に改善し組織学的にも改善が認められたという。その他，レシチンには，アルツハイマー病や脳機能異常に伴う認知障害に対する効果も示唆されている。

用途・適応 アルツハイマー病／認知症／認知機能障害／肝障害

格付け 有効性 ☆☆　安全性 ○○○

主要成分 サプリメントのレシチンは，大豆や卵黄が原料となる。大豆レシチンよりも卵黄レシチンのほうが，ホスファチジルコリンの割合が高い。また，パルミチン酸やステアリン酸等の飽和脂肪酸は，大豆レシチンよりも卵黄レシチンに多く含まれている。

作用機序 肝機能改善作用／脂質代謝改善作用

用法・用量 確立されていない。

慎重・注意 共通する作用機序を有する成分との併用に注意。

有害事象 通常の食材に由来する成分であり，適正使用における許容性は高い。米国では GRAS（generally recognized as safe）とされている。

相互作用 現時点では、医薬品との相互作用による有害事象は報告されていない。ただし、レシチンはアセチルコリンの前駆体であり、レシチン投与によりアセチルコリン代謝に影響を与える可能性がある。したがって、アセチルコリンエステラーゼ阻害薬、コリン作動薬、抗コリン薬等の医薬品と併用した場合、理論的には相互作用による影響が推察される。したがって、これらの医薬品と併用する際には、必要に応じて臨床所見や検査指標の経過観察を行う。

レッドクローバー　*Trifolium pratense*

学 *Trifolium pratense*
和 アカツメクサ、コウシャジクソウ、ムラサキツメクサ、レッド・クローバー　**英** red clover

概　要 レッドクローバーは、マメ科の植物で、エストロゲン様作用をもつイソフラボン類を含み、更年期障害に伴う症状改善を目的としたサプリメントとして利用されている。レッドクローバーの和名はアカツメクサといい、赤紫色の花をつける。本邦でよくみられるクローバーは、白い花を咲かせるシロツメクサである。有効成分は、イソフラボン類、クマリン誘導体、揮発油等である。レッドクローバーの効果を検証した臨床試験がいくつか報告されている。たとえば、閉経後の女性に投与した結果、脂質代謝改善や骨代謝改善作用が示唆された。一方、更年期障害の症状の一つである「ほてり」に対する効果については、明確な結論は得られていない。長期投与における効果と安全性を明らかにするために、質の高い臨床研究が必要と考えられる。

用途・適応 更年期障害に伴う症状や病態の改善

格付け 有効性 ☆☆☆　安全性 ○○○

主要成分 イソフラボン類として biochanin A および formononetin が存在し、これらはそれぞれゲニステイン genistein とダイゼイン daidzein に代謝される。

作用機序 【基礎研究】エストロゲン様作用。【臨床研究】脂質代謝改善／骨代謝改善。

用法・用量 確立されていない。

慎重・注意 共通する作用機序を有する成分との併用に注意。

有害事象 適正使用における許容性は高い。米国では GRAS（generally recognized as safe）とされている。ただし、イソフラボン類を含むことから、ホルモン感受性腫瘍等の病態においては注意が必要とされる。

相互作用 現時点では、医薬品との相互作用による有害事象は報告されていない。ただし、レッドクローバーの有する働きからの推測に

より，次の医薬品に関して，理論的な相互作用の可能性が考えられている。■チトクローム P450 の分子種のうち，CYP1A2,2C8, 2C9, 2C19, 2D6, 3A4 に関連する薬剤（CYP と医療用医薬品との関連については巻末の別表参照）。■抗凝固薬・血小板機能抑制薬。■経口避妊薬・ホルモン剤。以上の医薬品との併用は慎重に行い，医師の監視下に関連指標をモニターすること。

ローヤルゼリー　royal jelly

英 royal jelly

概　要　ローヤルゼリーは蜜蜂の体内で生合成され，咽頭腺（唾液腺に相当）等から分泌されるクリーム状の物質である。ローヤルゼリーを与えられた幼虫だけが女王バチになることから，その働きが注目されるようになった。なお，ローヤルゼリーは，プロポリスや蜂蜜とは異なる物質である。

ローヤルゼリーには，各種のタンパク質，アミノ酸，脂質，ビタミン，ミネラル，植物ステロールが豊富に含まれている。

基礎研究では，脂質代謝改善作用やコレステロール低下作用，動脈硬化抑制作用，抗腫瘍作用，抗肥満作用，抗炎症作用，アレルギー反応抑制作用等が示されている。また，小規模な臨床試験において，高血圧改善作用やコレステロール低下作用が報告されている。

用途・適応　高血圧改善作用／脂質異常症改善作用／動脈硬化予防作用／抗がん作用／免疫賦活作用／抗炎症作用／抗疲労作用

格付け　有効性 ☆☆　安全性 ○○○

主要成分　特有の成分として，デセン酸（10-ハイドロキシ-2-デセン酸，10-HAD）という脂肪酸，ロイヤリシン，ロイヤラクチン，アピシンといったタンパク質が存在する。

作用機序　【基礎研究】脂質代謝改善作用／コレステロール低下作用／動脈硬化抑制作用／抗腫瘍作用／抗肥満作用／抗炎症作用／アレルギー反応抑制作用。【臨床研究】高血圧改善作用／コレステロール低下作用。

用法・用量　確立されていない。

慎重・注意　共通する作用機序を有する成分との併用に注意。

有害事象　適正使用における許容性は高い。ただし，発疹等の皮膚症状や喘息様症状，胃腸障害といったアレルギー症状が現れることがある。

相互作用　ローヤルゼリーは，脂質異常症や高血圧の改善作用等を有するため，類似した効果を示す医薬品と併用した場合，理論的な相互作用の可能性が考えられる。また，医薬品との相互作用とし

て，ワルファリンとの併用による症例報告が知られている。

メモ 本邦では，ローヤルゼリーペプチド（VY，IY，IVY）を関与成分とする特定保健用食品が許可されており，「血圧が高めの方に適した食品です」といった表示が行われている。

ロイシン leucine

英 leucine

概要 ロイシンは，必須アミノ酸の一つである。ロイシンは，その分子構造上の特徴から，バリン，イソロイシンとともに分岐鎖アミノ酸（BCAA；branched chain amino acid）と総称される。BCAAは，安静時のヒト筋肉組織において，タンパク質合成速度の亢進およびタンパク質崩壊速度の抑制により，タンパク質同化作用を示す。また，持久運動からの回復期においても，BCAAは，ヒト筋肉組織においてタンパク質同化作用を示す。たとえば，ロイシンの継続的な投与によって，筋原線維タンパク質の分解が抑制され，筋重量が増加する。これらの働きは，タンパク質合成調節において，情報伝達機構に関与する各種の分子への作用を介して発現する。詳細は，『分岐鎖アミノ酸』の項を参照。

格付け 有効性 ☆☆☆　安全性 ○○○

ロディオラ・ロゼア *Rhodiola rosea*

学 *Rhodiola rosea*　**和** 紅景天（こうけいてん），イワベンケイ　**英** roseroot

概要 ロディオラ・ロゼア（紅景天）とは，アジアから欧州，北米にかけての高地にみられるベンケイソウ科の薬用植物であり，古代ギリシャの時代から用いられてきた。特に，ロシアやグルジアでは伝統医療の中で利用されている。1960年代，旧ソ連邦において薬理効果が研究された結果，運動能力や脳の高次機能を向上させる作用が明らかとなり，アダプトゲンとして用いられるようになった。現在，ロディオラ・ロゼアによる抗ストレス作用や抗疲労作用，抗うつ作用，認知機能の改善作用等が注目されている。

基礎研究では，寒冷刺激や放射線障害といったストレスからの防御，疲労の軽減，学習や記憶といった能力の改善が示されてきた。また，心臓の虚血障害に伴う不整脈の改善や心筋の保護作用等も認められている。これらは，内在性オピオイド類を介した作用と考えられる。その他，脳内のドパミンやセロトニンへの影響も示されてきた。

予備的な臨床試験によってロディオラによる抗ストレス作用，抗うつ作用，抗疲労作用が示されている。たとえば，50名の医

師を対象にした試験では，夜勤時における疲労感や認知機能を検討した結果，2週間のロディオラ投与による改善が示された。また，128名のうつ病患者を対象にした臨床試験において，ロディオラの抗うつ作用が報告されている。

用途・適応 抗ストレス作用／抗疲労作用／滋養強壮作用／脳の高次機能・認知機能の改善作用／抗うつ作用

格付け 有効性 ☆☆☆　安全性 ○○○

主要成分 有効成分として，サリドロサイド salidroside というフェニルプロパノイド配糖体が存在する。その他，各種のアルカロイド類，ポリフェノール類が見出されており，rhodioloside, rhodiolin, rosin, rosavin, rosarin, rosiridin, rosiridol, lotaustralin といった成分が知られている。

作用機序 【基礎研究】抗ストレス作用。【臨床研究】軽症から中等症のうつ病に対する改善作用／ストレスに伴う疲労に対する改善作用。

用法・用量 抗うつ作用を示した臨床試験では，1日あたり340 mgあるいは680 mgの抽出物を6週間投与。抗疲労作用を示した臨床試験では，1日あたり576 mgを4週間投与。

慎重・注意 共通する作用機序を有する成分との併用に注意。

有害事象 適正使用における許容性は高い。

相互作用 現時点では，医薬品との相互作用による有害事象は報告されていない。

疾患別　サプリメント・健康食品の適応一覧

アダプトゲン作用	●インド人参●エゾウコギ●高麗人参●田七人参●ロディオラ・ロゼア
アトピー性皮膚炎	●ガンマ(γ)-リノレン酸（GLA）●シソ●月見草●甜茶●発芽玄米●バラ花弁●ボラージ●リンゴポリフェノール
アレルギー性鼻炎（花粉症）	●シソ●甜茶●バラ花弁●メチル・スルフォニル・メタン●リンゴポリフェノール
胃粘膜保護作用	●梅●カテキン●パパイア●ヒハツ●フコイダン
インスリン抵抗性改善作用	●アスタキサンチン●オルニチン●クロム
う歯予防	●キシリトール
運動能向上作用	●エゾウコギ●オクタコサノール●クレアチン●コエンザイムQ10●田七人参●冬虫夏草●ピクノジェノール
ADHD（注意欠陥多動性障害）	●ガンマ(γ)-リノレン酸（GLA）●月見草●ピクノジェノール
黄斑変性症（網膜変性症）	●マリーゴールド●ルテイン
化学療法に伴う副作用軽減	●アガリクス
風邪	●亜鉛●エキナセア●ビタミンC
過敏性腸症候群	●アーティチョーク●グアガム
過敏性膀胱の症状軽減	●カボチャ種子
カルシウム吸収促進作用	●カゼインホスホペプチド●ポリグルタミン酸
カルニチン欠乏症	●L-カルニチン
緩下作用	●キダチアロエ●プルーン
間欠性跛行の改善	●イチョウ葉エキス
肝障害改善作用（肝臓保護作用）	●アラビノキシラン●サム・イー（SAMe）●サメ肝油エキス●システイン●田七人参●プラセンタ●プロポリス●マリアザミ●メグスリノキ●レシチン
眼精疲労改善作用	●アスタキサンチン●カシス●ビルベリー
関節リウマチ	●ガンマ(γ)-リノレン酸（GLA）●キャッツクロー●サム・イー（SAMe）●月見草●ボラージ
機能性胃腸症	●アーティチョーク
狭心症・心筋梗塞	●L-カルニチン●コエンザイムQ10

虚血性心疾患の予防	●赤ワイン抽出物 ●EPA ●ガンマ(γ)-トコフェロール ●コエンザイムQ10 ●DHA ●フィッシュオイル ●リコピン ●ルチン
血栓症予防作用	●梅 ●トコトリエノール ●ナットウキナーゼ
血流改善作用	●梅 ●シトルリン ●ナットウキナーゼ
抗アレルギー作用	●シソ ●甜茶 ●乳酸菌 ●バラ花弁 ●リンゴポリフェノール
抗ウイルス作用	●アラビノキシラン ●ウコン ●エキナセア ●オリーブ葉 ●クロレラ ●ニンニク ●ラクトフェリン
抗うつ作用	●サム・イー(SAMe) ●セントジョーンズワート ●ロディオラ・ロゼア
抗炎症作用	●アスタキサンチン ●インド人参 ●ウコン ●キャッツクロー ●クリルオイル ●クルクミン ●ケルセチン ●高麗人参 ●シソ ●タンパク質分解酵素 ●茶 ●田七人参 ●パパイア ●ハルウコン ●ピクノジェノール ●ビタミンP ●ビワ ●プロポリス ●ヘスペリジン ●ポリフェノール ●ミレット ●ムラサキウコン ●メグスリノキ ●ルチン ●ローヤルゼリー
抗がん作用	●アガリクス ●アスタキサンチン ●アラビノキシラン ●ウコン ●カテキン ●ガンマ(γ)-トコフェロール ●クルクミン ●コーヒー ●高麗人参 ●サメ軟骨 ●大豆イソフラボン ●茶 ●チャーガ ●田七人参 ●冬虫夏草 ●トコトリエノール ●ニンニク ●ポリフェノール ●マイタケ ●メグスリノキ ●メシマコブ ●メラトニン ●リコピン ●ルテイン ●霊芝 ●ローヤルゼリー
高血圧	●アガリクス ●イワシペプチド ●オリーブ葉 ●かつお節オリゴペプチド ●ガンマ(γ)-アミノ酪酸（GABA, ギャバ）●キトサン ●黒酢 ●ゴマ（胡麻）ペプチド ●ザクロ ●食酢 ●田七人参 ●杜仲 ●ニンニク ●ピクノジェノール ●もろみ酢 ●ラクトトリペプチド ●羅布麻 ●霊芝 ●ローヤルゼリー
抗酸化作用	●アスタキサンチン ●アセロラ ●アラビノキシラン ●ウコン ●エゾウコギ ●オキシカイン ●オリーブ葉 ●カシス ●カテキン ●ガンマ(γ)-トコフェロール ●キャッツクロー ●グァバ ●クリルオイル ●クルクミン ●黒酢 ●黒大豆種皮抽出物 ●クロレラ ●ケルセチン ●コーヒー ●高麗人参 ●コエンザイムQ10 ●コショウ ●胡麻 ●サージ ●ザクロ ●サメ肝油エキス ●シソ ●シトルリン ●刺梨 ●スピルリナ ●セレン ●茶 ●チャーガ ●チロソール ●デュナリエラ ●田七人参 ●トコトリエノール ●杜仲 ●ニンニク卵黄複合食品 ●ノニ ●パセリ ●白金ナノコロイド ●ハルウコン ●ピクノジェノール ●ビタミンP ●ビワ ●ブドウ種子 ●プルーン ●プロポリス ●ヘスペリジン ●ポリフェノール ●マテ ●ムラサキウコン ●メグスリノキ ●メラトニン ●モロヘイヤ ●リンゴポリフェノール ●ルチン

口臭および便臭抑制作用	●シャンピニオン
甲状腺機能亢進症	●L-カルニチン
抗ストレス作用	●インド人参●エゾウコギ●高麗人参●田七人参
口内炎予防作用	●カテキン
更年期障害症状改善作用	●大豆イソフラボン●チェストツリー●プエラリア・ミリフィカ●ブラック・コホシュ●レッドクローバー
抗不安作用	●バレリアン●羅布麻
骨粗鬆症の予防	●ガンマ(γ)リノレン酸（GLA）●コラーゲン●大豆イソフラボン●月見草●ビタミンD●ビタミンK
ざ瘡（にきび）改善作用	●グーグル●チェストツリー
脂質異常症（高脂血症）	●アーティチョーク●青汁●アガリクス●EPA●カテキン●キトサン●グーグル●グアガム●クリルオイル●コロハ●植物ステロール●DHA●冬虫夏草●トコトリエノール●杜仲●ニンニク●発芽玄米●フィッシュオイル●フコイダン●ブドウ種子●プルーン●紅麹●マイタケ●マテ●霊芝●ローヤルゼリー
ジフテリア性心筋炎	●L-カルニチン
手術後の回復期間短縮作用	●核酸
消化不全	●アーティチョーク●ウコン
滋養強壮・強精作用	●インド人参●エゾウコギ●カンカ●田七人参●冬虫夏草●トンカットアリ●プラセンタ●マカ●ロディオラ・ロゼア
睡眠障害・不眠症	●バレリアン●メラトニン●メリッサ
整腸作用・便通改善作用	●青汁●アカメガシワ●イソマルトオリゴ糖●オリゴ糖●ガラクトオリゴ糖●キシロオリゴ糖●グアガム●シャンピニオン●大豆オリゴ糖●難消化性デキストリン●乳果オリゴ糖●乳酸菌●発酵バガス●フラクトオリゴ糖●ラクチュロース
成長ホルモン分泌促進作用	●オルニチン
前立腺がんリスク低減	●ガンマ(γ)-トコフェロール●リコピン
前立腺肥大症	●カボチャ種子●植物ステロール●ノコギリヤシ
男性不妊症	●L-カルニチン
鎮痛・消炎作用	●西洋シロヤナギ

痛風	●アンセリン
糖尿病	●アガリクス●アスタキサンチン●アラビノキシラン●α-リポ酸●アロエベラ●オリーブ葉●ギムネマ●グアガム●グァバ●クロム●桑葉●コーヒー●コロハ●シナモン●白インゲン豆（インゲン豆）抽出物●冬虫夏草●杜仲●難消化性デキストリン●苦瓜●発芽玄米●バナバ●マイタケ●モロヘイヤ●ヤーコン●霊芝
糖尿病性神経障害	●α-リポ酸●ガンマ(γ)-リノレン酸（GLA）
動脈硬化の予防	●赤ワイン抽出物●EPA●ザクロ●DHA●トコトリエノール●ニンニク●フィッシュオイル●ポリフェノール
ニコチン排泄促進作用	●ニコエン
乳房痛	●ガンマ(γ)-リノレン酸（GLA）●月見草
尿路感染症の予防	●クランベリー
認知症の予防・改善	●EPA●イチョウ葉エキス●コーヒー●DHA●フィッシュオイル●ホスファチジルセリン●レシチン
パーキンソン病の症状（あるいはリスク）改善	●オクタコサノール
白内障	●ビタミンC●ルテイン
肌質改善作用	●エラスチン●コラーゲン●セラミド●はとむぎ●ヒアルロン酸●プラセンタ
歯のエナメル質再石灰化促進作用	●カゼインホスホペプチド
PMS（月経前症候群）	●ガンマ(γ)-リノレン酸（GLA）●クリルオイル●チェストツリー●月見草●ピクノジェノール
冷え症改善	●高麗人参●ヒハツ●ヘスペリジン
美白作用（黒色メラニン産生抑制作用）	●シスチン●システイン●チロソール
美肌作用	●エラスチン●コラーゲン●セラミド●チロソール●はとむぎ●ヒアルロン酸●プエラリア・ミリフィカ●プラセンタ
肥満症	●L-カルニチン●オルニチン●カテキン●ガルシニア・カンボジア キトサン●共役リノール酸●黒酢●コレウス・フォルスコリ●シトラス・アランチウム●食酢●白インゲン豆（インゲン豆）抽出物●茶カテキン●発芽玄米●アスタキサンチン●マテ●もろみ酢
疲労回復作用	●梅●エゾウコギ●クエン酸●黒酢●香酢●高麗人参●シトルリン●食酢●冬虫夏草●もろみ酢●ローヤルゼリー●ロディオラ・ロゼア

浮腫の改善・浮腫に伴う疼痛等の症状改善	●メリロート
変形性関節症の疼痛緩和	●キャッツクロー●グーグル●クリルオイル●グルコサミン●コンドロイチン●サム・イー（SAMe）●メチル・スルフォニル・メタン
片頭痛の予防	●フィーバーフュー●コエンザイムQ10
勃起障害改善作用	●高麗人参●トンカットアリ●マカ
末期腎疾患	●L-カルニチン
慢性心不全	●Lカルニチン●コエンザイムQ10
味覚障害	●亜鉛
免疫調節作用	●青汁●アスタキサンチン●アラビノキシラン●エゾウコギ●キャッツクロー●高麗人参●サメ肝油エキス●スピルリナ●タンパク質分解酵素●チャーガ●冬虫夏草●トコトリエノール●乳酸菌●マイタケ●メシマコブ●ラクトフェリン●霊芝●ローヤルゼリー
毛細血管脆弱性改善作用	●ケルセチン●ビタミンP●ヘスペリジン
利胆作用	●ウコン●セイヨウタンポポ
利尿作用	●セイヨウタンポポ
リラクセーション（リラックス）効果	●テアニン

チトクローム P450 に関連する医薬品一覧

注：* CYP 分子種の活性については，人種差や性差，個人差が報告されている。
* すべての医薬品を網羅しているのではない。医薬品についての情報は，最新の添付文書等を確認すること。
* 記載した医薬品の中には，本表にあげた分子種以外が関与している可能性が考えられるものもある。医療従事者の経験や判断，最新の知見に基づき，本表を参考にすること。
* （　）内には，主な代謝経路，副たる代謝経路等，補足的情報を加えた。
* サプリメントについては，製品により有効成分の組み合わせや摂取目安量が異なるため，製造／販売メーカーに確認すること。

CYP1A の基質薬	
1A（一部）	テリスロマイシン
1A1（一部）	コハク酸ソリフェナシン
1A1（主）	塩酸ニフェカラント
1A1	塩酸ピオグリタゾン
1A1	メトキサレン
1A1	塩酸ラモセトロン
1A2（競合阻害）	硫酸アタザナビル
1A2	塩酸アミトリプチリン
1A2	アミノフィリン
1A2（副）	塩酸イミプラミン
1A2	エルロチニブ塩酸塩
1A2（主）	オランザピン
1A2	塩酸オンダンセトロン
1A2	カフェイン
1A2（副）	カルベジロール
1A2	硫酸クロピドグレル
1A2（副）	塩酸クロミプラミン
1A2	コリンテオフィリン
1A2（一部）	酒石酸ゾルピデム
1A2	ゾルミトリプタン
1A2	塩酸チザニジン
1A2（主）	テオフィリン
1A2（一部）	デフェラシロクス
1A2	塩酸テルビナフィン
1A2（副）	トラニラスト
1A2	ナラトリプタン塩酸塩
1A2	塩酸ピオグリタゾン
1A2	塩酸ヒドロキシジン
1A2（可能性）	ピモジド
1A2	ピルフェニドン
1A2	塩酸プロパフェノン
1A2	塩酸プロプラノロール
1A2	ミカファンギンナトリウム
1A2	塩酸メキシレチン
1A2	メトキサレン
1A2	塩酸ラモセトロン
1A2	リドカイン
1A2	塩酸リドカイン
1A2	リルゾール
1A2（副）	レフルノミド
1A2	塩酸レボブピバカイン
1A2	塩酸ロピニロール
1A2（主）	塩酸ロピバカイン水和物

CYP1A の阻害薬	
1A	プルリフロキサシン
1A1（弱）	シタフロキサシン水和物
1A2（弱）	アナストロゾール
1A2	塩酸アミオダロン
1A2	イソニアジド
1A2	インターフェロンベータ-1b
1A2	エノキサシン
1A2（高濃度）	エファビレンツ
1A2（高濃度）	フマル酸クエチアピン

チトクローム P450 に関連する医薬品一覧

1A2（高濃度）	ザフィルルカスト		2C8（一部）	ゾピクロン
1A2（弱）	シタフロキサシン水和物		2C8（一部）	コハク酸ソリフェナシン
1A2	塩酸シプロフロキサシン		2C8	塩酸テルビナフィン
1A2	シメチジン		2C8（副）	トラニラスト
1A2	ノルフロキサシン		2C8	パクリタキセル
1A2	メシル酸パズフロキサシン		2C8	塩酸ピオグリタゾン
1A2	ピペミド酸三水和物		2C8（わずかに）	ベラプロストナトリウム
1A2（強）	マレイン酸フルボキサミン		2C8	塩酸モザバプタン
1A2	ペグインターフェロンアルファ-2a		2C8	パルミチン酸レチノール
1A2（弱）	ロスバスタチンカルシウム		2C9（競合阻害）	硫酸アタザナビル
CYP1A の誘導薬			2C9（競合阻害）	メシル酸イマチニブ
1A2	ニコチン		2C9	イルベサルタン
1A2	モダフィニル		2C9	エチゾラム
CYP2A の基質薬			2C9（主）	カルベジロール
2A6（副）	シクロホスファミド		2C9（一部・弱）	カンデサルタンシレキセチル
2A6	テガフール		2C9	クアゼパム
2A6	塩酸ピロカルピン		2C9（競合阻害）	メシル酸サキナビル
2A6	塩酸ファドロゾール		2C9	ザフィルルカスト
2A6	メトキサレン		2C9	ジクロフェナクナトリウム
2A6	レトロゾール		2C9（副）	シクロホスファミド
CYP2A の阻害薬			2C9（副）	クエン酸シルデナフィル
2A6（弱）	イルベサルタン		2C9	塩酸セルトラリン
2A6	レトロゾール		2C9	セレコキシブ
CYP2A の誘導薬			2C9（一部）	酒石酸ゾルピデム
─			2C9	塩酸テルビナフィン
CYP2B の基質薬			2C9（主）	トラニラスト
2B	スルピリン		2C9	トルブタミド
2B6	エファビレンツ		2C9	ナテグリニド
2B6	硫酸クロピドグレル		2C9	ナプロキセン
2B6（主）	シクロホスファミド		2C9	ナラトリプタン塩酸塩
2B6	塩酸セルトラリン		2C9（副）	塩酸ニフェカラント
2B6（副）	塩酸ニフェカラント		2C9	ノルエチステロン・メストラノール
2B6	ネビラピン		2C9	塩酸ピオグリタゾン
2B6	ミカファンギンナトリウム		2C9（弱）	ピタバスタチンカルシウム
CYP2B の阻害薬			2C9	ピルフェニドン
2B6	ソラフェニブトシル酸塩		2C9（主）	フェニトイン
CYP2B の誘導薬			2C9	フルバスタチンナトリウム
2B6	フェニトイン		2C9	ベンズブロマロン
2B6	モダフィニル		2C9	ボセンタン水和物
CYP2C の基質薬			2C9	ボリコナゾール
2C	グリメピリド		2C9（主）	メロキシカム
2C	ミカファンギンナトリウム		2C9	モフェゾラク
2C8（副）	シクロホスファミド		2C9	モンテルカストナトリウム

2C9（副）	レフルノミド	2C9	ザフィルルカスト
2C9	ロサルタンカリウム	2C9	シメチジン
2C9（主）	ロスバスタチンカルシウム	2C9	ソラフェニブトシル酸塩
2C9	ロルノキシカム	2C9（高濃度）	タミバロテン
2C9（主）	ワルファリンカリウム（S体）	2C9（副）	メシル酸デラビルジン
2C18（副）	トラニラスト	2C9（弱）	ビカルタミド
2C18（副）	塩酸ニフェカラント	2C9	フェノフィブラート
2C19	塩酸アミトリプチリン	2C9	フルコナゾール
2C19（副）	塩酸イミプラミン	2C9	ベンズブロマロン
2C19（主）	オメプラゾール	2C9	ホスフルコナゾール
2C19	硫酸クロピドグレル	2C9	ボリコナゾール
2C19（副）	塩酸クロミプラミン	2C9	ミコナゾール
2C19	ジアゼパム	2C9	メトロニダゾール
2C19（一部）	シルニジピン	2C9	モダフィニル
2C19（一部）	シロスタゾール	2C9（代謝物）	レフルノミド
2C19	塩酸セルトラリン	2C9（弱）	ロスバスタチンカルシウム
2C19（一部）	コハク酸ソリフェナシン	2C19	インターフェロンベータ-1b
2C19	塩酸テルビナフィン	2C19	エファビレンツ
2C19（副）	塩酸ニフェカラント	2C19（高濃度）	フマル酸クエチアピン
2C19（一部）	メシル酸ネルフィナビル	2C19	クロラムフェニコール
2C19	塩酸ピオグリタゾン	2C19	パルミチン酸クロラムフェニコール
2C19	塩酸ヒドロキシジン	2C19	ソラフェニブトシル酸塩
2C19	ピルフェニドン	2C19（高濃度）	タミバロテン
2C19（一部）	フェニトイン	2C19（副）	メシル酸デラビルジン
2C19	塩酸プロプラノロール	2C19（弱）	ビカルタミド
2C19	ボリコナゾール	2C19	フルコナゾール
2C19	ラベプラゾールナトリウム	2C19	マレイン酸フルボキサミン
2C19	ランソプラゾール	2C19	ホスフルコナゾール
2C19（副）	レフルノミド	2C19	ボリコナゾール
2C19（主）	ロスバスタチンカルシウム	2C19	モダフィニル
CYP2Cの阻害薬		2C19	レトロゾール
2C8（弱）	イルベサルタン	2C19（弱）	ロスバスタチンカルシウム
2C8	ソラフェニブトシル酸塩	**CYP2Cの誘導薬**	
2C8（高濃度）	タミバロテン	2C8	インターフェロンアルファ-2b
2C9（弱）	アナストロゾール	2C8	ペグインターフェロンアルファ-2b
2C9	塩酸アミオダロン	2C9	インターフェロンアルファ-2b
2C9	イソニアジド	2C9	ペグインターフェロンアルファ-2b
2C9（弱）	イルベサルタン	2C9	ボセンタン水和物
2C9	インターフェロンベータ-1b	2C19（可能性）	トシリズマブ
2C9	エファビレンツ	2C19（可能性）	ボセンタン水和物
2C9	カペシタビン	**CYP2Dの基質薬**	
2C9（高濃度）	フマル酸クエチアピン	2D6	塩酸アプリンジン
2C9（代謝物）	硫酸クロピドグレル	2D6（主）	塩酸アミトリプチリン

チトクロームP450に関連する医薬品一覧

2D6	アリピプラゾール	2D6	ピルフェニドン
2D6（競合阻害）	メシル酸イマチニブ	2D6	ピンドロール
2D6（主）	塩酸イミプラミン	2D6	デカン酸フルフェナジン
2D6	ウラピジル	2D6	マレイン酸フルボキサミン
2D6	オキサトミド	2D6	酢酸フレカイニド
2D6	塩酸オキシコドン	2D6	塩酸プロパフェノン
2D6（副）	オランザピン	2D6	塩酸プロプラノロール
2D6	塩酸オンダンセトロン	2D6	ヒベンズ酸プロメタジン
2D6	塩酸カルテオロール	2D6	ペルフェナジン
2D6（主）	カルベジロール	2D6	マロン酸ボピンドロール
2D6（主）	塩酸クロミプラミン	2D6	塩酸マプロチリン
2D6	塩酸クロルプロマジン	2D6	塩酸メキシレチン
2D6	ゲフィチニブ	2D6	酒石酸メトプロロール
2D6（競合阻害）	メシル酸サキナビル	2D6（一部）	ラフチジン
2D6（一部）	コハク酸シベンゾリン	2D6	塩酸ラモセトロン
2D6（一部）	シロスタゾール	2D6（競合阻害）	安息香酸リザトリプタン
2D6	塩酸セビメリン水和物	2D6	リスペリドン
2D6	塩酸セレギリン	2D6	リトナビル
2D6（一部）	コハク酸ソリフェナシン	2D6（副）	レフルノミド
2D6	クエン酸タモキシフェン	2D6（可能性）	ロスバスタチンカルシウム
2D6	クエン酸タンドスピロン	2D6	ロラタジン
2D6（一部）	臭化チオトロピウム水和物	**CYP2D の阻害薬**	
2D6	マレイン酸チモロール	2D6	塩酸アミオダロン
2D6	臭化水素酸デキストロメトルファン	2D6（高濃度）	エファビレンツ
2D6（一部）	デフェラシロクス	2D6	硫酸キニジン
2D6（一部）	メシル酸デラビルジン	2D6（高濃度）	フマル酸クエチアピン
2D6	トコン	2D6	ゲフィチニブ
2D6	塩酸ドスレピン	2D6	シメチジン
2D6（一部）	塩酸ドネペジル	2D6	シナカルセト塩酸塩
2D6	塩酸トラゾドン	2D6	セレコキシブ
2D6（副）	トラニラスト	2D6	ソラフェニブトシル酸塩
2D6	酒石酸トルテロジン	2D6（弱）	テリスロマイシン
2D6	ナラトリプタン塩酸塩	2D6	塩酸テルビナフィン
2D6（主）	塩酸ニフェカラント	2D6	塩酸パロキセチン水和物
2D6	ネビラピン	2D6（弱）	ビカルタミド
2D6	塩酸ノルトリプチリン	2D6	マレイン酸フルボキサミン
2D6	塩酸パロキセチン水和物	2D6（弱）	ロスバスタチンカルシウム
2D6	ハロペリドール	**CYP2D の誘導薬**	
2D6	デカン酸ハロペリドール	2D6	インターフェロンアルファ-2b
2D6	塩酸ピオグリタゾン	2D6（可能性）	トシリズマブ
2D6	塩酸ヒドロキシジン	2D6	ペグインターフェロンアルファ-2b
2D6	ピモジド	**CYP2E の基質薬**	
2D6	塩酸ピルジカイニド	2E1（主）	エンフルラン

2E1（副）	カルベジロール	3A4	エトスクシミド
2E1（副）	テオフィリン	3A4	エファビレンツ
2E1	ナラトリプタン塩酸塩	3A4	エプレレノン
2E1	ピルフェニドン	3A4	エベロリムス
CYP2E の阻害薬		3A4	酒石酸エルゴタミン・無水カフェイン
2E1（高濃度）	カペシタビン	3A4（競合阻害）	マレイン酸エルゴメトリン
2E1（弱）	ロスバスタチンカルシウム	3A4	エルロチニブ塩酸塩
CYP3A の基質薬		3A4	臭化水素酸エレトリプタン
3A	エリスロマイシン	3A4	オキサトミド
3A	塩酸グラニセトロン	3A4	塩酸オキシコドン
3A（競合阻害）	クロラゼプ酸二カリウム	3A4（一部）	オメプラゾール
3A	塩酸コルホルシンドロパート	3A4	塩酸オンダンセトロン
3A	ジギトキシン	3A4	カベルゴリン
3A	ジゴキシン	3A4	カルバマゼピン
3A	ゾニサミド	3A4（副）	カルベジロール
3A	硫酸ビンクリスチン	3A4（競合阻害もあり）	硫酸キニジン
3A	硫酸ビンデシン	3A4	クアゼパム
3A	硫酸ビンブラスチン	3A4（主）	フマル酸クエチアピン
3A（競合阻害）	メシル酸ブロモクリプチン	3A4	クラリスロマイシン
3A	ミカファンギンナトリウム	3A4	クロバザム
3A	メチルジゴキシン	3A4	硫酸クロピドグレル
3A	塩酸メフロキン	3A4（副）	塩酸クロミプラミン
3A4	アゼルニジピン	3A4	ゲフィチニブ
3A4	硫酸アタザナビル	3A4	ゲムツズマブオゾガマイシン
3A4	アトルバスタチンカルシウム水和物	3A4	コルヒチン
3A4（競合阻害）	塩酸アプリンジン	3A4（競合阻害もあり）	メシル酸サキナビル
3A4	塩酸アミオダロン	3A4	キシナホ酸サルメテロール
3A4	塩酸アミトリプチリン	3A4	ジェノゲスト
3A4	アラニジピン	3A4	シクレソニド
3A4	アリピプラゾール	3A4	シクロスポリン
3A4	アルガトロバン水和物	3A4（副）	シクロホスファミド
3A4	アルプラゾラム	3A4	ジソピラミド
3A4	イトラコナゾール	3A4	リン酸ジソピラミド
3A4（主）	イベルメクチン	3A4	シナカルセト塩酸塩
3A4	イホスファミド	3A4	メシル酸ジヒドロエルゴタミン
3A4（競合阻害もあり）	メシル酸イマチニブ	3A4	メシル酸ジヒドロエルゴトキシン
3A4	イミダフェナシン	3A4	コハク酸シベンゾリン
3A4（副）	塩酸イミプラミン	3A4	塩酸ジルチアゼム
3A4	塩酸イリノテカン	3A4（主）	クエン酸シルデナフィル
3A4	インジナビル	3A4	シルニジピン
3A4	エキセメスタン	3A4（主）	シロスタゾール
3A4	エストラジオール	3A4	シロドシン
3A4	エチゾラム	3A4	シンバスタチン

3A4		スニチニブリンゴ酸塩	
3A4		塩酸セビメリン水和物	
3A4		塩酸セルトラリン	
3A4		塩酸セレギリン	
3A4		ゾニサミド	
3A4	(主)	ゾピクロン	
3A4		ソラフェニブトシル酸塩	
3A4	(主)	コハク酸ソリフェナシン	
3A4	(主)	酒石酸ゾルピデム	
3A4		タクロリムス水和物	
3A4		ダサチニブ	
3A4		タダラフィル	
3A4		タミバロテン	
3A4		クエン酸タモキシフェン	
3A4		ダルナビルエタノール付加物	
3A4		クエン酸タンドスピロン	
3A4	(一部)	臭化チオトロピウム水和物	
3A4	(副)	テオフィリン	
3A4		デキサメタゾン	
3A4		リン酸デキサメタゾンナトリウム	
3A4		臭化水素酸デキストロメトルファン	
3A4	(主)	メシル酸デラビルジン	
3A4		テリスロマイシン	
3A4		塩酸テルビナフィン	
3A4		トコン	
3A4		ドセタキセル水和物	
3A4	(主)	塩酸ドネペジル	
3A4		トピラマート	
3A4		トフィソパム	
3A4		塩酸トラゾドン	
3A4	(副)	トラニラスト	
3A4		トリアゾラム	
3A4		酒石酸トルテロジン	
3A4		クエン酸トレミフェン	
3A4		ドンペリドン	
3A4		ナラトリプタン塩酸塩	
3A4		塩酸ニカルジピン	
3A4		ニソルジピン	
3A4		ニトレンジピン	
3A4	(主)	塩酸ニフェカラント	
3A4		ニフェジピン	
3A4		ニルバジピン	
3A4		ネビラピン	
3A4		ネモナプリド	
3A4	(主)	メシル酸ネルフィナビル	
3A4	(代謝物)	ノルエチステロン・メストラノール	
3A4		パクリタキセル	
3A4		塩酸バルデナフィル水和物	
3A4		塩酸バルニジピン	
3A4		ハロペリドール	
3A4		デカン酸ハロペリドール	
3A4		塩酸ピオグリタゾン	
3A4	(主)	塩酸ヒドロキシジン	
3A4		酒石酸ビノレルビン	
3A4	(主)	ピモジド	
3A4		フィナステリド	
3A4		フェロジピン	
3A4		フェンタニル	
3A4		クエン酸フェンタニル	
3A4		ブデソニド	
3A4		塩酸ブピバカイン	
3A4		塩酸ブプレノルフィン	
3A4		プラジカンテル	
3A4		プランルカスト水和物	
3A4		プロピオン酸フルチカゾン	
3A4		フルニトラゼパム	
3A4		プレドニゾロン	
3A4		コハク酸プレドニゾロンナトリウム	
3A4		塩酸プロカテロール	
3A4		ブロチゾラム	
3A4		ブロナンセリン	
3A4		塩酸プロパフェノン	
3A4		塩酸プロピベリン	
3A4		メシル酸ブロモクリプチン	
3A4		ベタメタゾン	
3A4		酢酸ベタメタゾン・リン酸ベタメタゾンナトリウム	
3A4		リン酸ベタメタゾンナトリウム	
3A4		塩酸ベニジピン	
3A4	(競合阻害)	塩酸ベラパミル	
3A4		塩酸ペロスピロン水和物	
3A4		ホスアンプレナビルカルシウム水和物	
3A4		ボセンタン水和物	
3A4		ボリコナゾール	
3A4		塩酸マニジピン	
3A4		ミダゾラム	
3A4		メキサゾラム	

3A4（競合阻害）	マレイン酸メチルエルゴメトリン	3A4	エファビレンツ
3A4	メチルプレドニゾロン	3A4	キヌプリスチン・ダルホプリスチン（シナシッド®）
3A4	酢酸メチルプレドニゾロン	3A4（高濃度）	フマル酸クエチアピン
3A4	コハク酸メチルプレドニゾロンナトリウム	3A4	クラリスロマイシン
3A4	塩酸メフロキン	3A4	シクロスポリン
3A4（一部）	メロキシカム	3A4	シメチジン
3A4	塩酸モザバプタン	3A4	ジョサマイシン
3A4	クエン酸モサプリド	3A4	ソラフェニブトシル酸塩
3A4（一部）	モダフィニル	3A4	タクロリムス水和物
3A4	モメタゾンフランカルボン酸エステル水和物	3A4	ダサチニブ
3A4	モンテルカストナトリウム	3A4（高濃度）	タミバロテン
3A4（主）	ラフチジン	3A4	ダルナビルエタノール付加物
3A4	ラベプラゾールナトリウム	3A4（主）	メシル酸デラビルジン
3A4	ランソプラゾール	3A4	テリスロマイシン
3A4	リドカイン	3A4	トフィソパム
3A4	塩酸リドカイン	3A4	塩酸ニカルジピン
3A4（競合阻害もあり）	リトナビル	3A4	メシル酸ネルフィナビル
3A4	リファブチン	3A4	ビカルタミド
3A4	レトロゾール	3A4	フルコナゾール
3A4（わずかに）	レバミピド	3A4	マレイン酸フルボキサミン
3A4（主）	レフルノミド	3A4	メシル酸ブロモクリプチン
3A4	塩酸レボブピバカイン	3A4	塩酸ベラパミル
3A4（可能性）	ロスバスタチンカルシウム	3A4	ホスアンプレナビルカルシウム水和物
3A4（競合阻害）	ロピナビル・リトナビル（カレトラ®）	3A4	ホスフルコナゾール
3A4	塩酸ロピバカイン水和物	3A4	ボリコナゾール
3A4	ロフラゼプ酸エチル	3A4	塩酸モザバプタン
3A4	ロラタジン	3A4（弱）	ロスバスタチンカルシウム
3A5	アルプラゾラム	**CYP3Aの誘導薬**	
3A5（競合阻害）	メシル酸イマチニブ	3A	アモバルビタール
3A5（一部）	コハク酸ソリフェナシン	3A	ネビラピン
3A5	ナラトリプタン塩酸塩	3A	フェニトイン
3A5（主）	塩酸ヒドロキシジン	3A	フェノバルビタール
3A5（競合阻害）	ロピナビル・リトナビル（カレトラ®）	3A4	エファビレンツ
3A7（競合阻害）	ロピナビル・リトナビル（カレトラ®）	3A4	カルバマゼピン
CYP3Aの阻害薬		3A4	デキサメタゾン
3A	エリスロマイシン	3A4	リン酸デキサメタゾンナトリウム
3A	ミコナゾール	3A4（弱）	デフェラシロクス
3A4	硫酸アタザナビル	3A4（可能性）	トシリズマブ
3A4（弱）	アナストロゾール	3A4	ボセンタン水和物
3A4	塩酸アミオダロン	3A4	モダフィニル
3A4	イトラコナゾール	3A4（主）	リファンピシン
3A4（弱）	イルベサルタン		
3A4	インジナビル		

【著者略歴】

蒲原　聖可（かもはら・せいか）

高知県生まれ。徳島大学医学部卒業，同大学院修了。医学博士。
米国ロックフェラー大学，東京医科大学を経て，現在，健康科学大学教授。DHC研究顧問。日本統合医療学会理事。昭和大学大学院非常勤講師，日本大学大学院非常勤講師。
主な著書に『EBMサプリメント事典─科学的根拠に基づく適正使用指針』『サプリメントと医薬品の相互作用　診療マニュアル』『医療従事者のためのEBMサプリメント事典』（以上，医学出版社），『サプリメント事典　第2版』（平凡社），『代替医療』『ダイエットを医学する』（以上，中公新書），『ベジタリアンの医学』『サプリメント小事典』（以上，平凡社新書），『ナチュラル系サプリメント』（講談社），『肥満とダイエットの遺伝学』（朝日新聞社），『ヒトはなぜ肥満になるのか』（岩波書店），『ベジタリアンの健康学』（丸善），『肥満遺伝子』（講談社ブルーバックス），『肥満症診療ハンドブック』（共編著・医学出版社），『からだのしくみ』（日本実業出版社）等がある。
主な原著論文にNature. 389, 374-377, PNAS 92, 1077-1081等がある。

©2009　　　　　　　　　　　　　　第1版発行　2009年6月5日

サプリメント・健康食品HANDBOOK
科学的根拠から適正使用がわかる本

著　者：**蒲原聖可**　健康科学大学教授
編集協力：**DHC医薬食品相談部**

発行者：**服部治夫**
発行所：**㍿新興医学出版社**
〒113-0033 東京都文京区本郷6-26-8
TEL 03-3816-2853　FAX 03-3816-2895
http://shinkoh-igaku.jp

※定価はカバーに表示してあります。
※乱丁，落丁本はお取り替えいたします。

印刷　三報社印刷株式会社　　ISBN978-4-88002-169-0　　郵便振替 00120-8-191625

本書の複製権・翻訳権・上映権・譲渡権・公衆送信権（送信可能化権を含む）は株式会社新興医学出版社が保有します。
〈JCLS (株)日本著作出版権管理システム委託出版物〉
本書の無断複写は著作権法上での例外を除き禁じられています。複写される場合は，そのつど事前に（株）日本著作出版権管理システム（電話 03-3817-5670, FAX 03-3815-8199）の許諾を得てください。

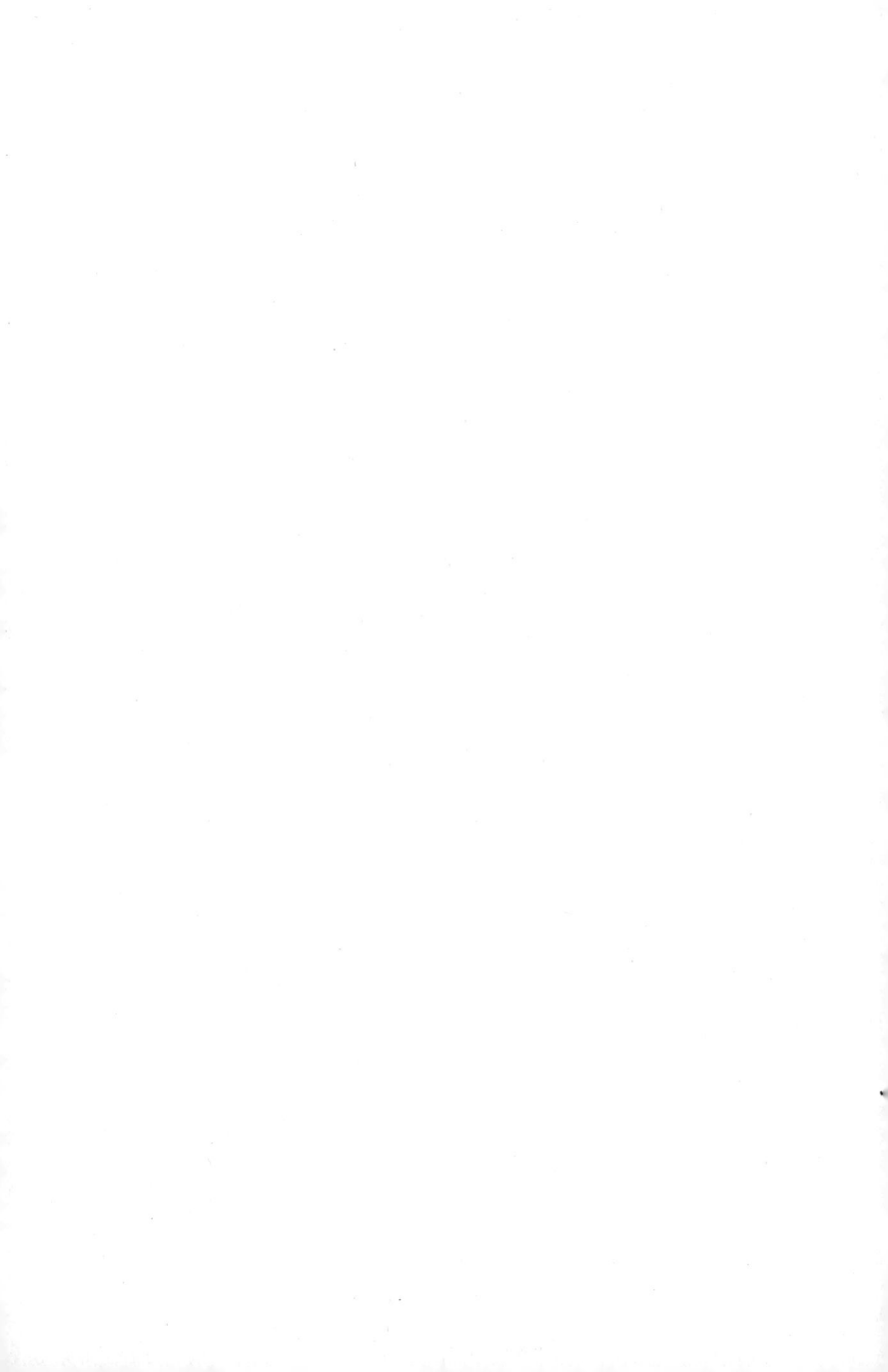